VA《バスキュラーアクセス》は透析室で守る！

～透析スタッフによるエコーを用いたVA管理～

延命寺 俊哉 著 ／ 人見 泰正 編著

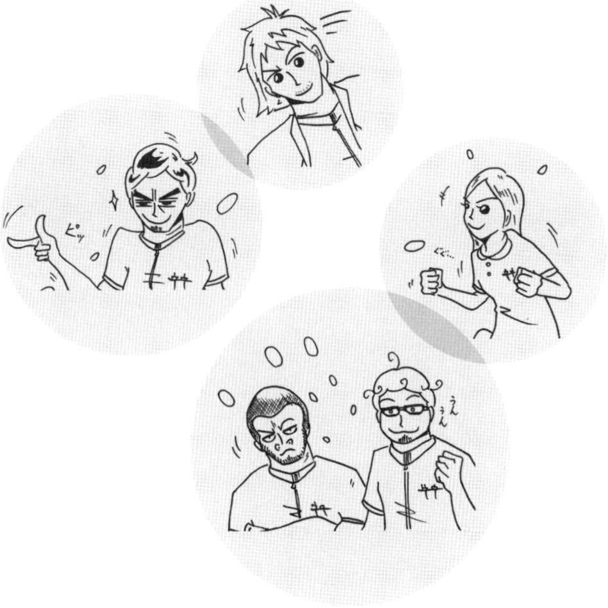

医歯薬出版株式会社

目次

1章　プロローグ〜VAは透析室で守る〜　5

透析中、ＶＡトラブルに遭遇した山田ＣＥとユミコＮｓ
粗雑な対応で患者に不安を与えてしまうなか、颯爽とＶＡ管理班が登場する
速やかかつ理論的にトラブルを解決するＶＡ管理班の姿に２人は大きく感銘を受ける
２人はＶＡ管理のエキスパートになることを志し、いざ修業の道へ

2章　VAって何？　17

早速ＶＡ管理を始めようとはするものの、ＶＡとは何か、シャントとは何かをわかっていないことに気づく２人
基本となる血管の解剖を含め、ＶＡとは何かを改めて学びなおすことに

3章　とっても大事な理学所見　33

ＶＡとは何かを知り、意気揚々とエコーをとろうとする山田ＣＥ
しかし、ＶＡ管理にはエコーの前に知っておくべき重要なことがあった
ＶＡに対する理学所見の重要性について学ぶ

4章　超音波でのVA血流機能評価　51

理学所見を学び、ついにエコーを手にした山田ＣＥ
しかし、エコーを使うといっても何をどうすればよいのか
エコーの基本原理からプローブ走査、血流機能の測り方までを詳しく解説

ＶＡ：バスキュラーアクセス
ＣＥ：臨床工学技士
Ｎｓ：看護師

5章　超音波でのVA形態評価　79

理学所見・血流機能評価でＶＡ病態の推測ができるようになった山田ＣＥとユミコＮｓ
実際に病態をみて診断（ＶＡの状態の判別）ができるのか
形態評価に必要な知識や病態の見え方・考え方を学ぶ

6章　透析室でのVA管理　99

ここまで習得した知識・技術を使い、いざ本格的にＶＡ管理の世界へ
一連の評価手順に則って、実際のＶＡ管理を始めていく２人
いよいよ学んだことの集大成

7章　VA管理　その先へ　123

ＶＡ管理班として順調な日々を送る２人
だが、大きなトラブルに遭遇したことがないことに対して、徐々に不安の気持ちを抱く
ＶＡ管理を行う際に遭遇する代表的なトラブル対処について学ぶ
また、透析室でのエコーを使用したＶＡ管理の応用業務の紹介

あとがき　138

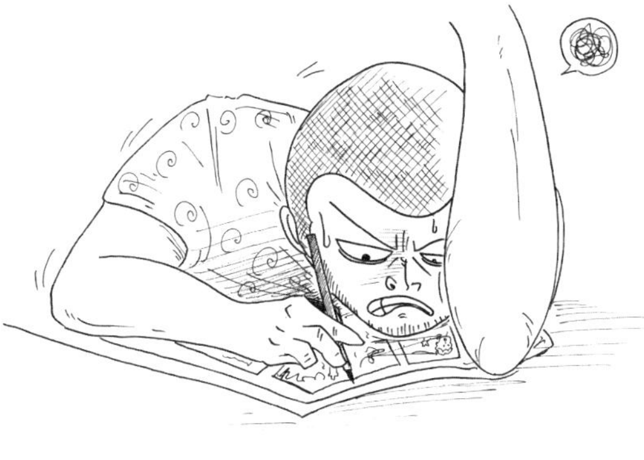

1章

プロローグ
～VAは透析室で守る～

Saving Team

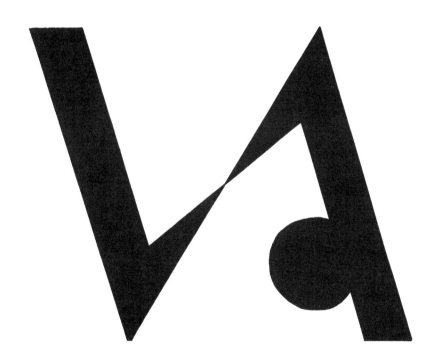

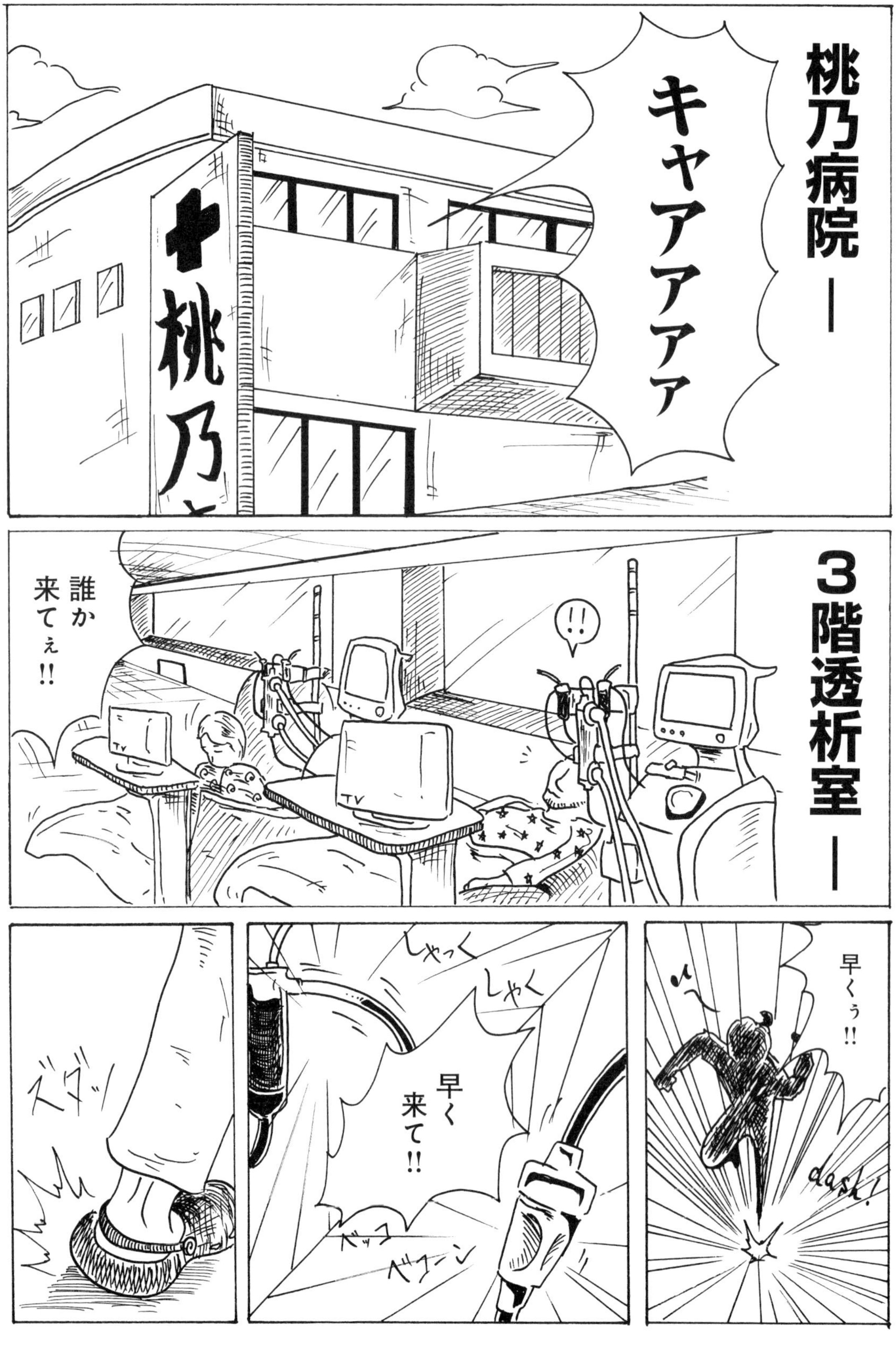
桃乃病院ー
キャアアアア
桃乃
3階透析室ー
!!
誰か来てぇ!!
早くぅ!!
dash!
しゃっく
しゃく
早く来て!!
ベッコ
ベコーン
ズダッ

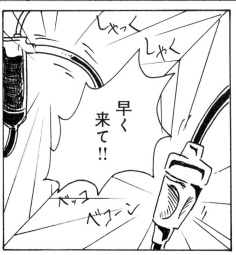

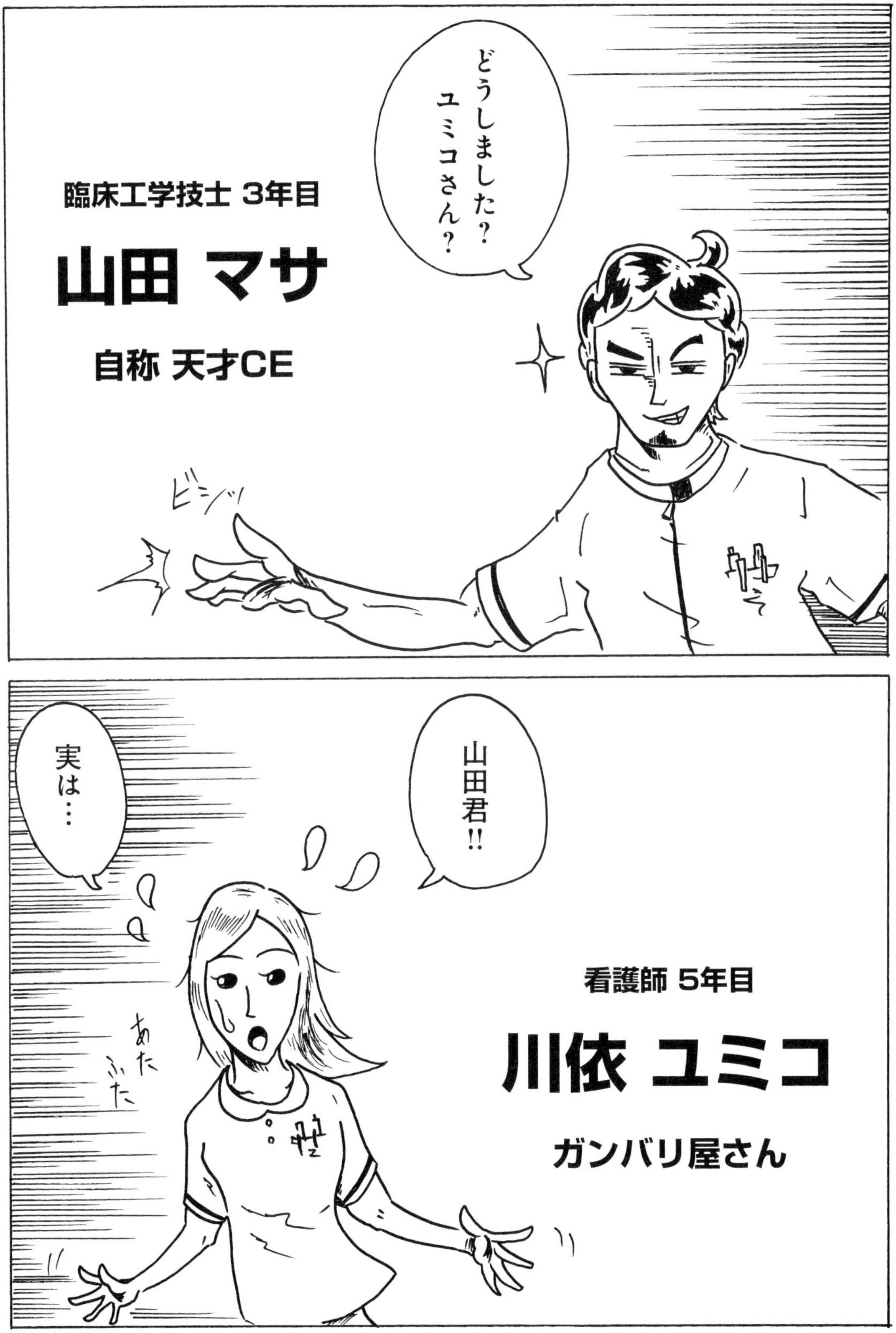
どうしました？ユミコさん？
臨床工学技士 3年目
山田 マサ
自称 天才CE
ビシッ
山田君!!
実は・・・
看護師 5年目
川依 ユミコ
ガンバリ屋さん
あたふた

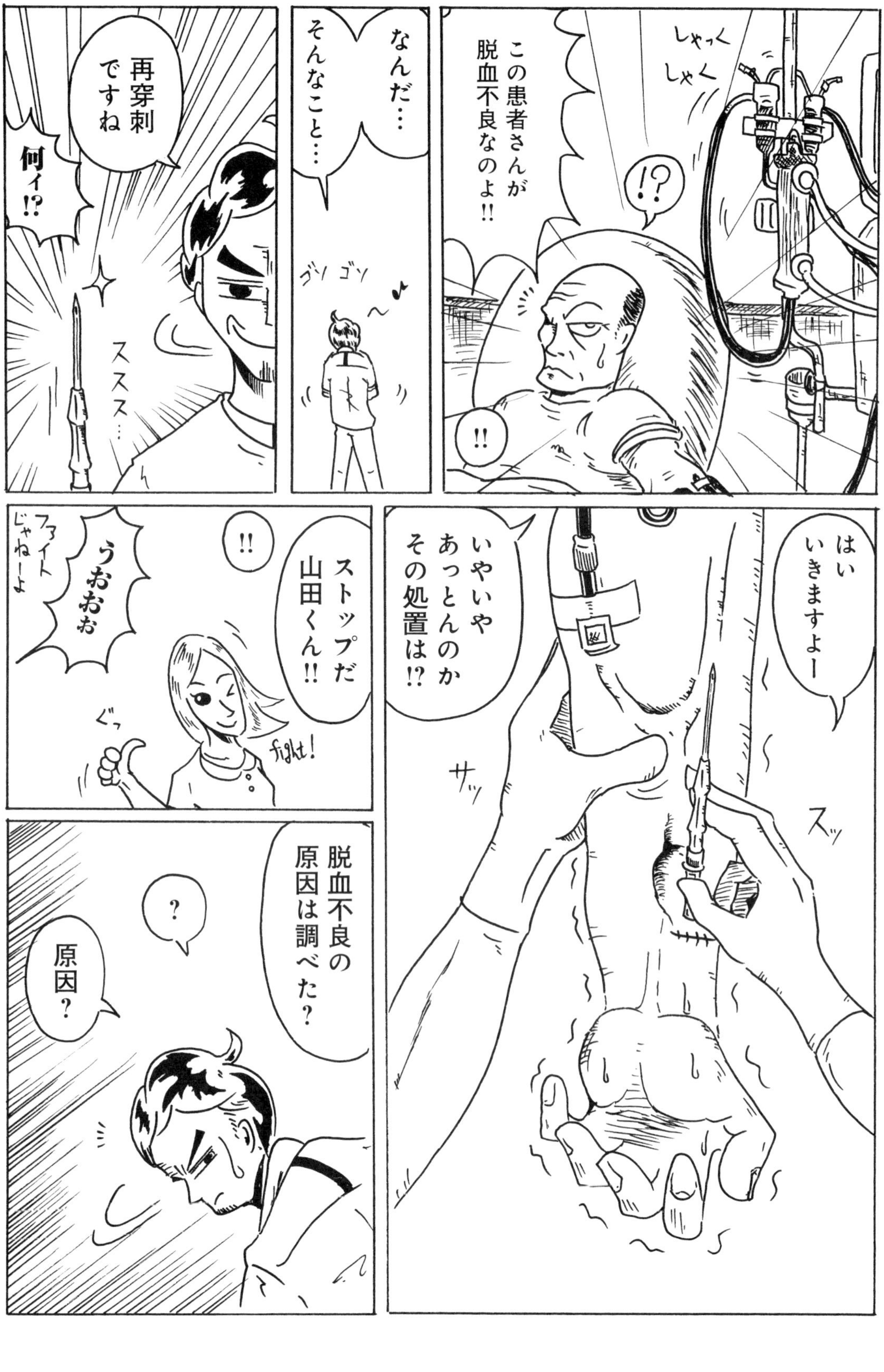
この患者さんが脱血不良なのよ!!
しゃっくしゃく
!?
!!
なんだ…そんなこと…
ゴソゴソ
～♪
再穿刺ですね
何ィ!?
ススス…
はいいきますよー
いやいやあっとんのかその処置は!?
サッ
スッ
ストップだ山田くん!!
!!
うおおお
ファイトじゃねーよ
ぐっ
fight!
脱血不良の原因は調べた?
?
原因?

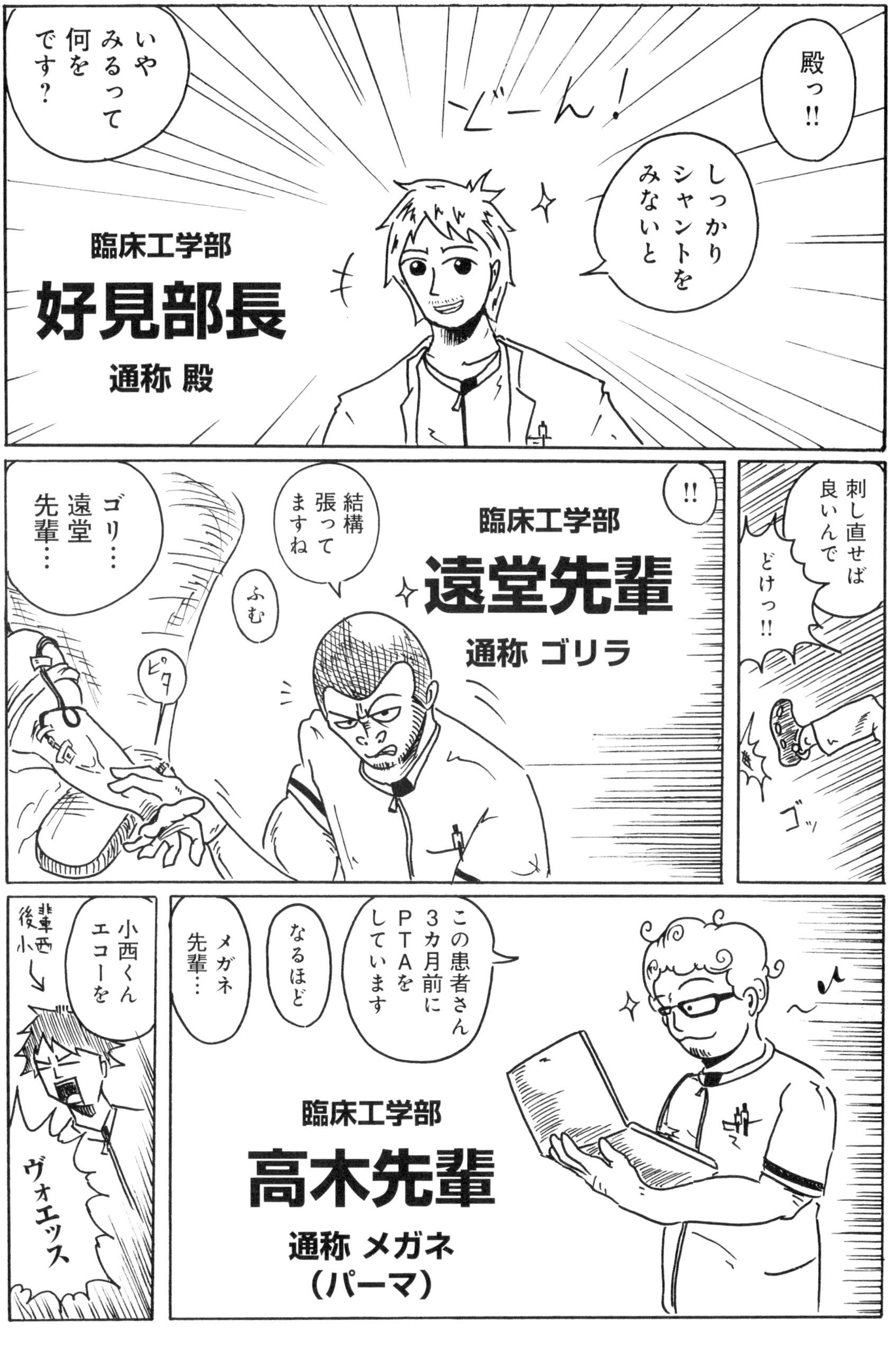
殿っ!!
しっかりシャントをみないと
~どーん!
いやみるって何をです?
臨床工学部
好見部長
通称 殿
刺し直せば良いんで
どけっ!!
ゴッ
!!
臨床工学部
遠堂先輩
通称 ゴリラ
結構張ってますね
ふむ
ピタ
ゴリ…遠堂先輩…
~♪
この患者さん3カ月前にPTAをしています
なるほど
メガネ先輩…
臨床工学部
高木先輩
通称 メガネ
(パーマ)
小西くんエコーを
小西後輩
ヴォエッス

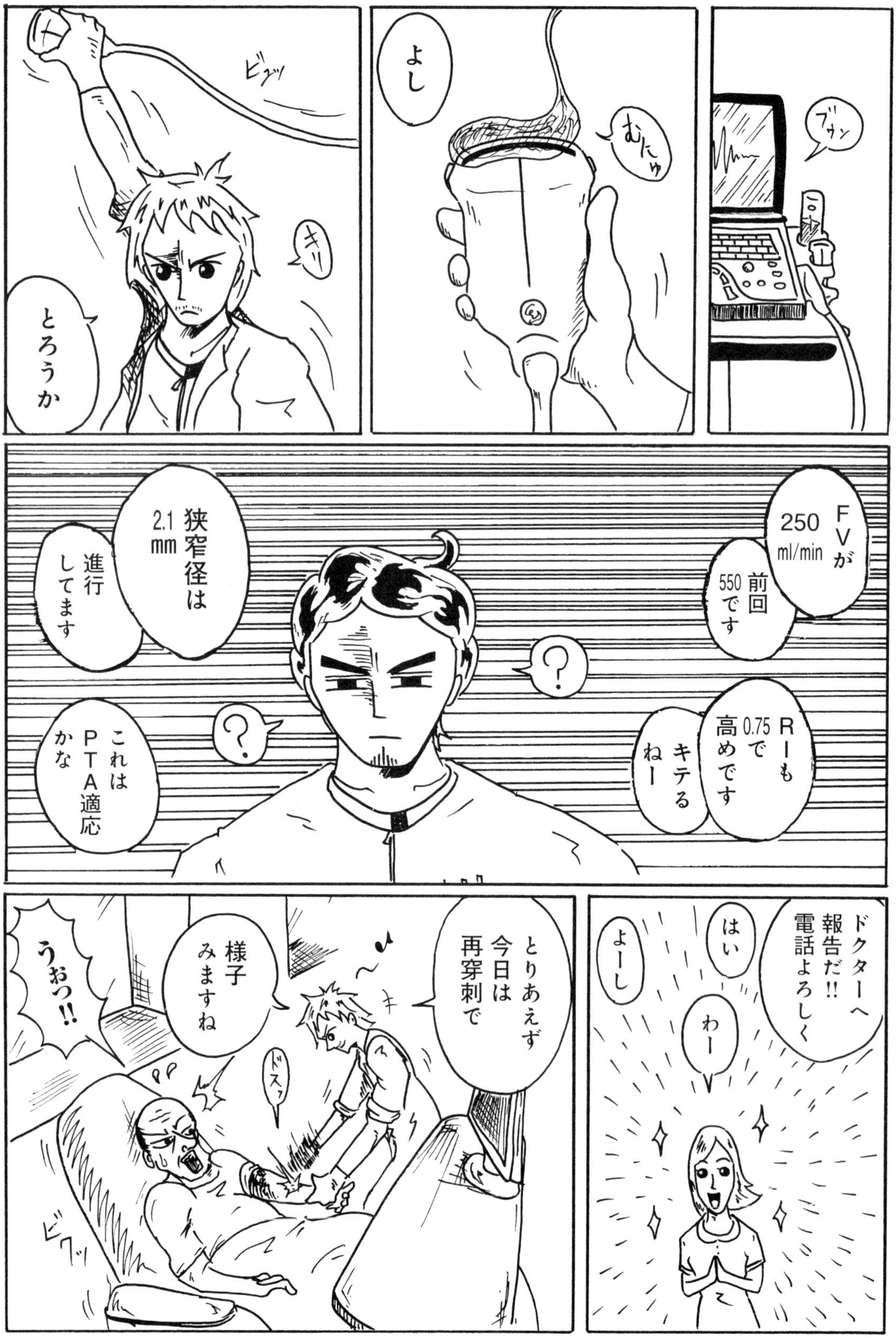

ブゥン
むにゅ
よし
ビクッ
キリ
とろうか
FVが 250ml/min
前回 550です
RIも 0.75で 高めです
キテる ねー
?
?
狭窄径は 2.1mm
進行 してます
これは PTA適応 かな
ドクターへ 報告だ!! 電話よろしく
はい
よーし
わー
とりあえず 今日は 再穿刺で
キ
様子 みますね
ドスッ
うおっ!!
ビクッ

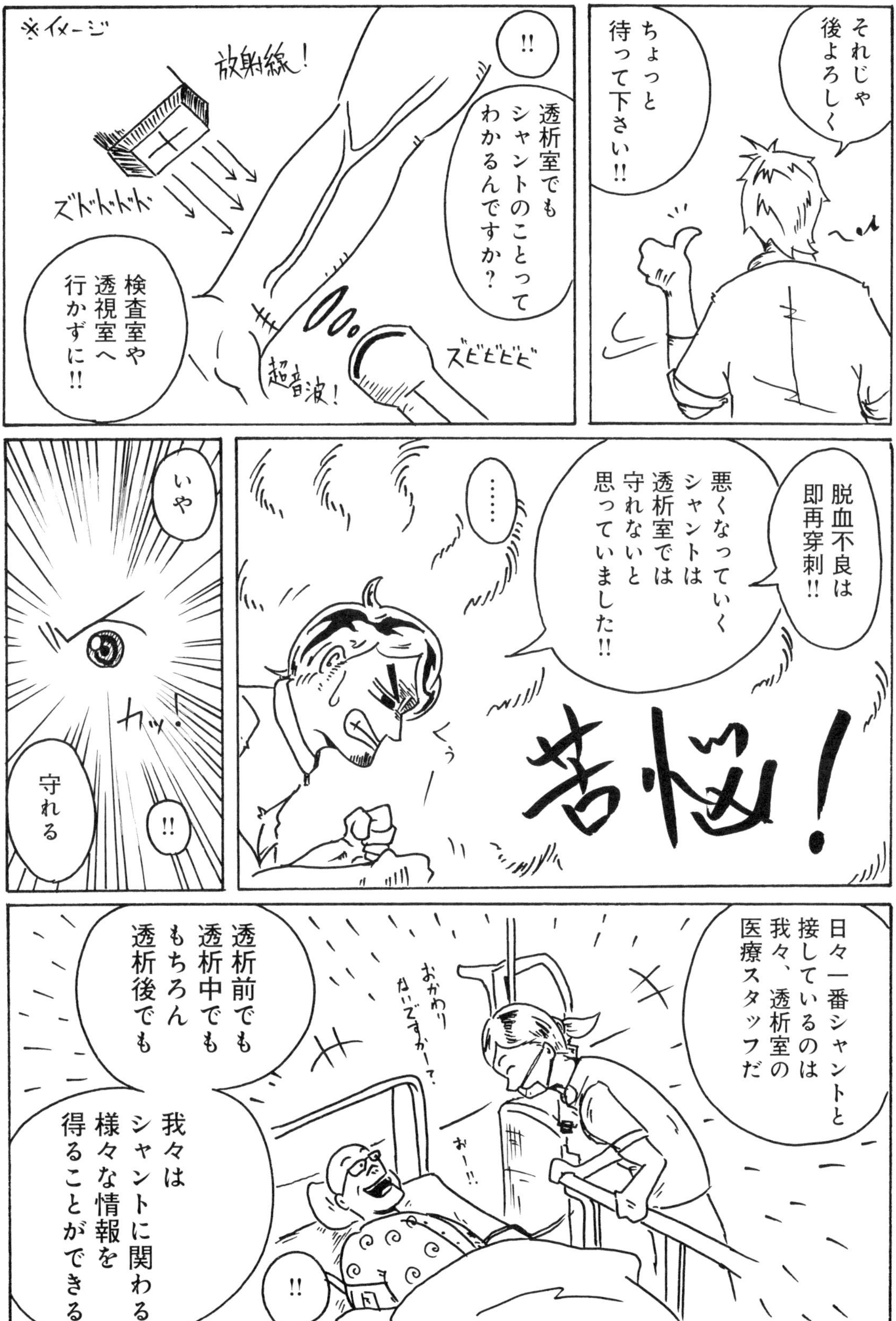

それじゃ後よろしく
ちょっと待って下さい!!
※イメージ
放射線!
ズドドドド
!!
透析室でもシャントのことってわかるんですか?
超音波!
ズビビビビ
検査室や透視室へ行かずに!!
脱血不良は即再穿刺!!
悪くなっていくシャントは透析室では守れないと思っていました!!
……
くぅ
苦悩!
いや
カッ!
!!
守れる
日々一番シャントと接しているのは我々、透析室の医療スタッフだ
おかわりないですかーって
おー!!
透析前でも透析中でももちろん透析後でも
我々はシャントに関わる様々な情報を得ることができる
!!

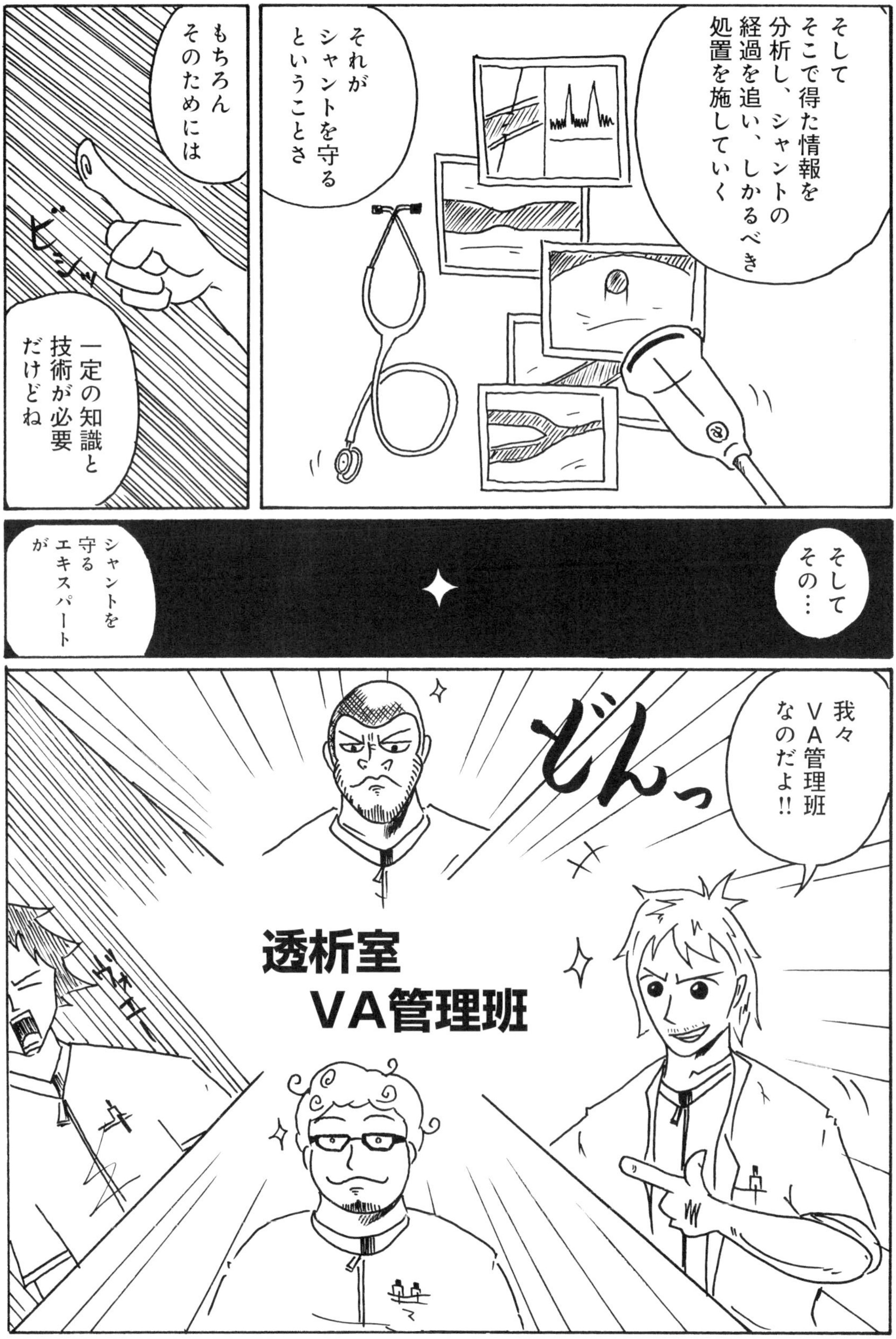
そして そこで得た情報を 分析し、シャントの 経過を追い、しかるべき 処置を施していく
それが シャントを守る ということさ
もちろん そのためには
ビシッ
一定の知識と 技術が必要 だけどね
そして その…
シャントを 守る エキスパート が
我々 VA管理班 なのだよ!!
どんっ
透析室 VA管理班

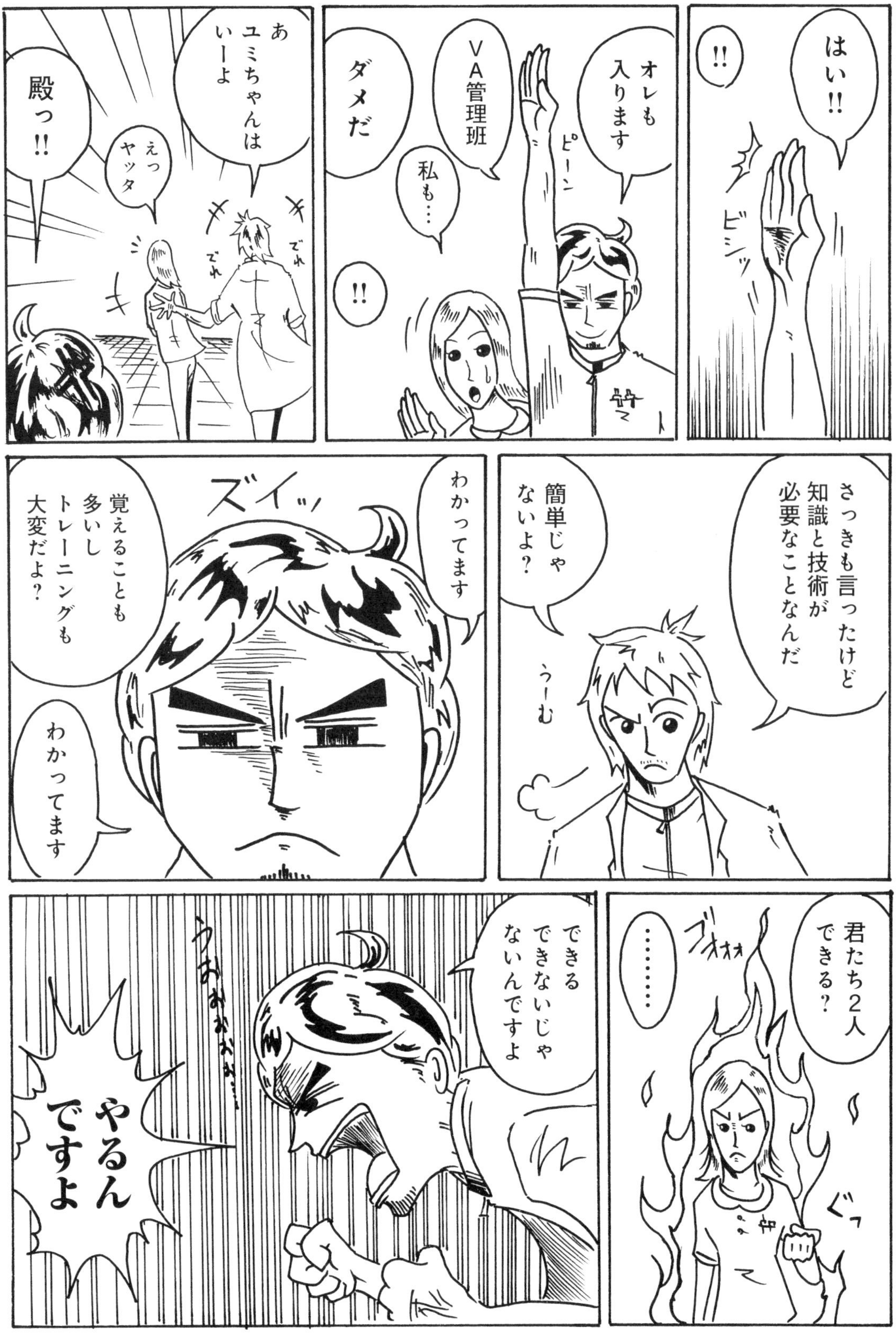
はい!!
!!
ビシッ
オレも入ります
ピーン
VA管理班
ダメだ
私も…
!!
あ ユミちゃんはいーよ
えっ ヤッタ
でれ
でれ
殿っ!!
さっきも言ったけど知識と技術が必要なことなんだ
簡単じゃないよ?
うーむ
わかってます
ズイッ
覚えることも多いしトレーニングも大変だよ?
わかってます
君たち2人できる?
ゴォォォ
………
ぐっ
できるできないじゃないんですよ
うおおおお…
やるんですよ

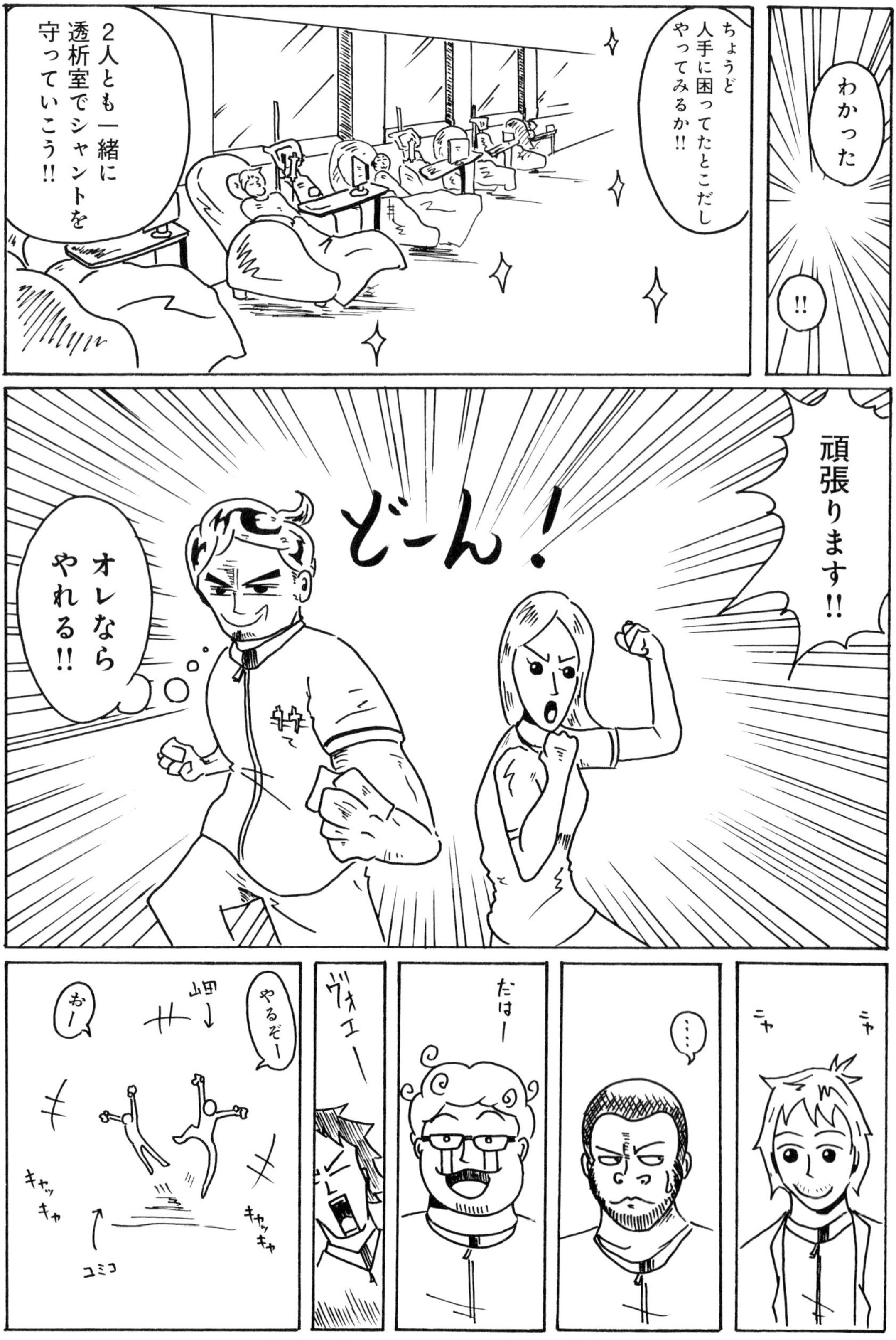
わかった
!!
ちょうど人手に困ってたとこだしやってみるか!!
2人とも一緒に透析室でシャントを守っていこう!!
頑張ります!!
どーん!
オレならやれる!!
ニャ
ニャ
……
だはー
ヴォエー
やるぞー
山田↓
おー
キャッキャ
キャッキャ
コミコ

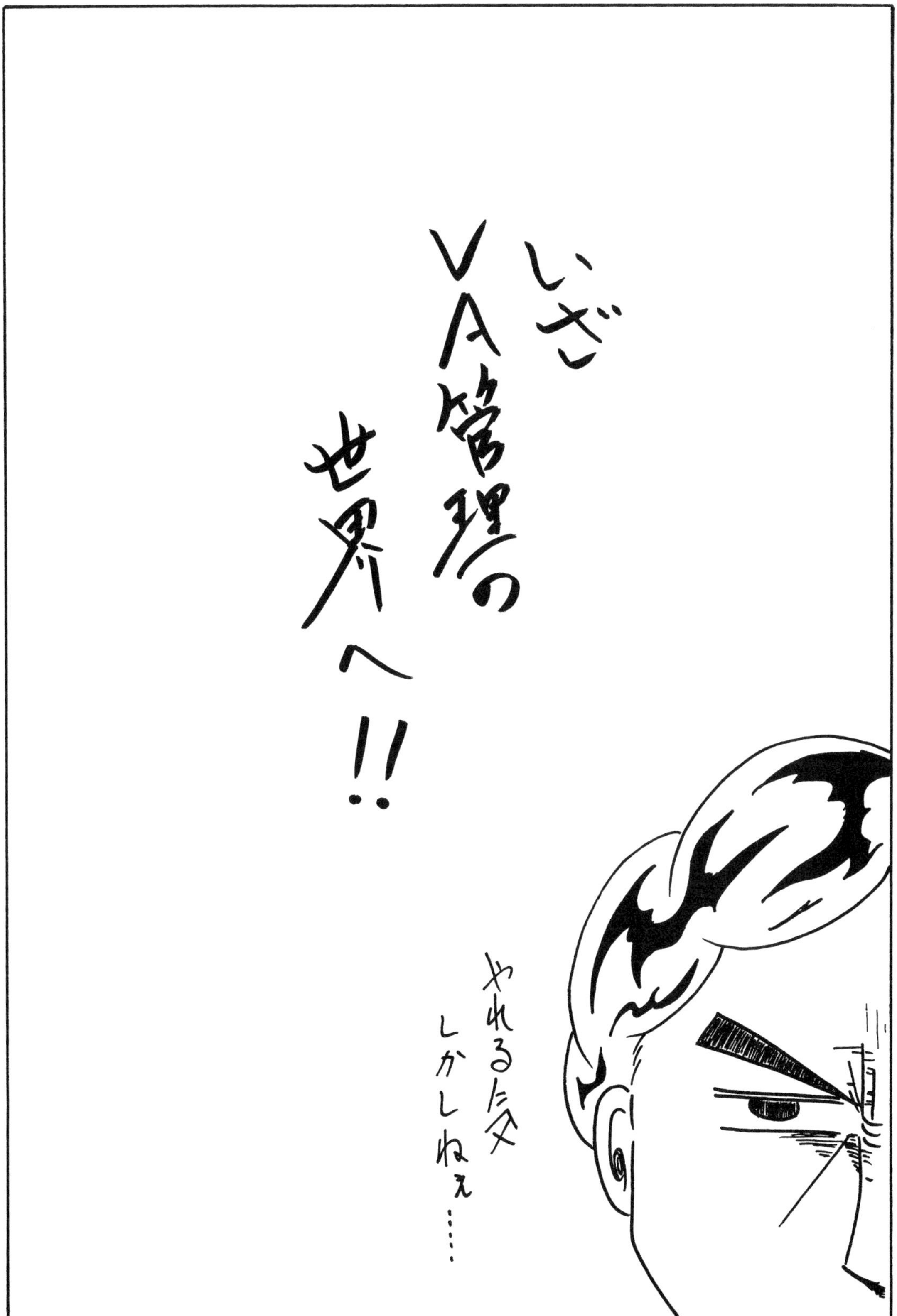
いざ
VA管理の
世界へ!!
やれる気
しかしねぇ……

2章
VAって何?

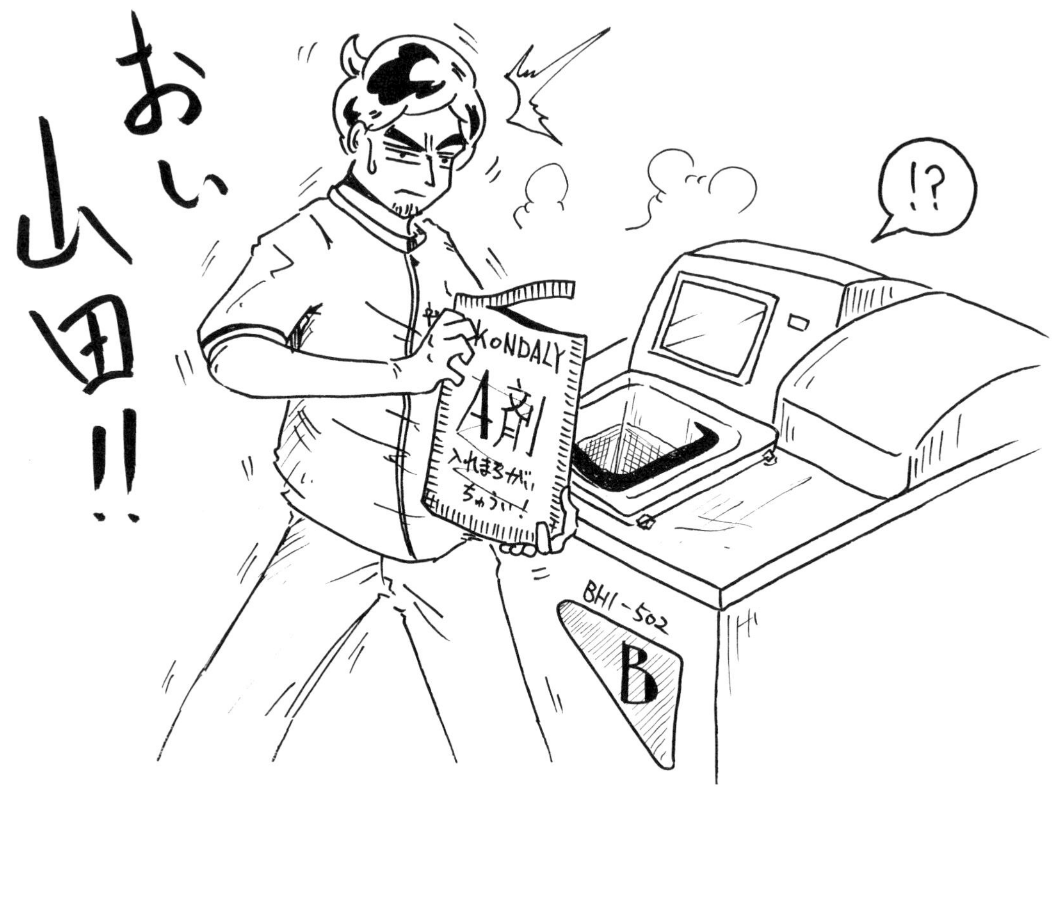

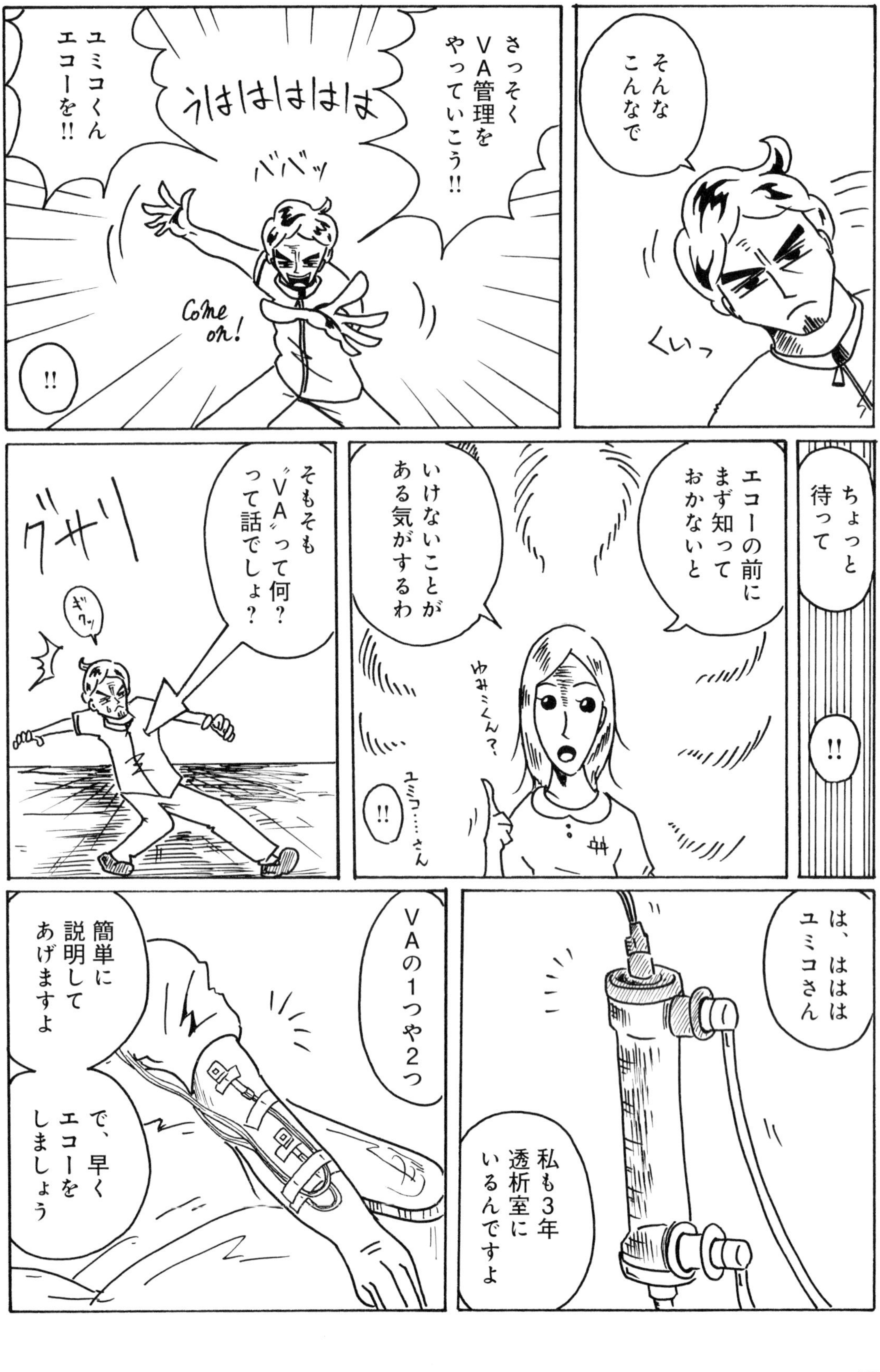
そんなこんなで
くいっ
さっそくVA管理をやっていこう!!
うははははは
ババッ
Come on!
ユミコくんエコーを!!
!!
ちょっと待って
!!
エコーの前にまず知っておかないと
いけないことがある気がするわ
ゆみこくん?
ユミコ……さん
!!
そもそも〝VA〟って何?って話でしょ?
ギクッ
グサリ
は、ははユミコさん
私も3年透析室にいるんですよ
VAの1つや2つ
簡単に説明してあげますよ
で、早くエコーをしましょう

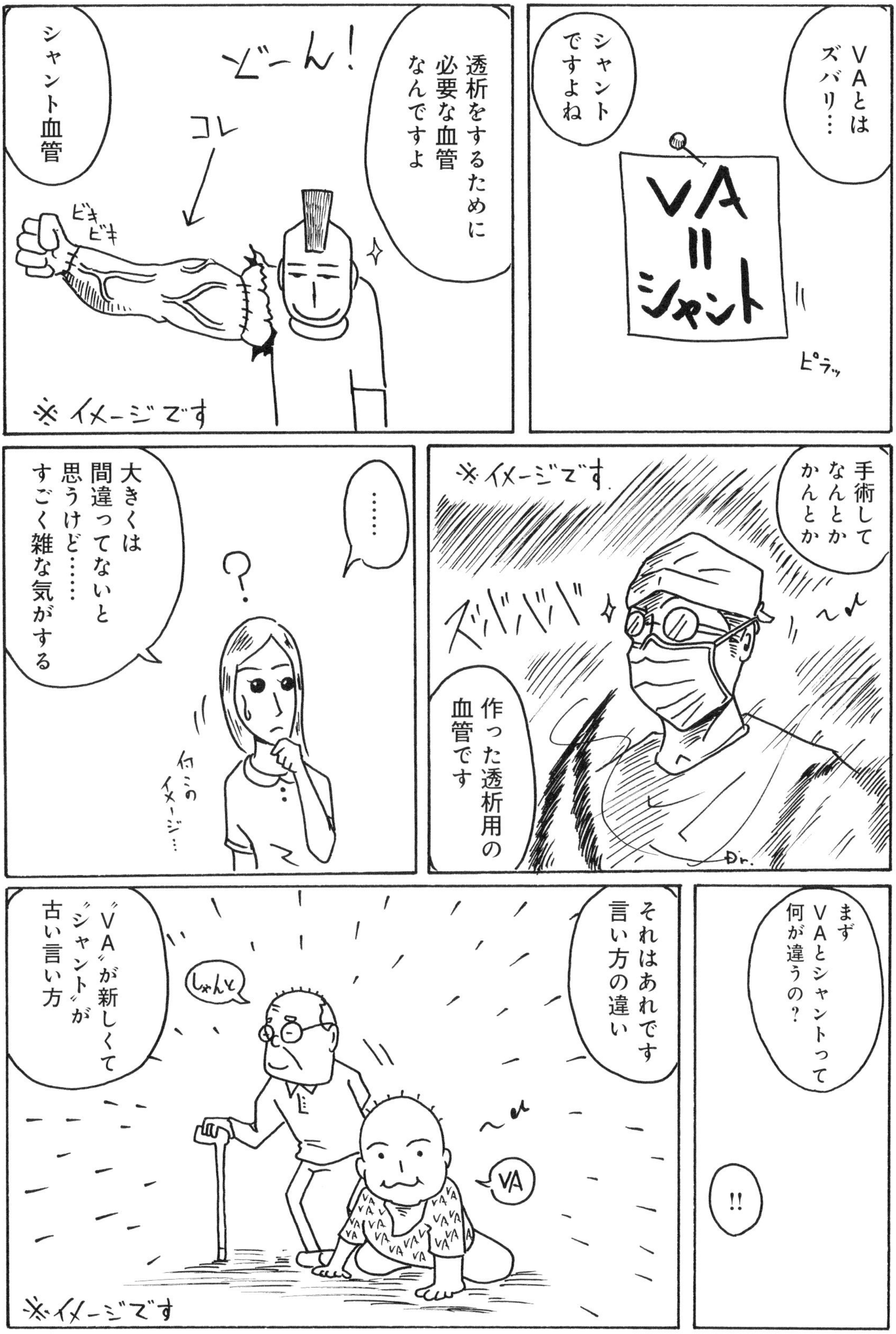
VAとはズバリ…
シャントですよね
VA
＝
シャント
ピラッ
透析をするために必要な血管なんですよ
ど〜ん！
コレ
ビキビキ
シャント血管
※イメージです
手術してなんとかかんとか
※イメージです
ズバババ
作った透析用の血管です
Dr.
……
?
大きくは間違ってないと思うけど……すごく雑な気がする
何このイメージ…
まずVAとシャントって何が違うの？
!!
それはあれです言い方の違い
しゃんと
VA
〝VA〟が新しくて〝シャント〟が古い言い方
※イメージです

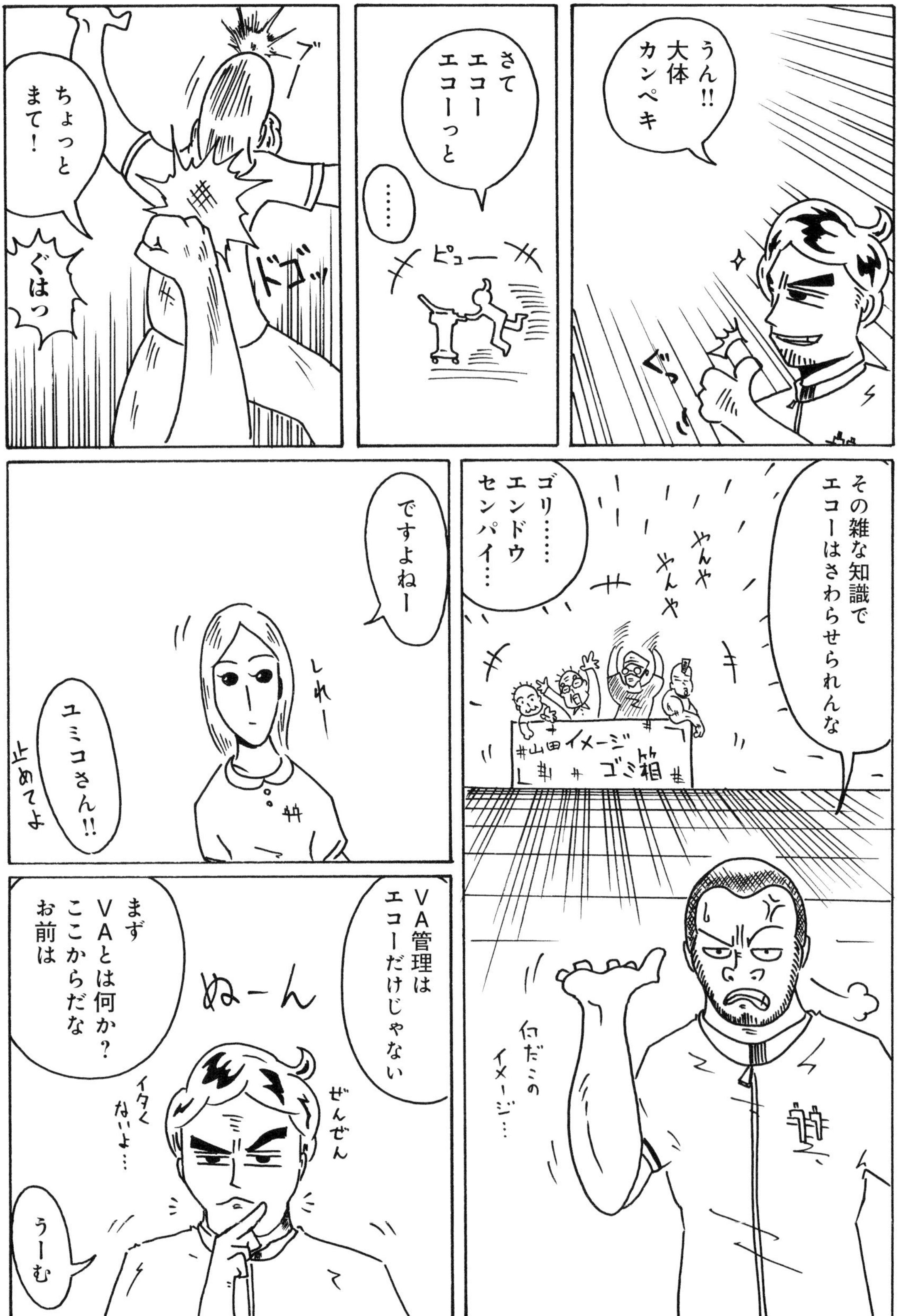

うん!!
大体
カンペキ
ぐっ
さて
エコー
エコーっと
……
ピュー
ちょっと
まて!
ドゴッ
ぐはっ
その雑な知識で
エコーはさわらせられんな
やんや
やんや
#山田イメージ ゴミ箱
ゴリ……
エンドウ
センパイ…
何だこのイメージ…
ですよねー
しれー
ユミコさん!!
止めてよ
VA管理は
エコーだけじゃない
まず
VAとは何か?
ここからだな
お前は
ぬーん
ぜんぜん
イタく
ないよ…
うーむ

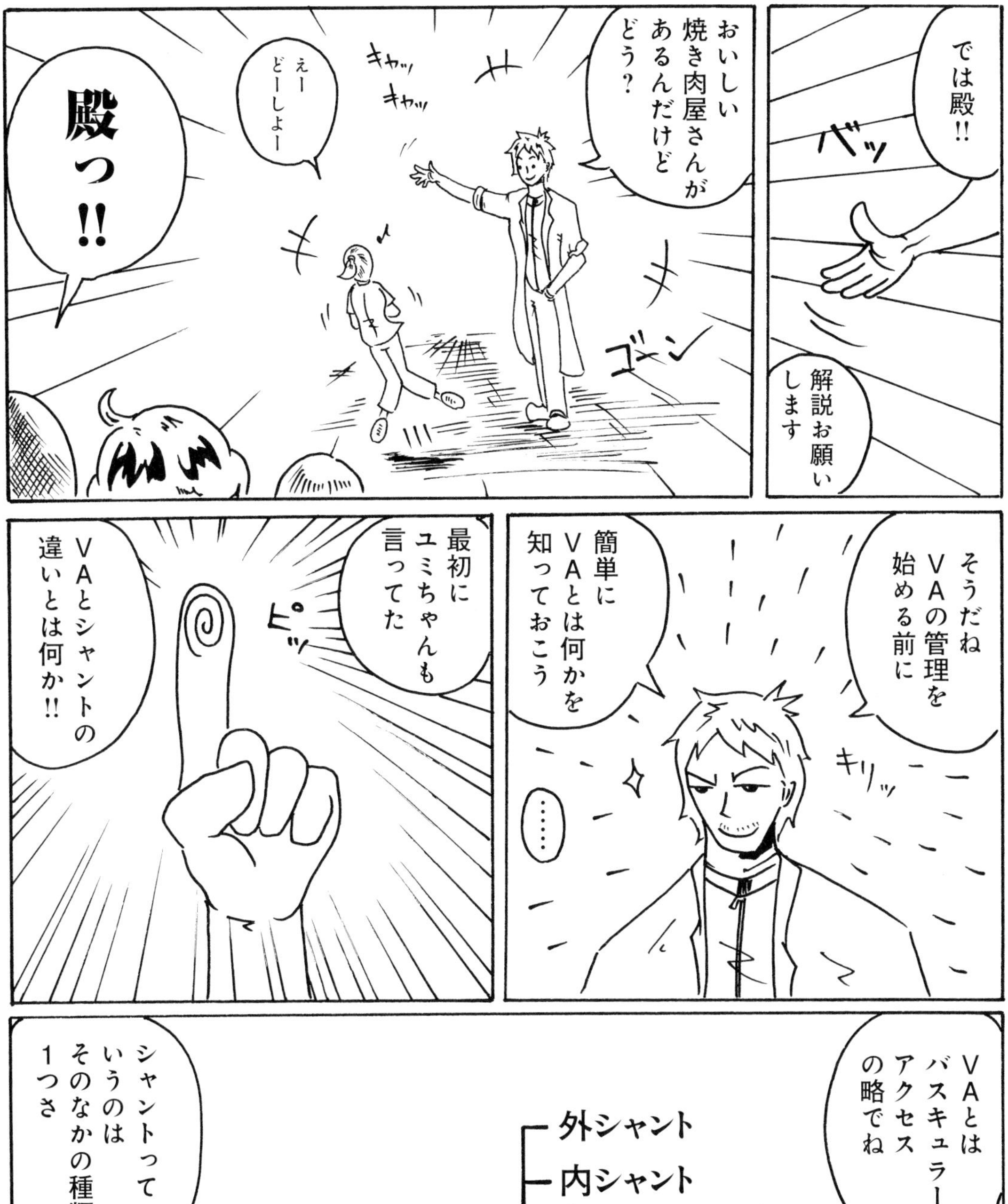

では殿!!
バッ
解説お願いします
おいしい焼き肉屋さんがあるんだけどどう？
キャッ
キャッ
えーどーしよー
ゴーン
殿っ!!
そうだねVAの管理を始める前に
キリッ
簡単にVAとは何かを知っておこう
……
最初にユミちゃんも言ってた
ピッ
VAとシャントの違いとは何か!!
VAとはバスキュラーアクセスの略でね
透析を行うための血液の出入口の総称だね
VA
バスキュラーアクセス
シャント
外シャント
内シャント
（AVF・AVG）
非シャント
（表在化動脈・カテーテル）
シャントっていうのはそのなかの種類の1つさ
なるほど

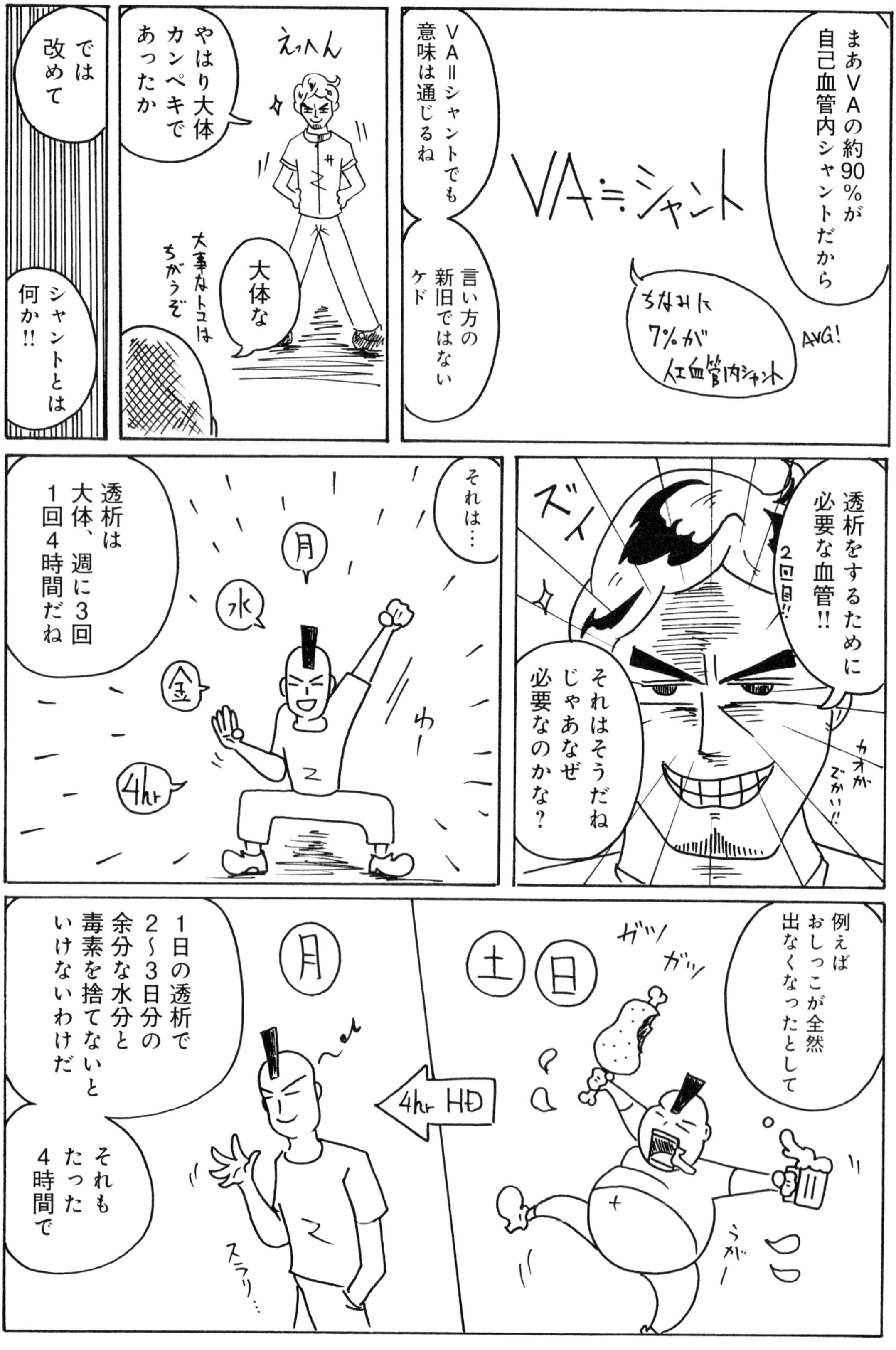
まあVAの約90%が自己血管内シャントだから
VA≒シャント
ちなみに7%が人工血管内シャント
AVG!
VA＝シャントでも意味は通じるね
言い方の新旧ではないケド
えっへん
やはり大体カンペキであったか
大体な
大事なトコはちがうぞ
では改めて
シャントとは何か!!
ズイ
透析をするために必要な血管!!
2回目!!
それはそうだねじゃあなぜ必要なのかな?
カオがでかい!!
それは…
月
水
金
4hr
透析は大体、週に3回1回4時間だね
例えばおしっこが全然出なくなったとして
ガツ
ガツ
土
日
うがー
月
4hr HD
1日の透析で2〜3日分の余分な水分と毒素を捨てないといけないわけだ
それもたった4時間で
スラリ…

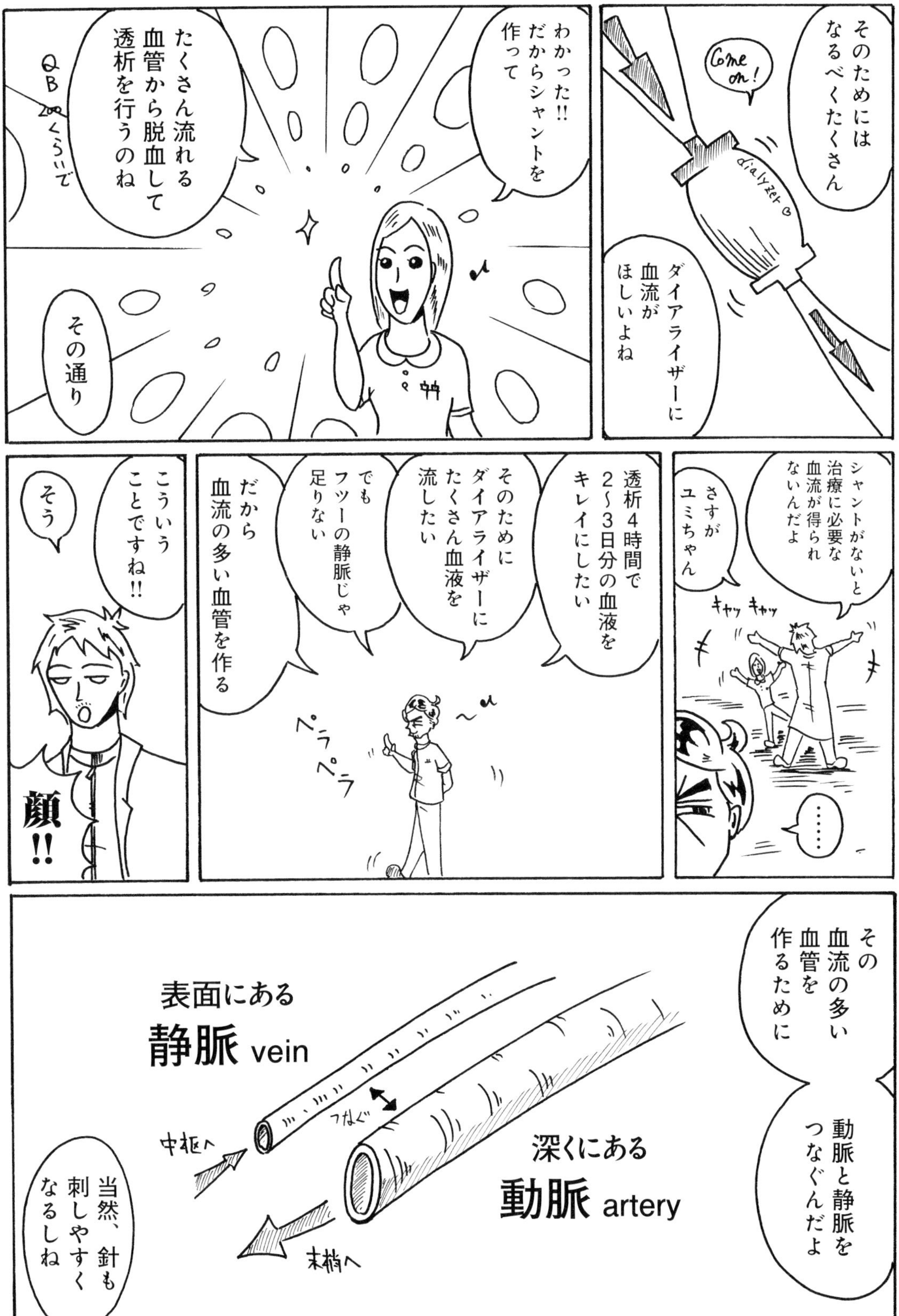

そのためにはなるべくたくさん
Come on!
dialyzer
ダイアライザーに血流がほしいよね
わかった!! だからシャントを作って
たくさん流れる血管から脱血して透析を行うのね
QB 200くらいで
その通り
シャントがないと治療に必要な血流が得られないんだよ
さすがユミちゃん
キャッ キャッ
……
透析4時間で2～3日分の血液をキレイにしたい
そのためにダイアライザーにたくさん血液を流したい
でもフツーの静脈じゃ足りない
だから血流の多い血管を作る
ペラペラ
こういうことですね!!
そう
顔!!
その血流の多い血管を作るために
動脈と静脈をつなぐんだよ
表面にある
静脈 vein
つなぐ
中枢へ
深くにある
動脈 artery
末梢へ
当然、針も刺しやすくなるしね

では、実際に使用する動脈を覚えておこうか
ラクショーラクショー

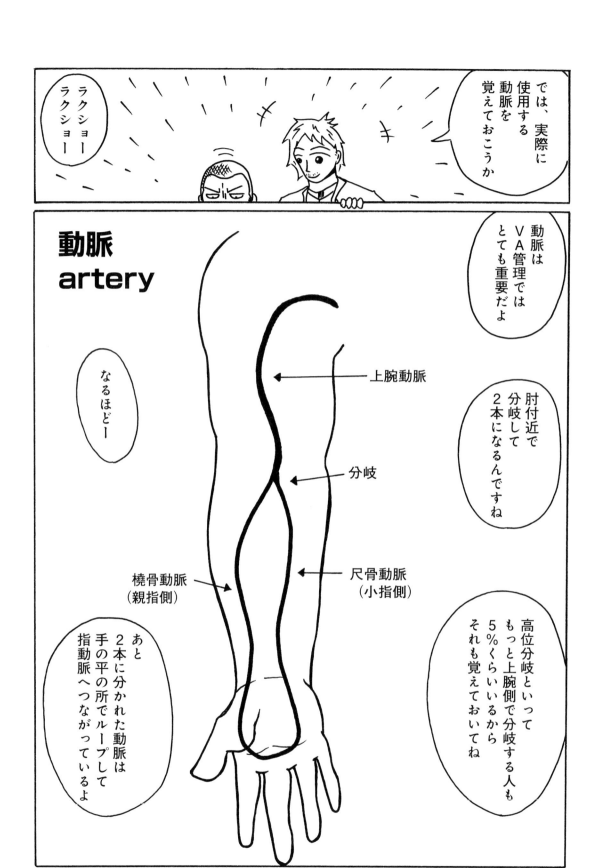

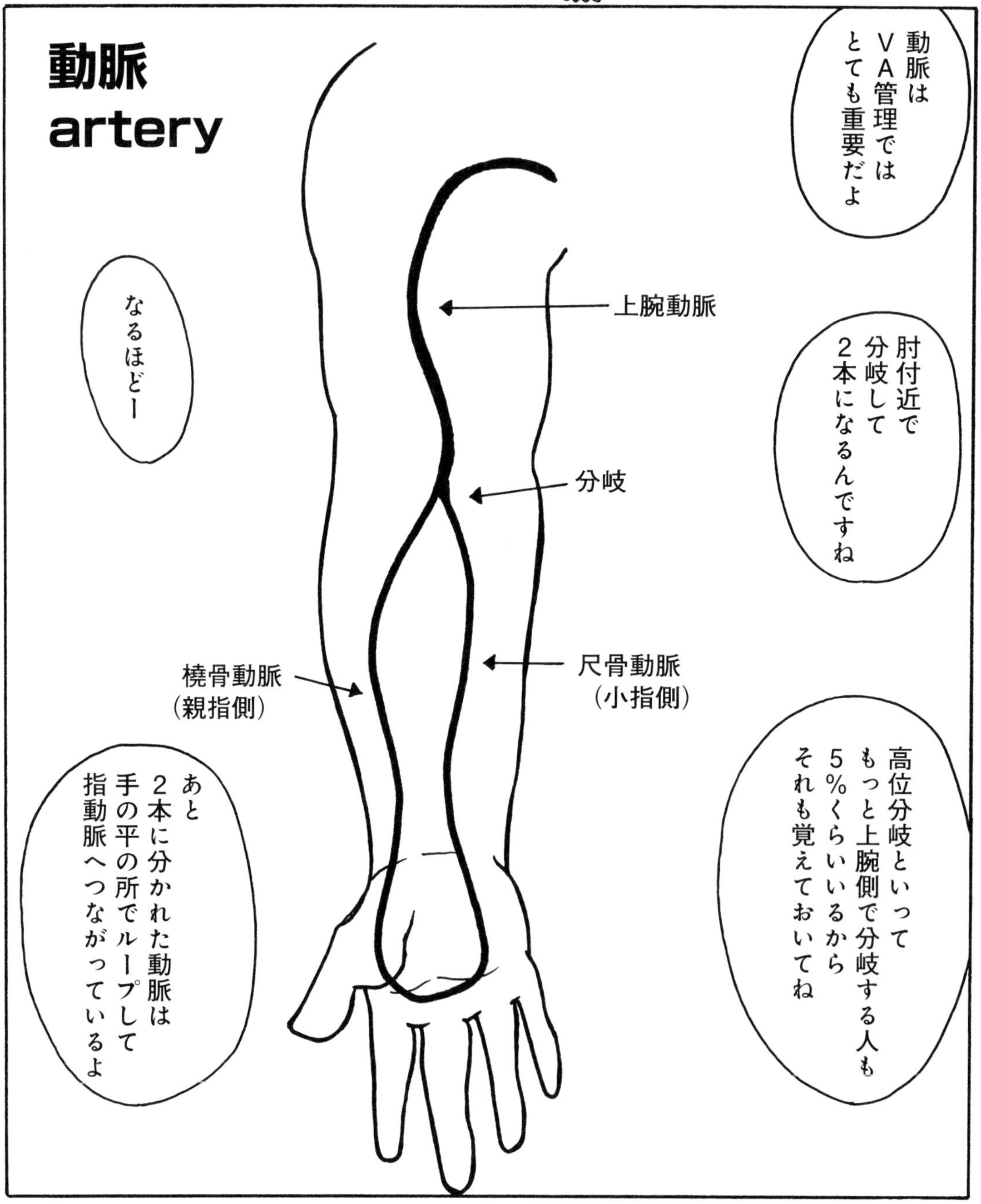
動脈
artery
動脈はVA管理ではとても重要だよ
なるほどー
肘付近で分岐して2本になるんですね
上腕動脈
分岐
橈骨動脈（親指側）
尺骨動脈（小指側）
高位分岐といってもっと上腕側で分岐する人も5%くらいいるからそれも覚えておいてね
あと2本に分かれた動脈は手の平の所でループして指動脈へつながっているよ

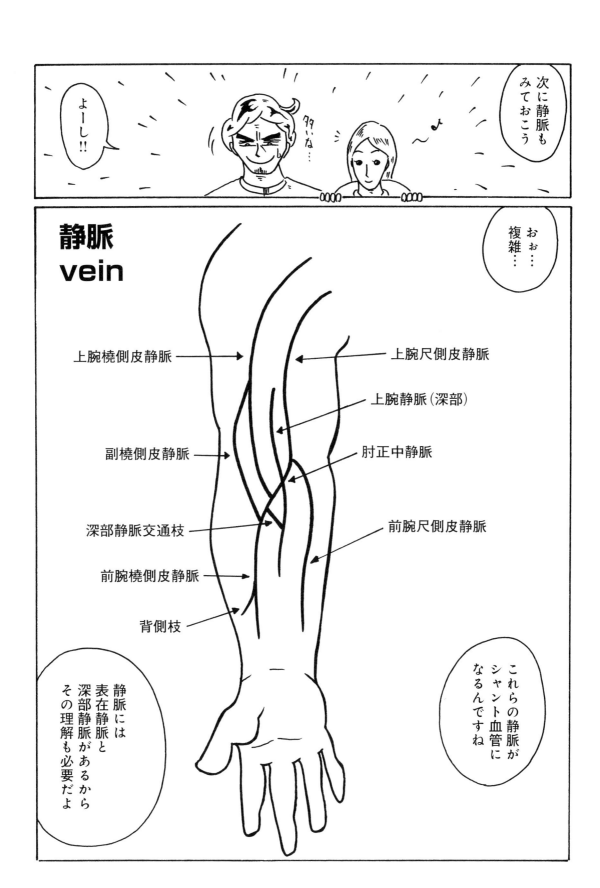

次に静脈もみておこう
～♪
多いな…
よーし!!

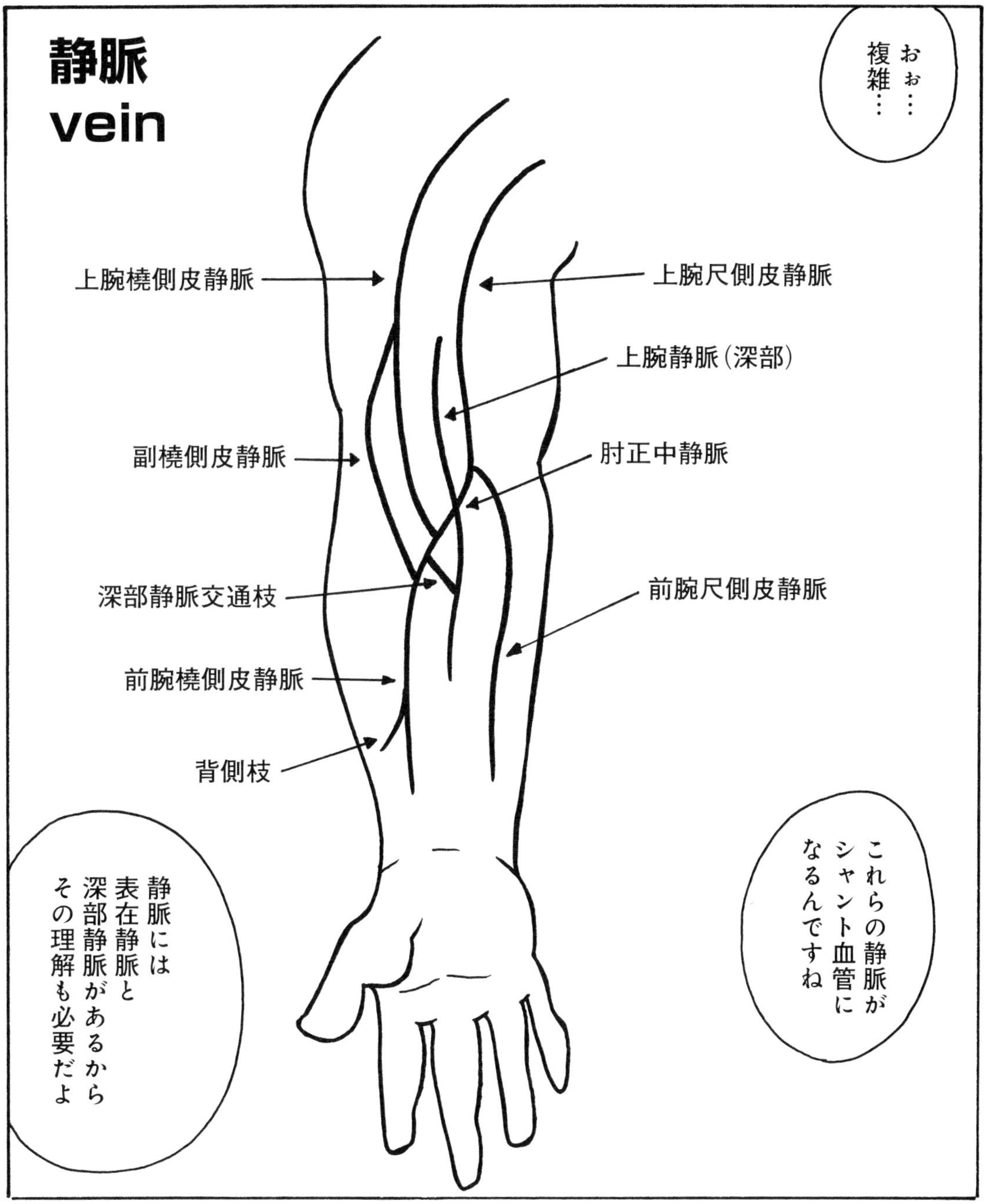
おぉ…複雑…
静脈
vein
上腕橈側皮静脈
上腕尺側皮静脈
上腕静脈(深部)
副橈側皮静脈
肘正中静脈
深部静脈交通枝
前腕尺側皮静脈
前腕橈側皮静脈
背側枝
これらの静脈がシャント血管になるんですね
静脈には表在静脈と深部静脈があるからその理解も必要だよ

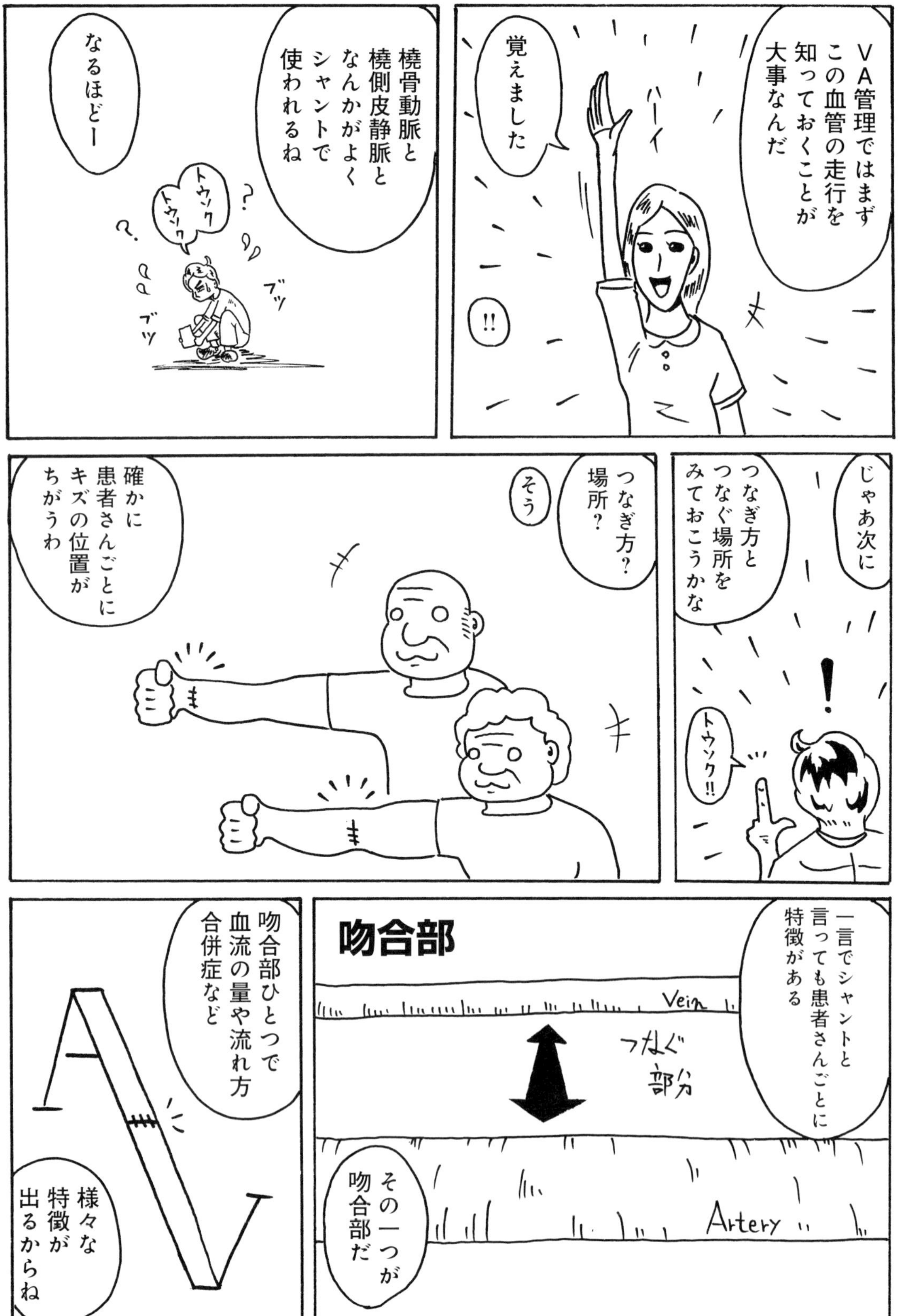
VA管理ではまず この血管の走行を 知っておくことが 大事なんだ
ハーイ
覚えました
!!
橈骨動脈と 橈側皮静脈と なんかがよく シャントで 使われるね
なるほどー
トウソク トウソク
?
?
ブツ ブツ
じゃあ次に つなぎ方と つなぐ場所を みておこうかな
!
トウソク!!
つなぎ方? 場所?
そう
確かに 患者さんごとに キズの位置が ちがうわ
一言でシャントと 言っても患者さんごとに 特徴がある
吻合部
Vein
つなぐ部分
Artery
その一つが 吻合部だ
吻合部ひとつで 血流の量や流れ方 合併症など
A
V
様々な 特徴が 出るからね

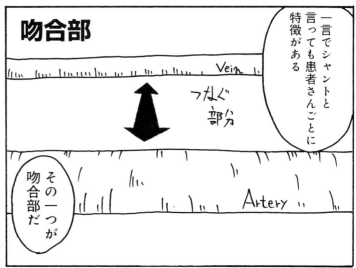

まずはつなぎ方だ
端−端吻合
V
A
それぞれ動脈と静脈の端と端をつなぐ形
最近あまり見ないね
血流不足の危険性があると言われているよ
側−端吻合
V
A
これが一番多い
動脈から枝分かれさせているイメージだね
吻合が容易で初期不成功率が低く合併症も一番少ないつなぎ方とされてるね
側−側吻合
V
A
これも少なくはないつなぎ方だね
それぞれの血管の側面同士をつなぐんだ
ただ
ソアサム症候群や過血流の危険性があるとされているから注意が必要だ
つなぎ方で流れ方がずいぶんと変わりますね
ほほぅ……
シャントの心
そう
だからVAをみる時は、吻合部のつなぎ方も確認しないといけないんだ

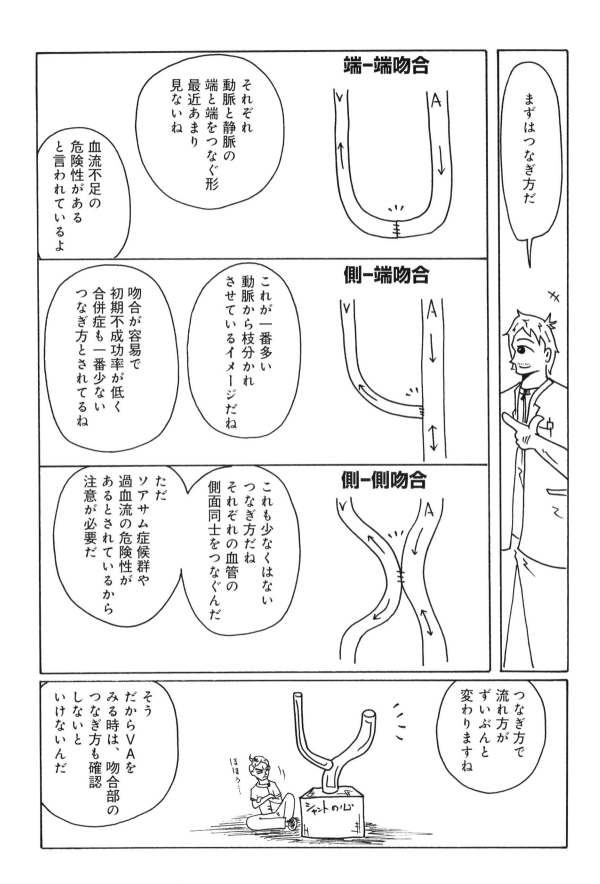

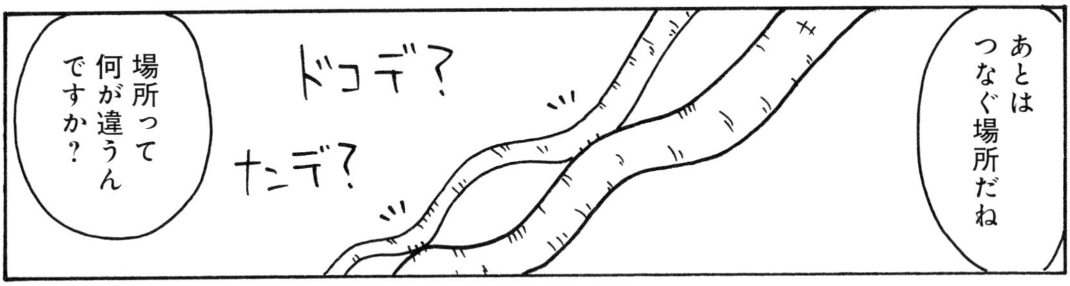
あとはつなぐ場所だね
ドコデ？
ナニデ？
場所って何が違うんですか？

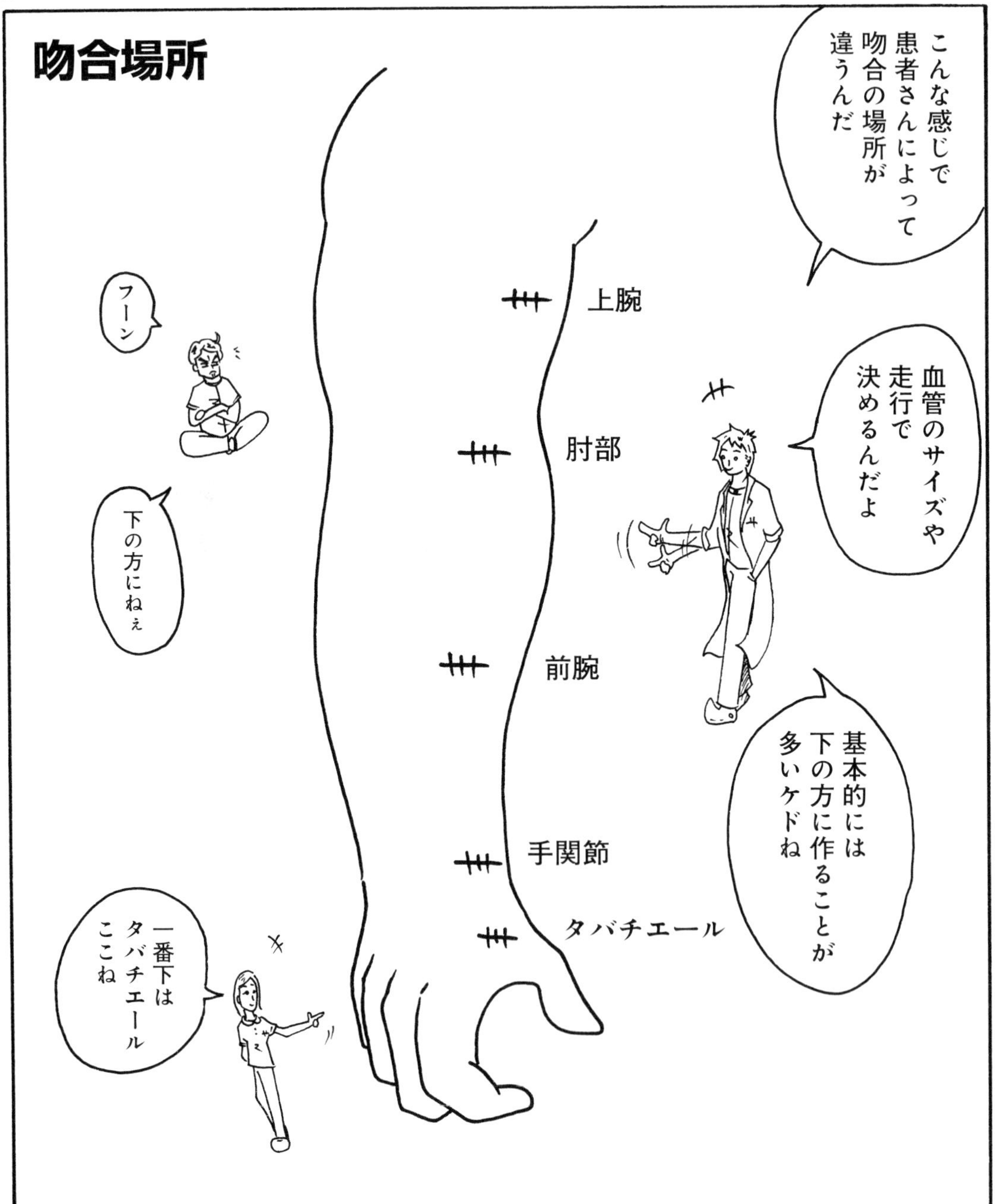
吻合場所
こんな感じで患者さんによって吻合の場所が違うんだ
上腕
肘部
前腕
手関節
タバチエール
血管のサイズや走行で決めるんだよ
フーン
基本的には下の方に作ることが多いケドね
下の方にねぇ
一番下はタバチエールここね

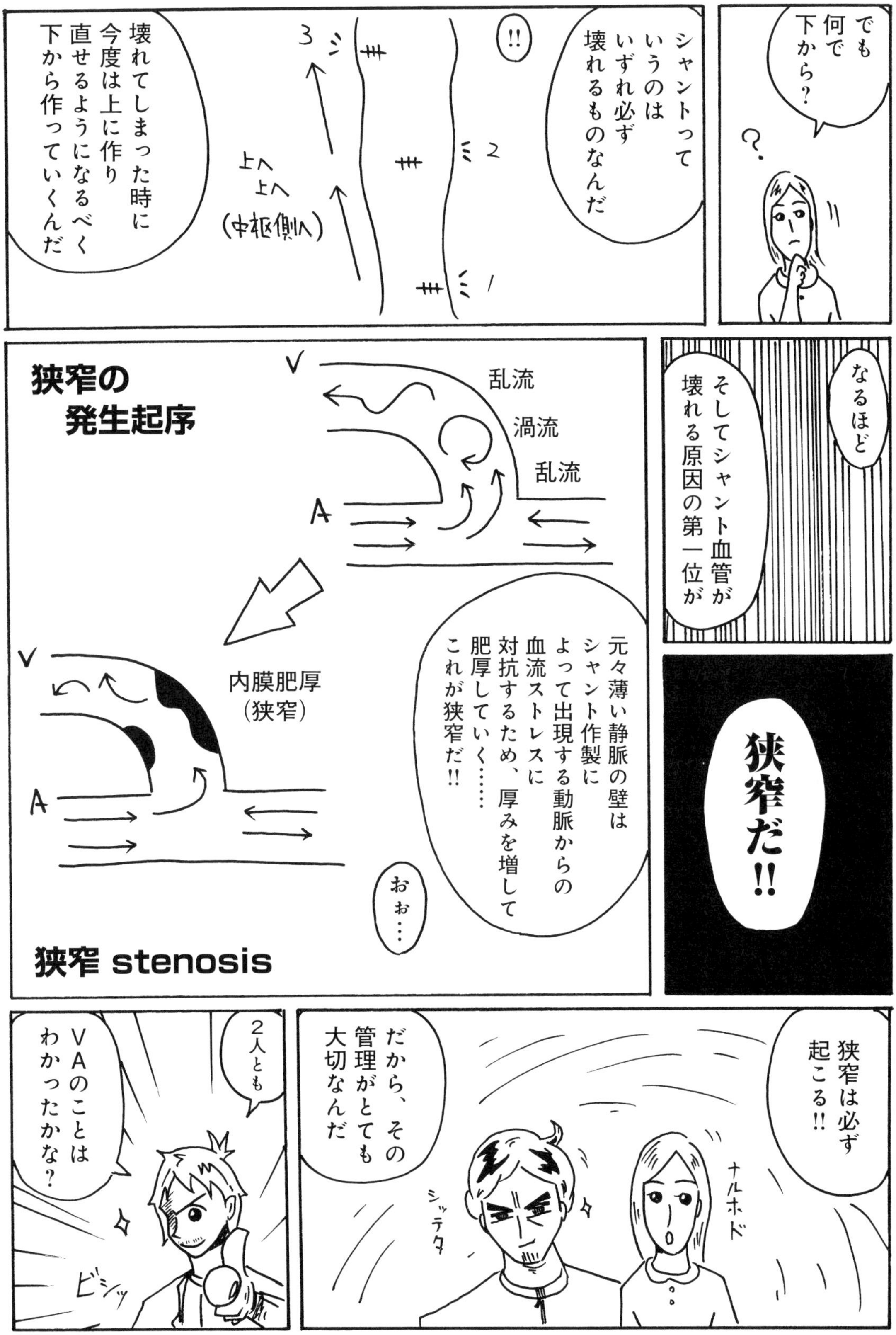
でも何で下から？
シャントっていうのはいずれ必ず壊れるものなんだ
!!
3
2
1
上へ上へ（中枢側へ）
壊れてしまった時に今度は上に作り直せるようになるべく下から作っていくんだ
なるほど
そしてシャント血管が壊れる原因の第一位が
狭窄だ!!
狭窄の発生起序
V
A
乱流
渦流
乱流
内膜肥厚（狭窄）
元々薄い静脈の壁はシャント作製によって出現する動脈からの血流ストレスに対抗するため、厚みを増して肥厚していく……これが狭窄だ!!
おぉ…
狭窄 stenosis
狭窄は必ず起こる!!
だから、その管理がとても大切なんだ
ナルホド
シッテタ
2人とも
VAのことはわかったかな？
ビシッ

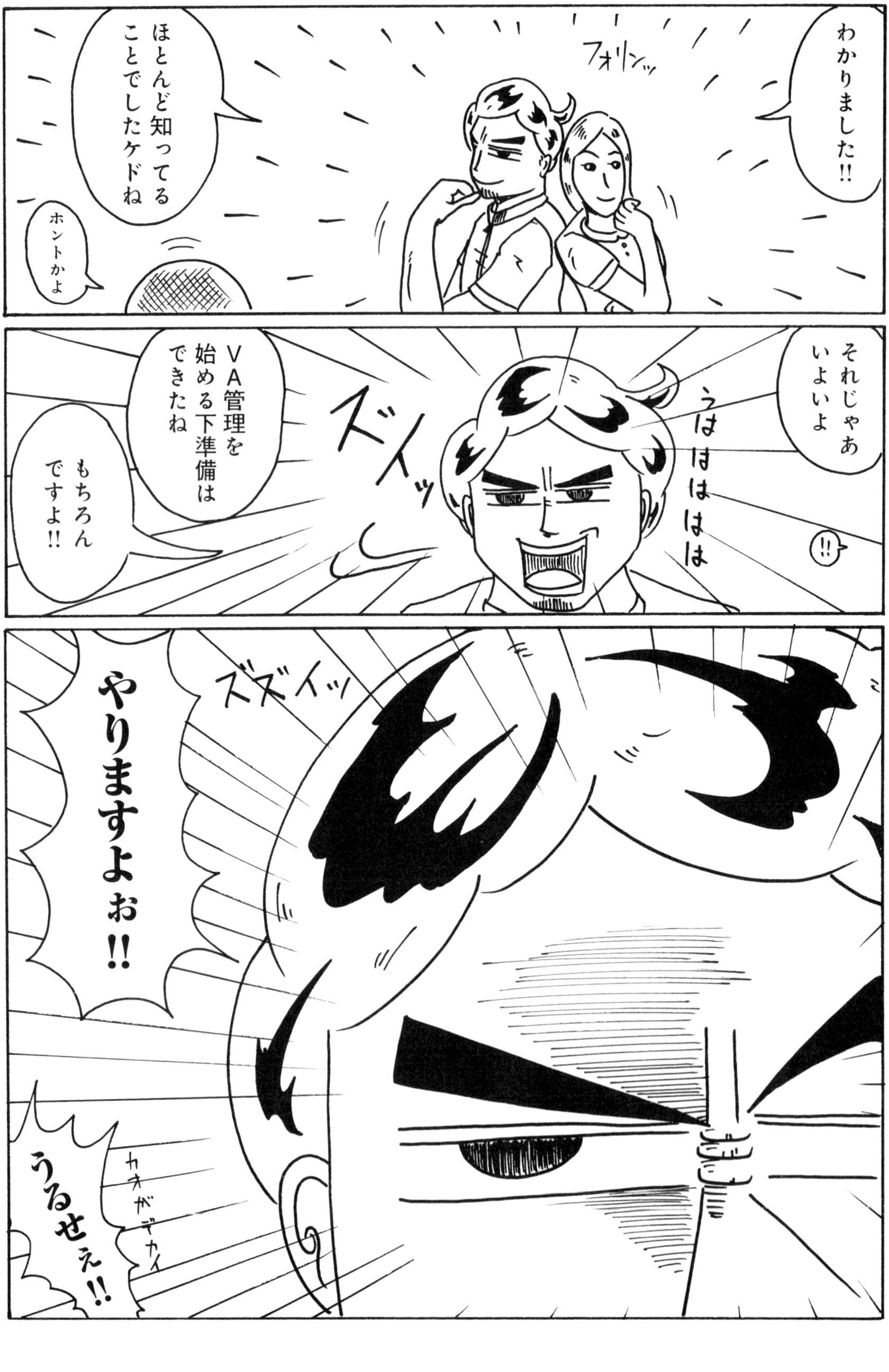
わかりました!!
フォリンッ
ほとんど知ってることでしたケドね
ホントかよ
それじゃあいよいよ
うははははは
!!
ズイッ
VA管理を始める下準備はできたね
もちろんですよ!!
ズズイッ
やりますよぉ!!
カオがデカイ
うるせぇ!!

殿のひと言

透析とは、十分な血流量を確保することで、ようやくある程度の腎代替能を発揮できる治療法だったね。

だからこそ、VAは透析患者にとっての生命線といえる大きな存在なんだ！

でも、VAは非生理的な人工産物だから、どうしても多くの合併症に罹患する危険性をもっているし、いずれ必ず寿命を迎えてしまう。

そして、その寿命を中心に考えた時、VA管理の中心となる合併症はやはり「狭窄」ということになる。

狭窄の主な原因は、乱流や渦流による血流ストレスだったね。血流ストレスのかかりやすい場所（吻合部や穿刺部）が、狭窄の好発部位だということは必ず覚えておいてほしい！

さあ、ここから先は、VAの管理手法について具体的に学んでいくよ！

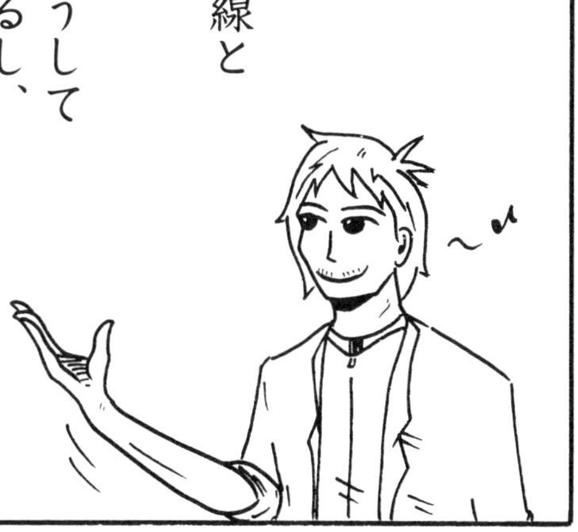

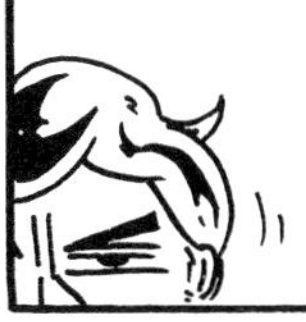

3章

とっても大事な理学所見

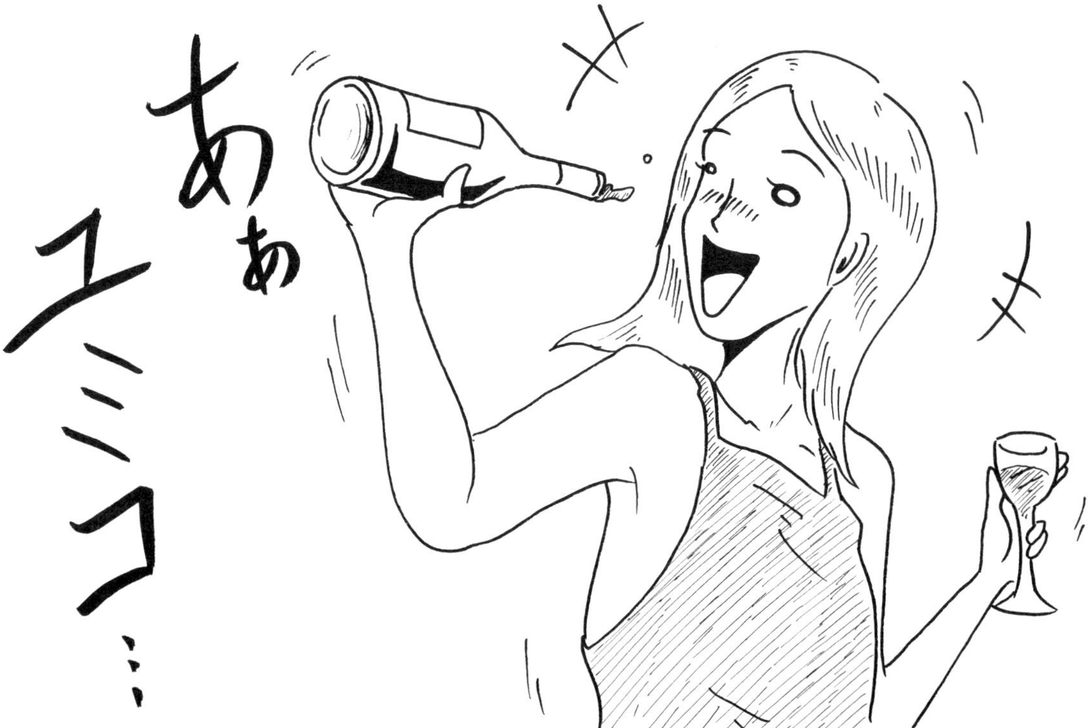

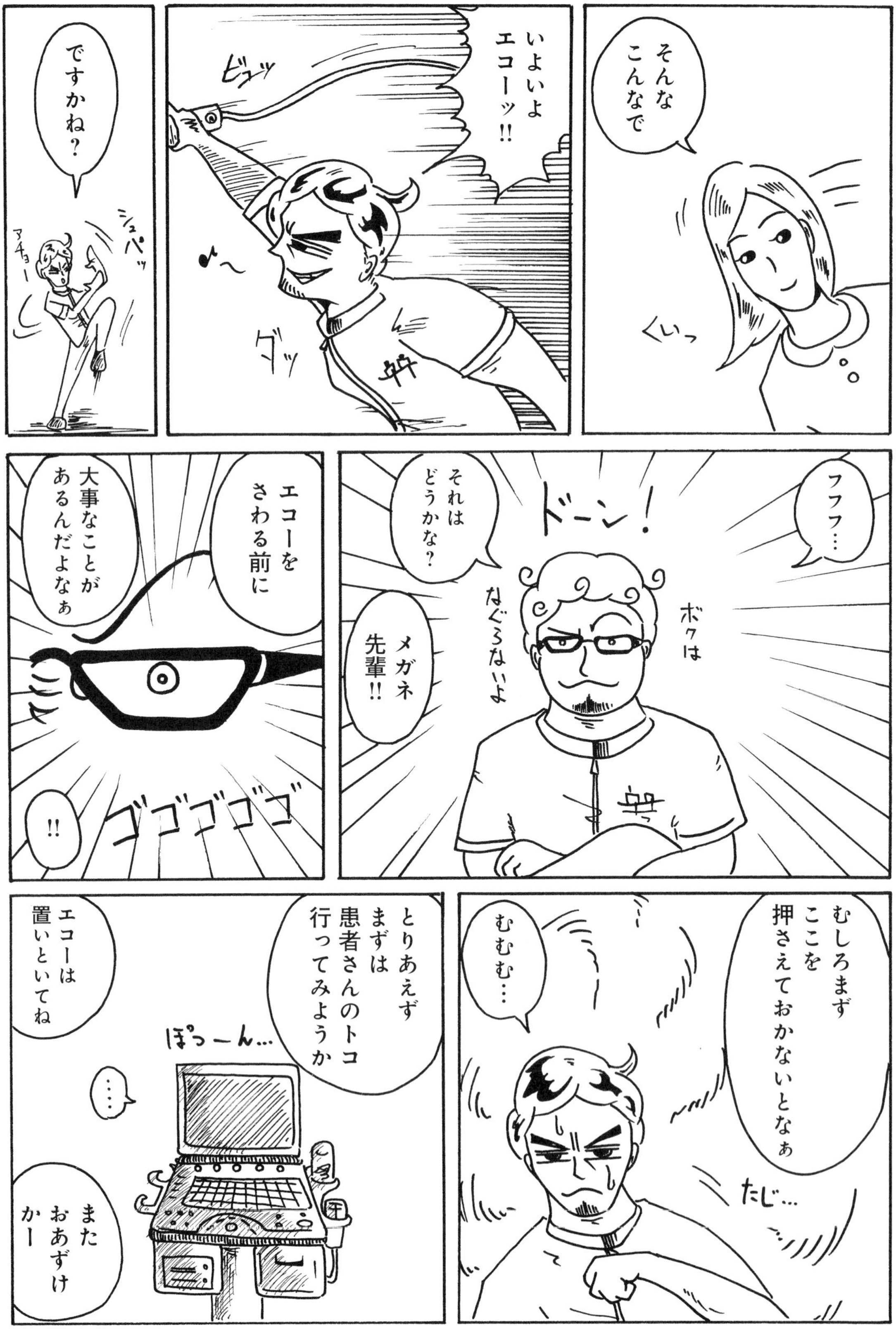

そんな
こんなで
くいっ
いよいよ
エコーッ!!
ビュッ
グッ
ですかね？
シュパッ
アチョー
フフフ…
ドーン！
それは
どうかな？
ボクは
なぐらないよ
メガネ
先輩!!
エコーを
さわる前に
大事なことが
あるんだよなぁ
ゴゴゴゴゴ
!!
むしろまず
ここを
押さえて
おかないと
なぁ
むむむ…
たじ…
とりあえず
まずは
患者さんのトコ
行ってみようか
エコーは
置いといてね
ぽつーん…
……
また
おあずけ
かー

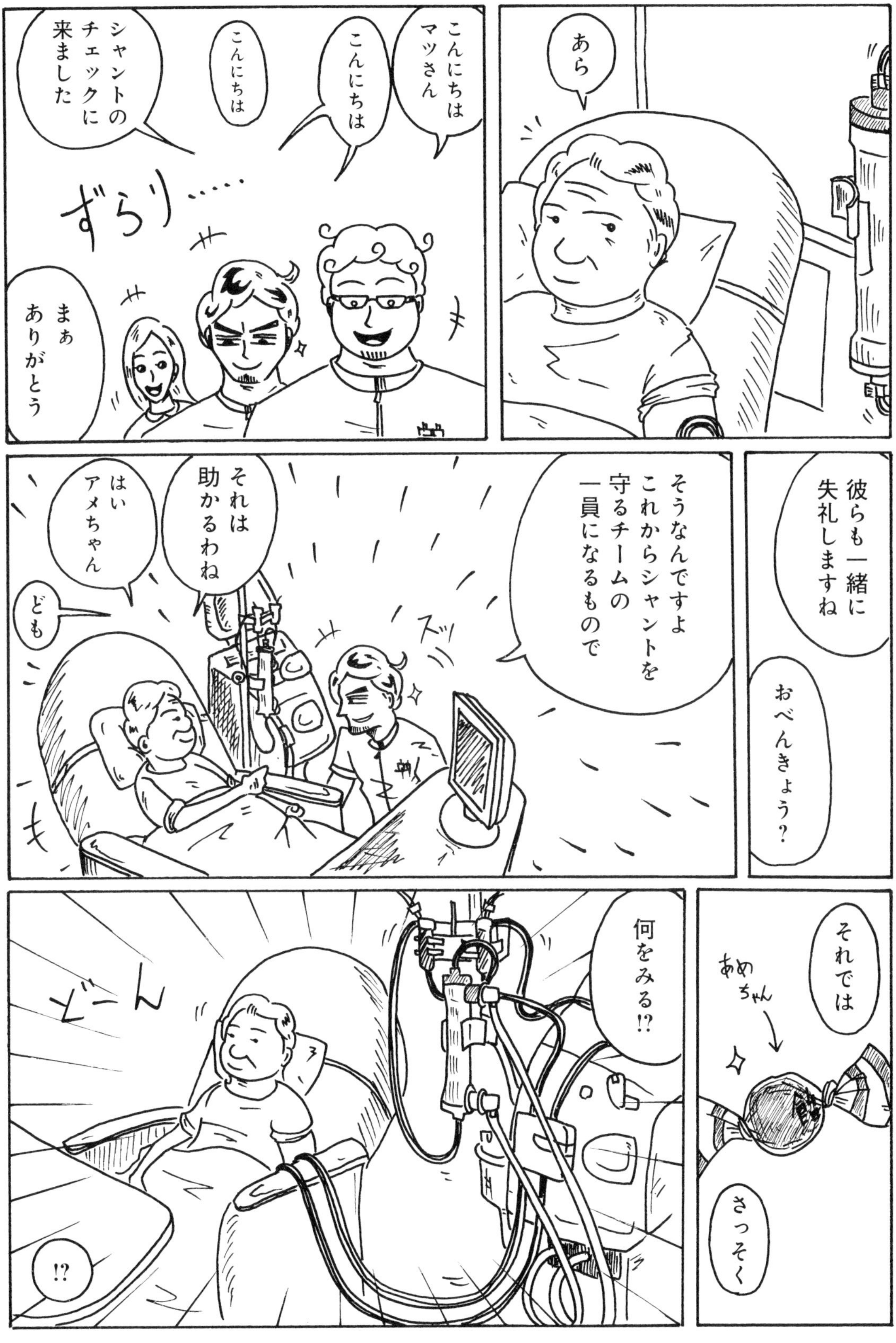
あら
こんにちは マツさん
こんにちは
こんにちは
シャントのチェックに来ました
ずらり……
まぁ ありがとう
彼らも一緒に失礼しますね
おべんきょう?
そうなんですよ これからシャントを守るチームの一員になるもので
ズッ
それは助かるわね
はい アメちゃん
ども
それでは
あめちゃん
さっそく
何をみる!?
どーん
!?

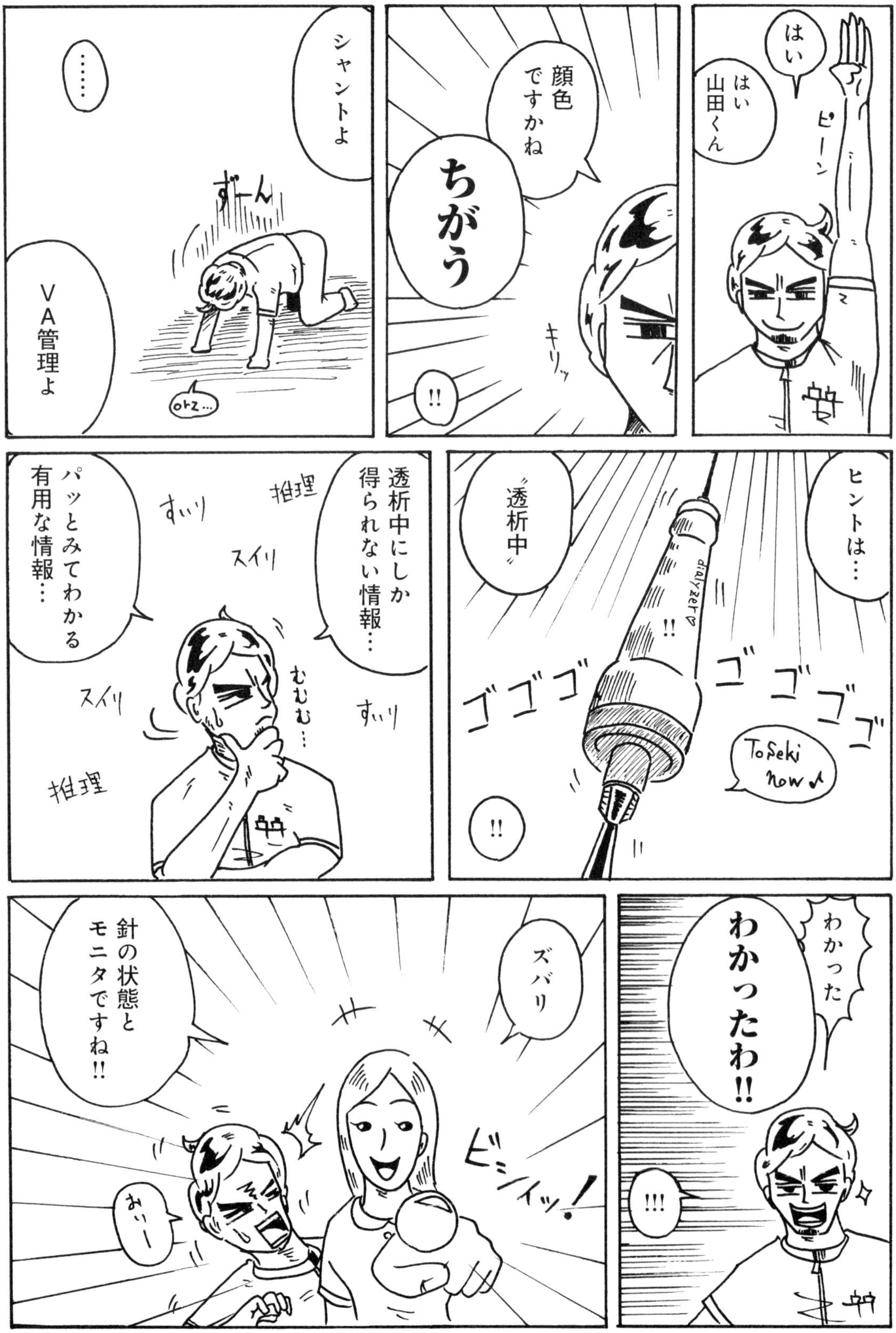

はい
はい
山田くん
ピーン
顔色
ですかね
ちがう
キリッ
!!
シャントよ
……
ずーん
VA管理よ
orz…
ヒントは…
透析中
dialyzer♡
!!
ゴゴゴ
ゴゴゴゴ
ToSeki now♪
!!
透析中にしか
得られない情報…
パッとみてわかる
有用な情報…
推理
すいり
スイリ
むむむ…
スイリ
すいり
推理
わかった
わかったわ!!
!!!
ズバリ
針の状態と
モニタですね!!
ビシィッ!
おいー

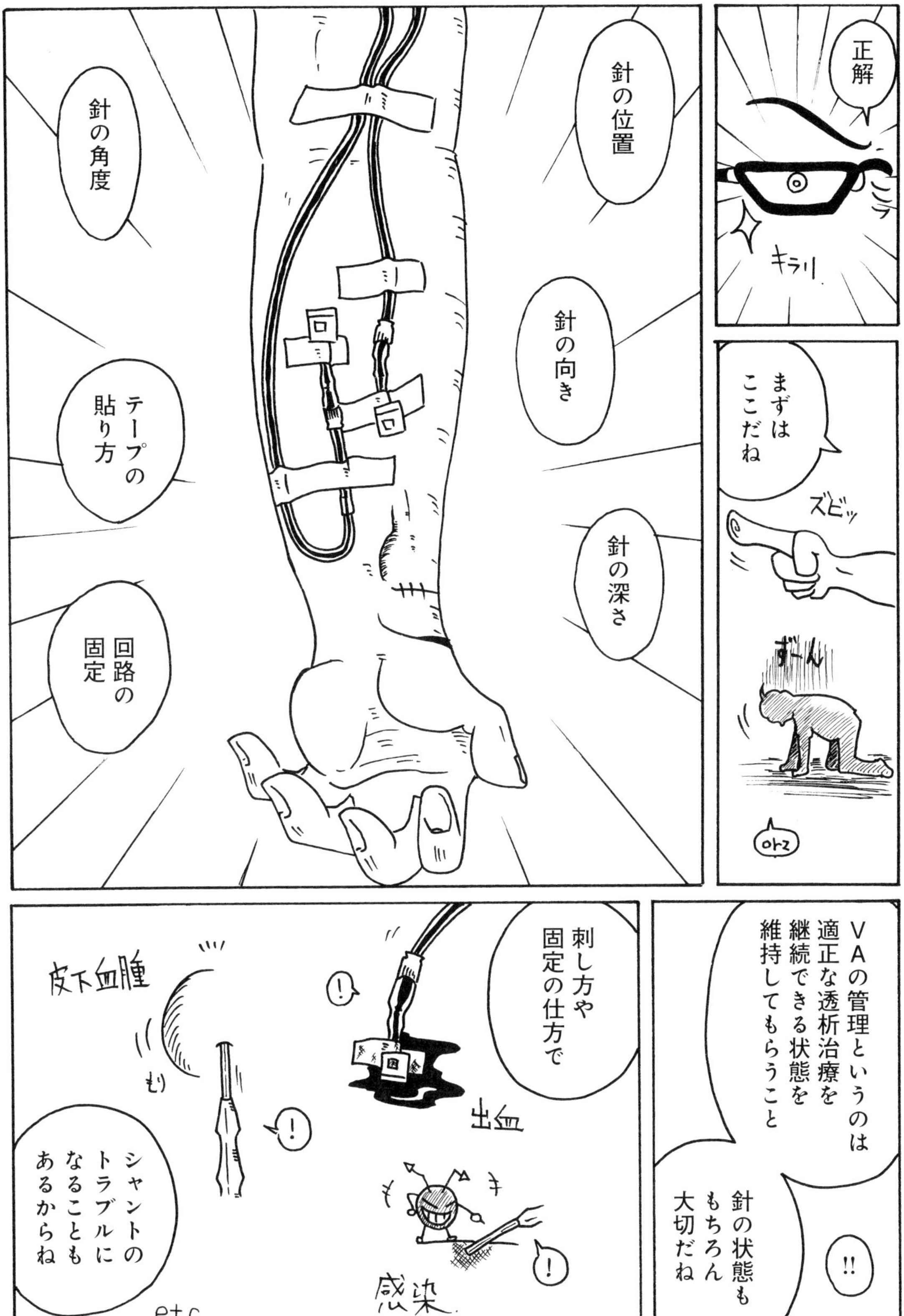

正解
ニラ
キラリ
まずはここだね
ズビッ
ずーん
orz
針の位置
針の向き
針の深さ
針の角度
テープの貼り方
回路の固定
VAの管理というのは適正な透析治療を継続できる状態を維持してもらうこと
針の状態ももちろん大切だね
!!
刺し方や固定の仕方で
!
出血
皮下血腫
もり
!
感染
!
シャントのトラブルになることもあるからね
etc.....

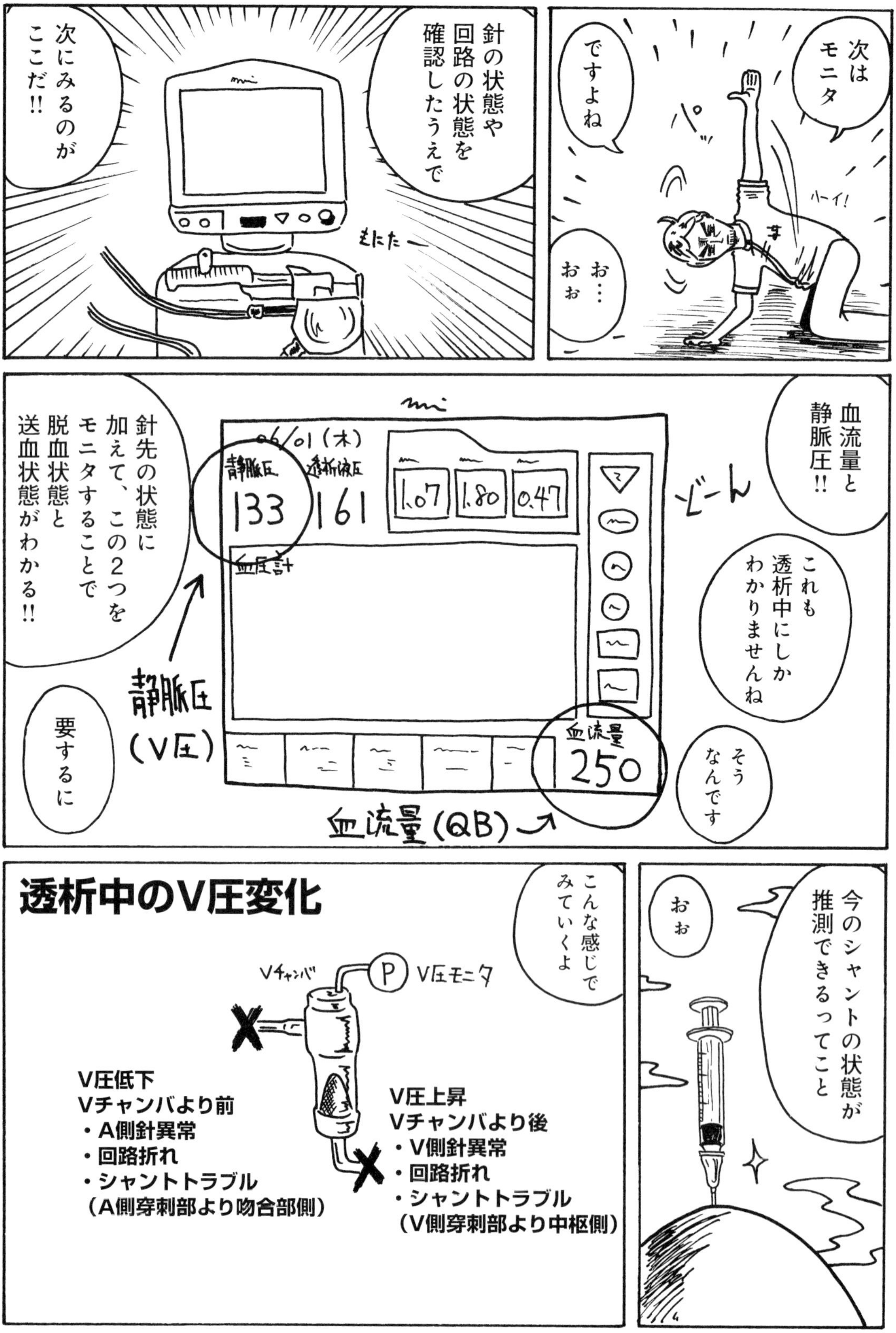

次はモニタ
ですよね
パッ
ハーイ!
お…おぉ
針の状態や回路の状態を確認したうえで
次にみるのがここだ!!
もにたー
血流量と静脈圧!!
どーん
これも透析中にしかわかりませんね
そうなんです
06/01(木)
静脈圧
133
透析液圧
161
1.07
1.80
0.47
血圧計
血流量
250
針先の状態に加えて、この2つをモニタすることで脱血状態と送血状態がわかる!!
静脈圧(V圧)
要するに
血流量(QB)
今のシャントの状態が推測できるってこと
おぉ
こんな感じでみていくよ
透析中のV圧変化
Vチャンバ
P
V圧モニタ
V圧低下
Vチャンバより前
・A側針異常
・回路折れ
・シャントトラブル
(A側穿刺部より吻合部側)
V圧上昇
Vチャンバより後
・V側針異常
・回路折れ
・シャントトラブル
(V側穿刺部より中枢側)

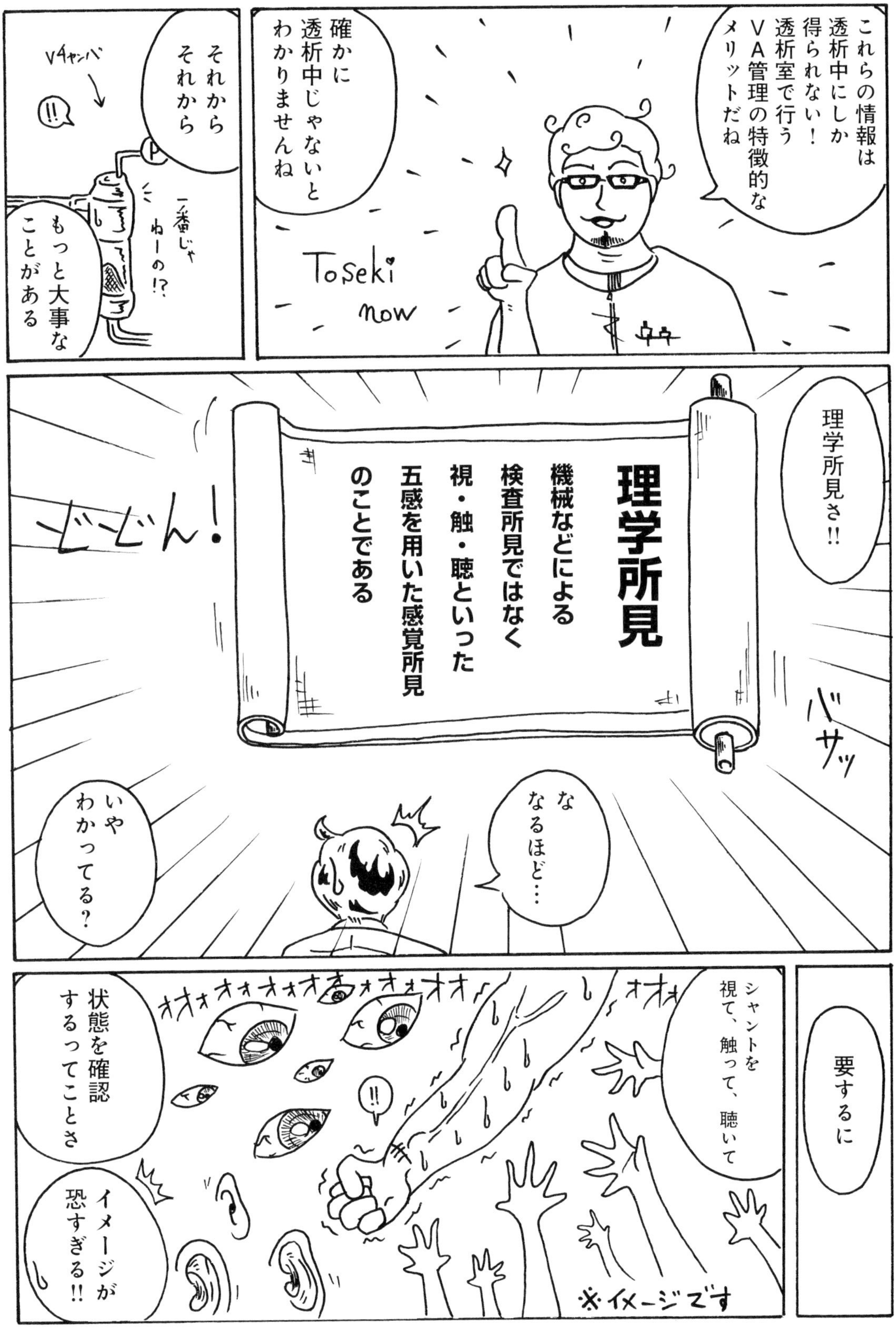
これらの情報は透析中にしか得られない！透析室で行うVA管理の特徴的なメリットだね
確かに透析中じゃないとわかりませんね
Toseki now
それからそれから
Vチャンバ
!!
一番じゃねーの!?
もっと大事なことがある
理学所見さ!!
理学所見
機械などによる検査所見ではなく視・触・聴といった五感を用いた感覚所見のことである
バサッ
ででん!
な なるほど…
いや わかってる?
要するに
シャントを視て、触って、聴いて
状態を確認するってことさ
オオォオォオォオオオォオォオオオ
オオォ
!!
※イメージです
イメージが恐すぎる!!

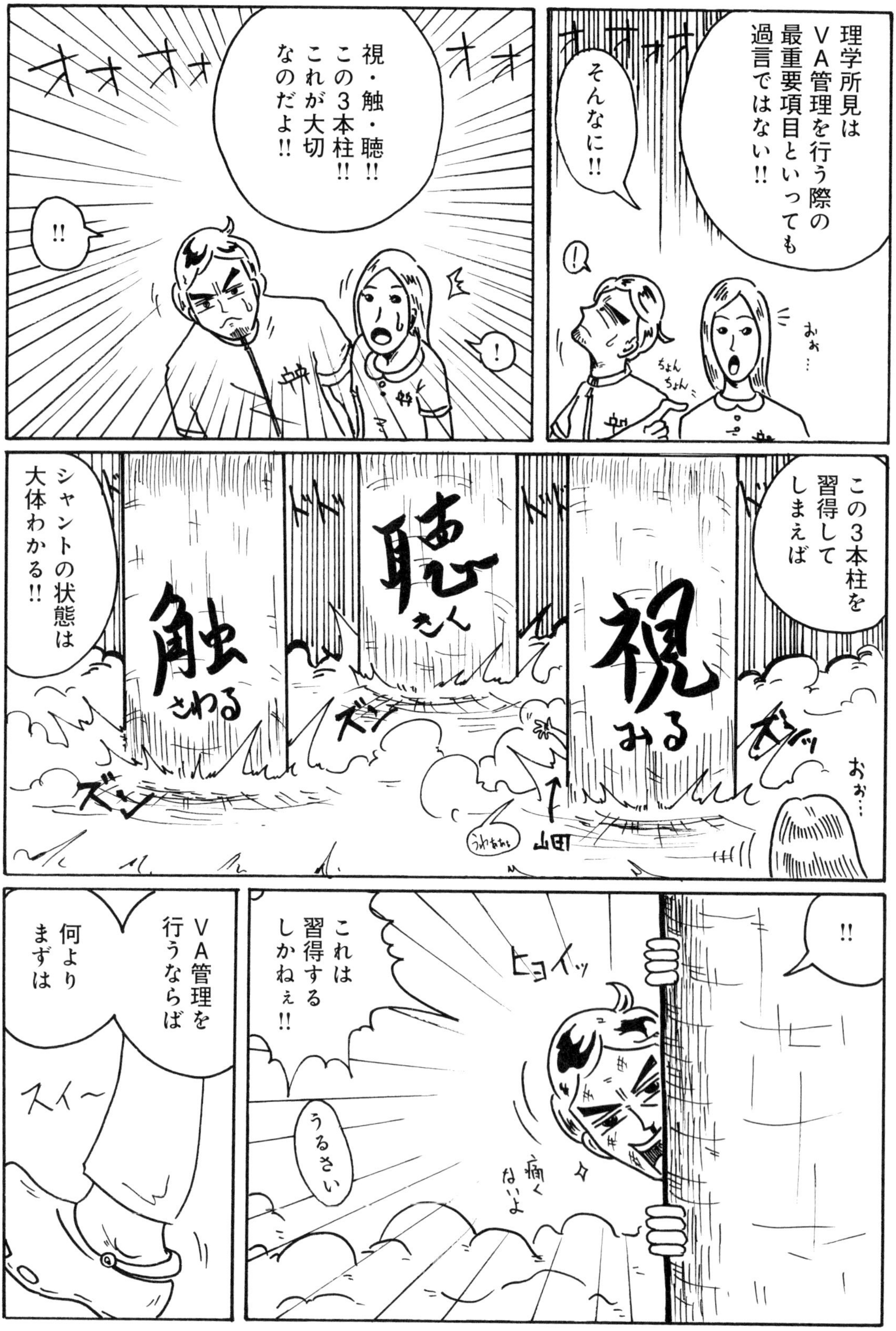
理学所見はVA管理を行う際の最重要項目といっても過言ではない!!
そんなに!!
!
ちょんちょん
おぉ…
オオオオ
オオオオオ
視・触・聴!! この3本柱!! これが大切なのだよ!!
!!
!
この3本柱を習得してしまえば
視《みる》
聴《きく》
触《さわる》
ズン
ズン
山田
おぉ…
シャントの状態は大体わかる!!
!!
ヒョイッ
これは習得するしかねぇ!!
うるさい
痛くないよ
VA管理を行うならば
何よりまずは
スイ～

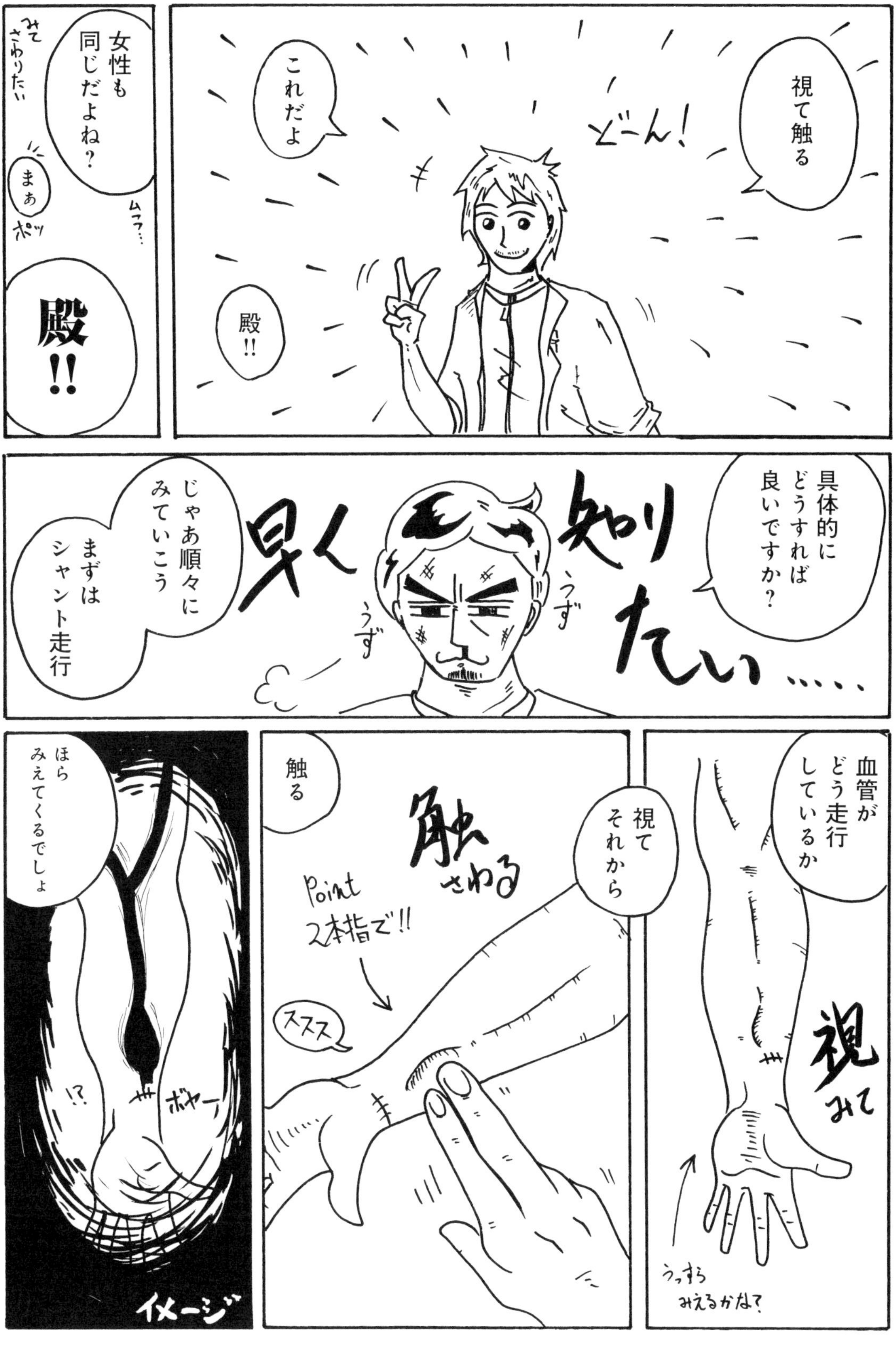
視て触る
どーん!
これだよ
殿!!
女性も同じだよね?
みてさわりたい
ムフフ…
まぁ
ポッ
殿!!
具体的にどうすれば良いですか?
早く知りたい……
うずうず
じゃあ順々にみていこう
まずはシャント走行
血管がどう走行しているか
視てそれから
視《みて》
うっすらみえるかな?
触る
触《さわる》
Point 2本指で!!
ススス
ほら みえてくるでしょ
ボヤー
!?
イメージ

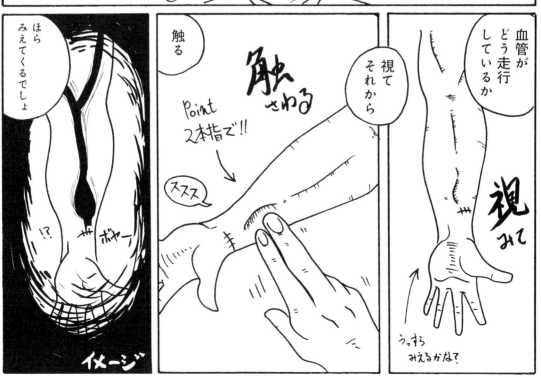

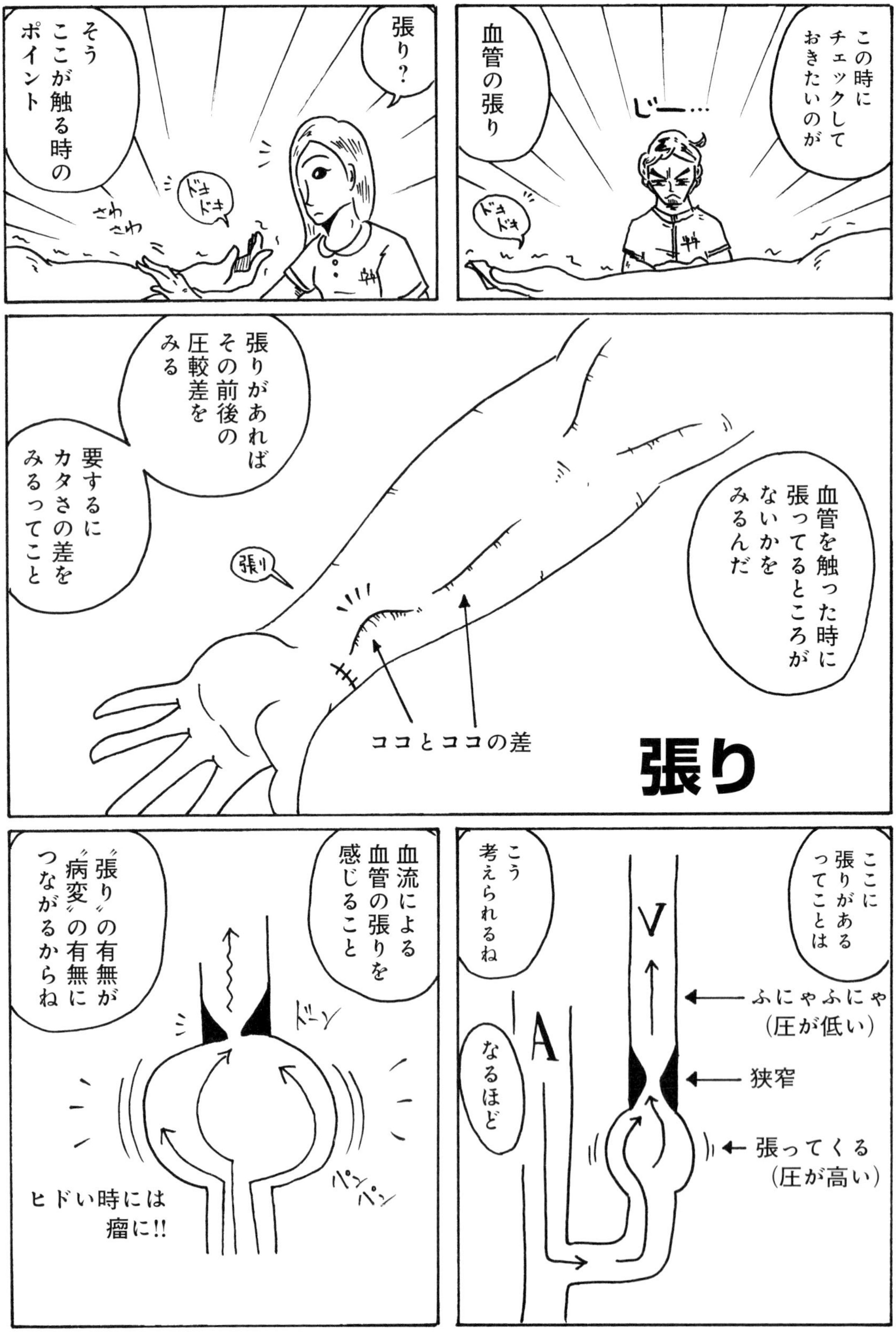

この時にチェックしておきたいのが
血管の張り
じー…
ドキドキ
張り？
そう ここが触る時のポイント
ドキドキ
さわさわ
血管を触った時に張ってるところがないかをみるんだ
張りがあればその前後の圧較差をみる
要するにカタさの差をみるってこと
張り
ココとココの差
張り
ここに張りがあるってことは
こう考えられるね
V
A
ふにゃふにゃ（圧が低い）
狭窄
張ってくる（圧が高い）
なるほど
血流による血管の張りを感じること
“張り”の有無が“病変”の有無につながるからね
ドーン
パンパン
ヒドい時には瘤に!!

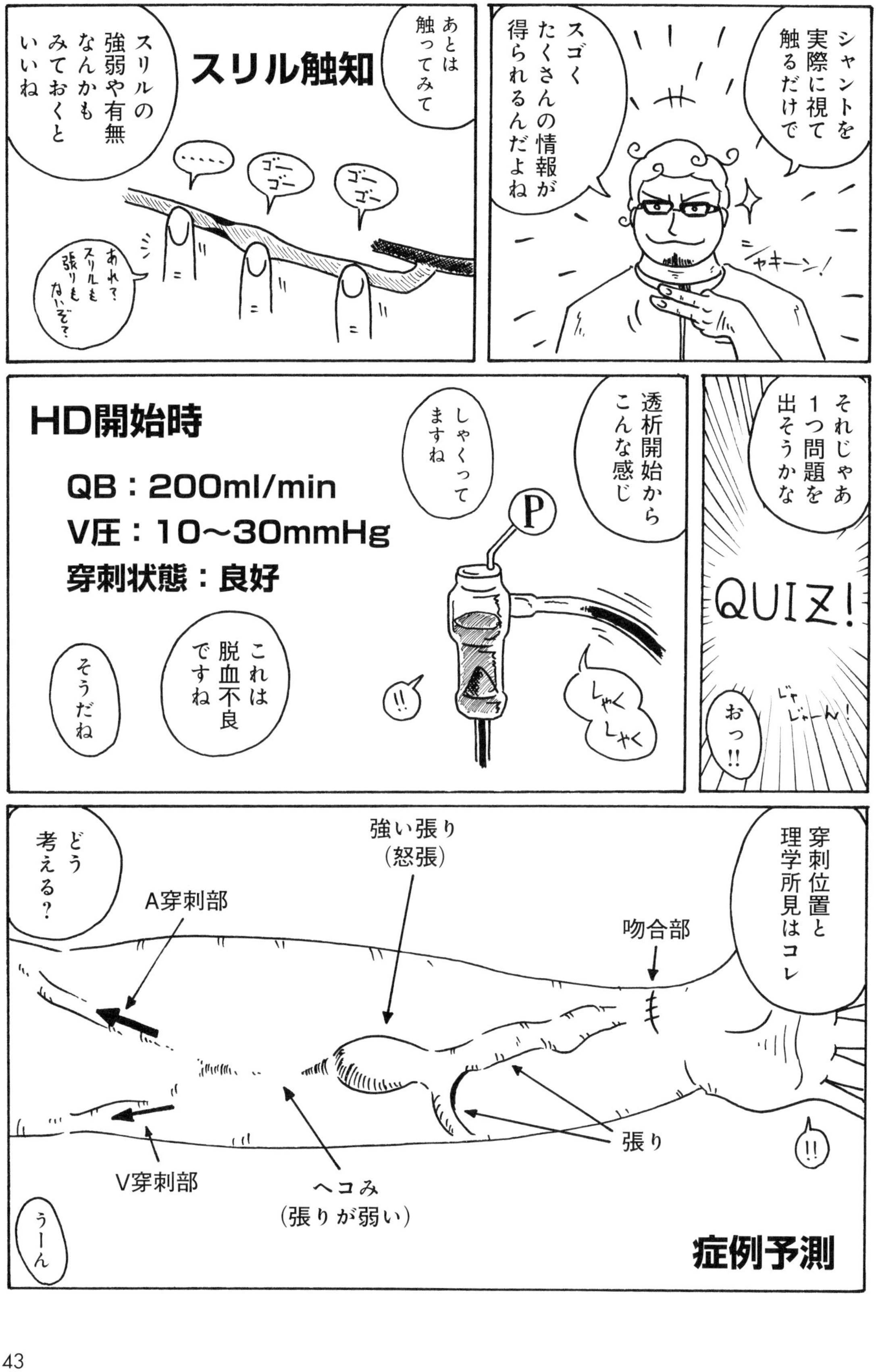
シャントを実際に視て触るだけで
スゴくたくさんの情報が得られるんだよね
シャキーン!
スリル触知
あとは触ってみて
スリルの強弱や有無なんかもみておくといいね
・・・・・
ゴーゴー
ゴーゴー
あれ？スリルも張りもないぞ？
それじゃあ1つ問題を出そうかな
QUIZ!
じゃじゃーん!
おっ!!
透析開始からこんな感じ
HD開始時
QB：200ml/min
V圧：10～30mmHg
穿刺状態：良好
しゃくってますね
P
しゃくしゃく
!!
これは脱血不良ですね
そうだね
穿刺位置と理学所見はコレ
どう考える？
強い張り（怒張）
A穿刺部
吻合部
張り
V穿刺部
ヘコみ（張りが弱い）
!!
うーん
症例予測

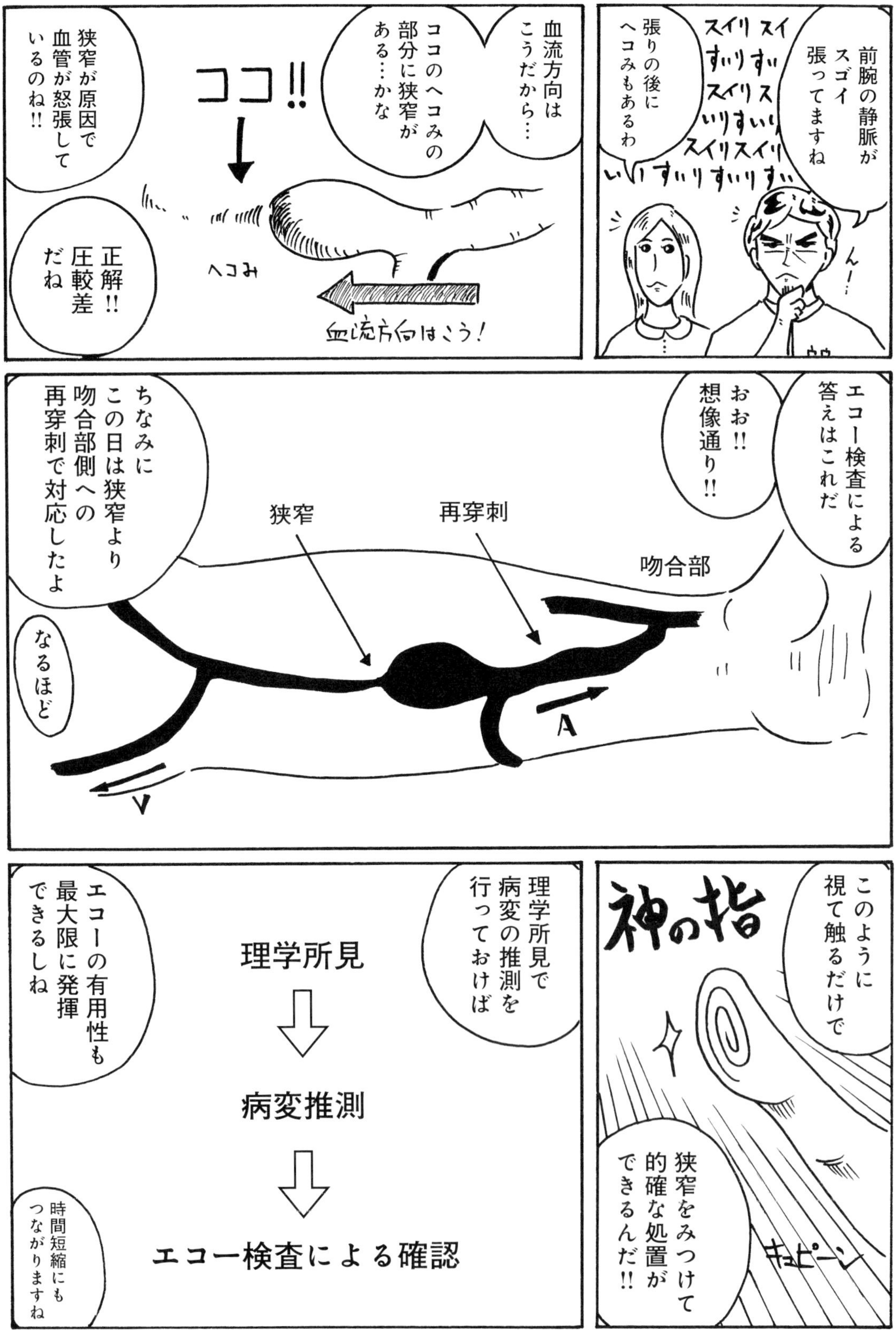

前腕の静脈がスゴイ張ってますね
スイリ スイ すいりすい スイリス いりすいい スイリスイリ いいすいりすいりすい
張りの後にヘコみもあるわ
ん…!
血流方向はこうだから…
ココのヘコみの部分に狭窄がある…かな
ココ!!
狭窄が原因で血管が怒張しているのね!!
ヘコみ
血流方向はこう!
正解!! 圧較差だね
エコー検査による答えはこれだ
おお!! 想像通り!!
吻合部
再穿刺
狭窄
ちなみにこの日は狭窄より吻合部側への再穿刺で対応したよ
A
V
なるほど
神の指
このように視て触るだけで
狭窄をみつけて的確な処置ができるんだ!!
キュピーン
理学所見で病変の推測を行っておけば
理学所見
病変推測
エコー検査による確認
エコーの有用性も最大限に発揮できるしね
時間短縮にもつながりますね

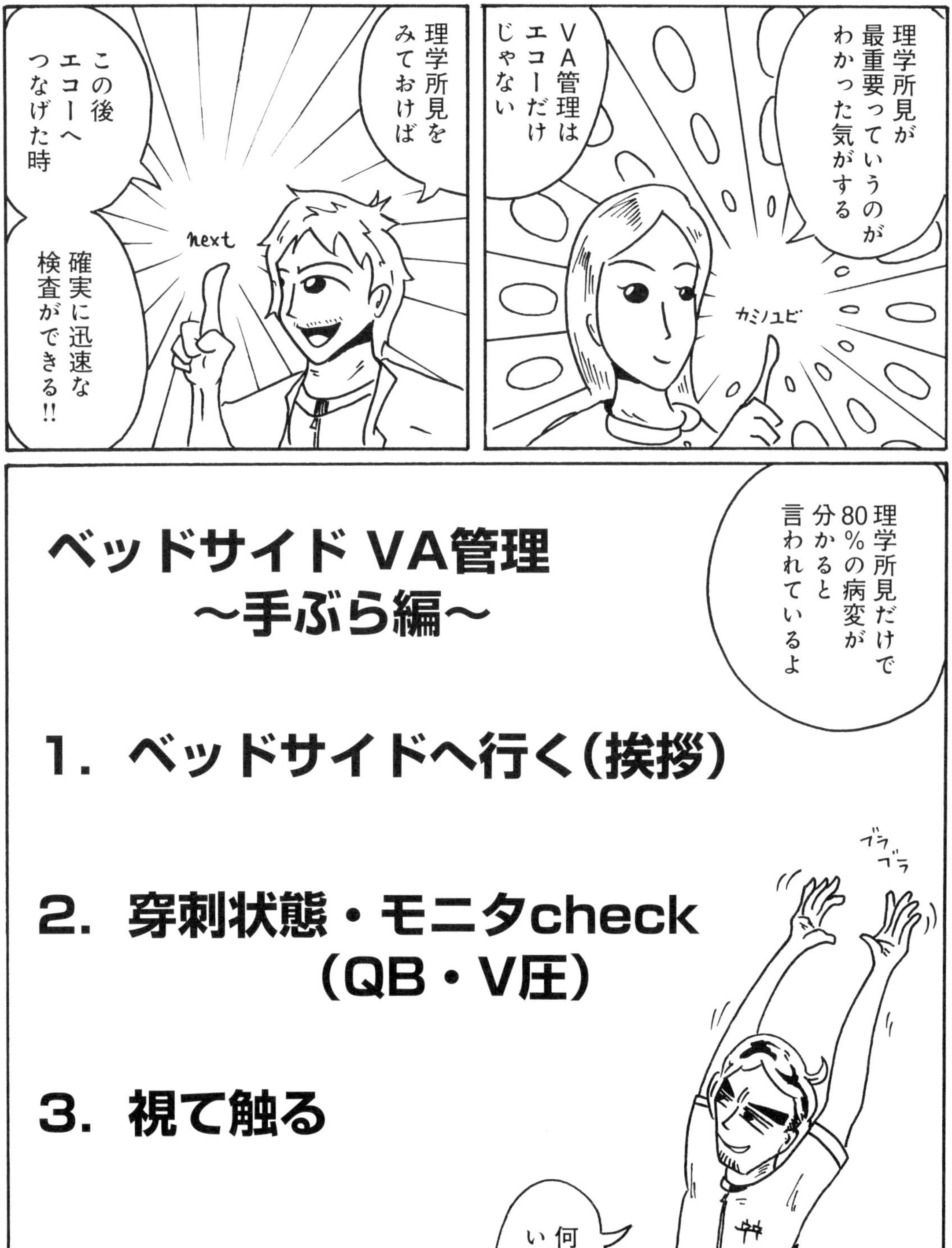

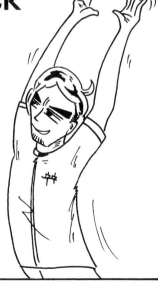

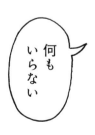

理学所見が最重要っていうのがわかった気がする
VA管理はエコーだけじゃない
カミノユビ
理学所見をみておけば
next
この後エコーへつなげた時
確実に迅速な検査ができる!!
理学所見だけで80%の病変が分かると言われているよ
ベッドサイド VA管理
～手ぶら編～
1. ベッドサイドへ行く（挨拶）
2. 穿刺状態・モニタcheck
（QB・V圧）
3. 視て触る
4. 病変推測
ブラブラ
何もいらない

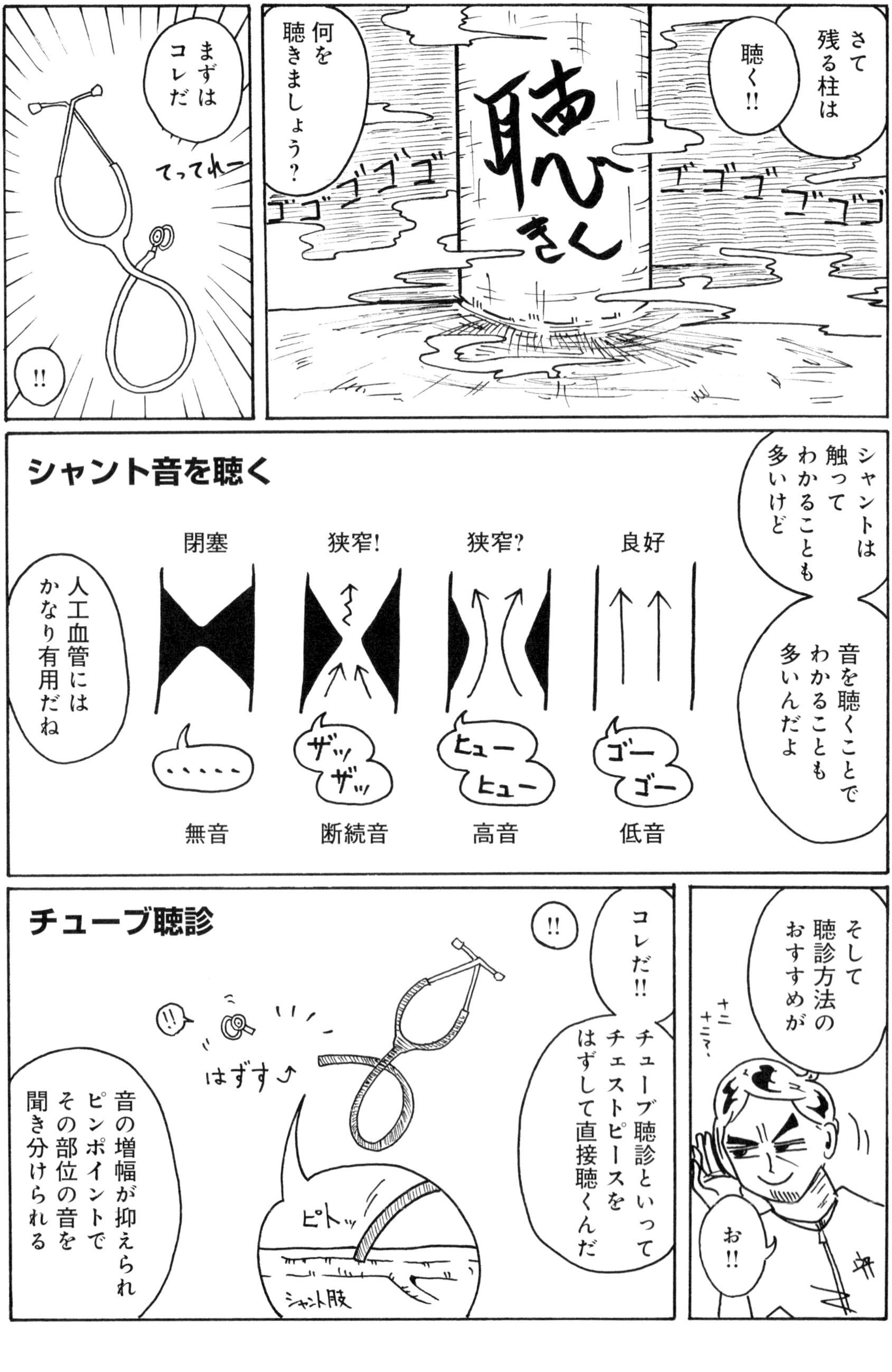
さて残る柱は
聴く!!
聴《きく》
ゴゴゴゴゴ
ゴゴゴゴゴ
何を聴きましょう?
まずはコレだ
てってれー
!!
シャントは触ってわかることも多いけど
音を聴くことでわかることも多いんだよ
シャント音を聴く
閉塞
狭窄!
狭窄?
良好
人工血管にはかなり有用だね
……
ザッ ザッ
ヒュー ヒュー
ゴー ゴー
無音
断続音
高音
低音
そして聴診方法のおすすめが
ナニ ナニ?
お!!
コレだ!!
チューブ聴診といってチェストピースをはずして直接聴くんだ
!!
チューブ聴診
!!
はずす
ピトッ
シャント肢
音の増幅が抑えられピンポイントでその部位の音を聞き分けられる

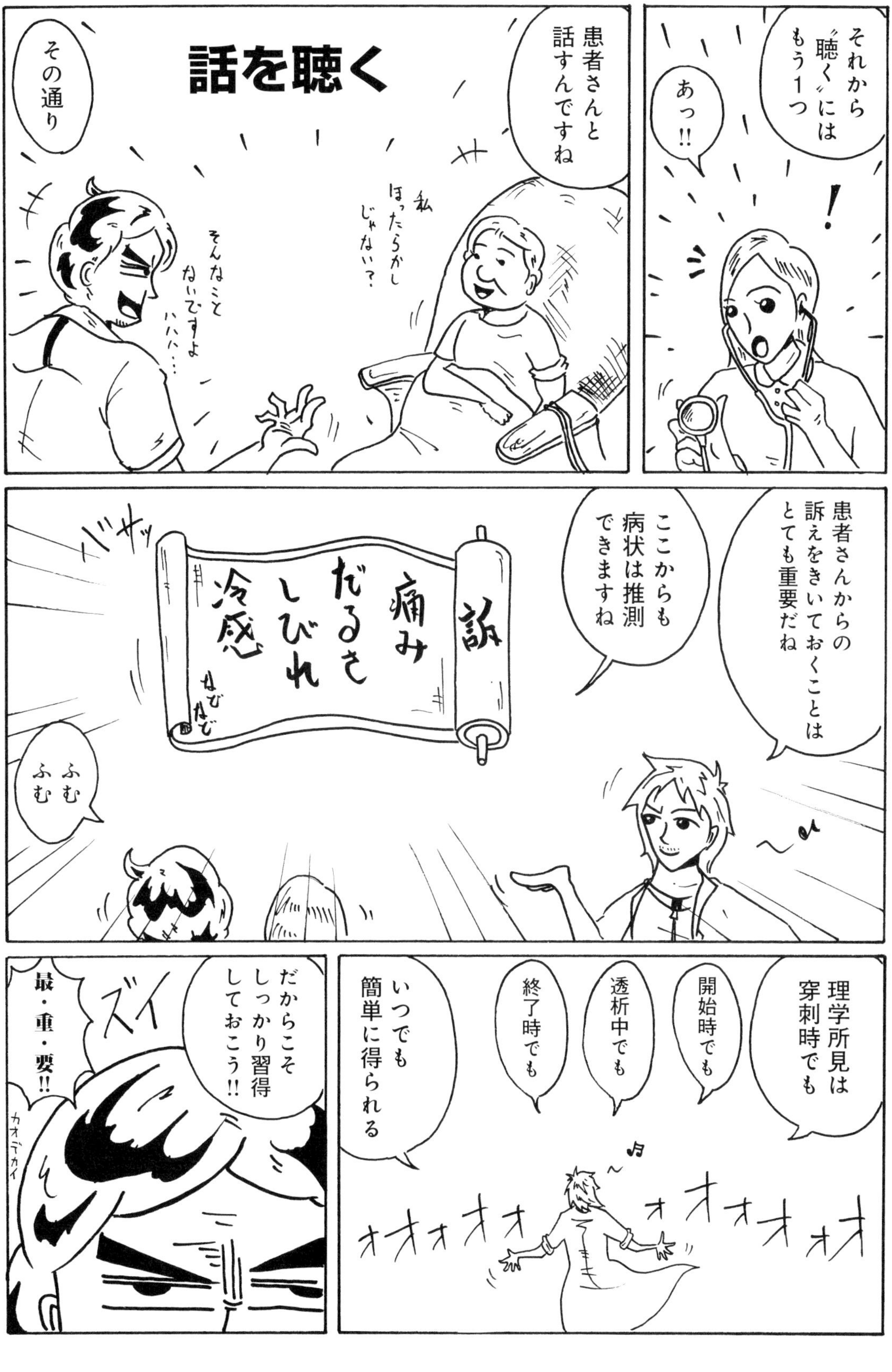
それから〝聴く〟にはもう1つ
あっ!!
患者さんと話すんですね
私ほったらかしじゃない?
話を聴く
そんなことないですよハハハ…
その通り
患者さんからの訴えをきいておくことはとても重要だね
ここからも病状は推測できますね
バサッ
訴
痛み
だるさ
しびれ
冷感
などなど
ふむふむ
理学所見は穿刺時でも
開始時でも
透析中でも
終了時でも
いつでも簡単に得られる
オオオオオ
オオオオオオ
だからこそしっかり習得しておこう!!
ズイ
最・重・要!!
カオデカイ

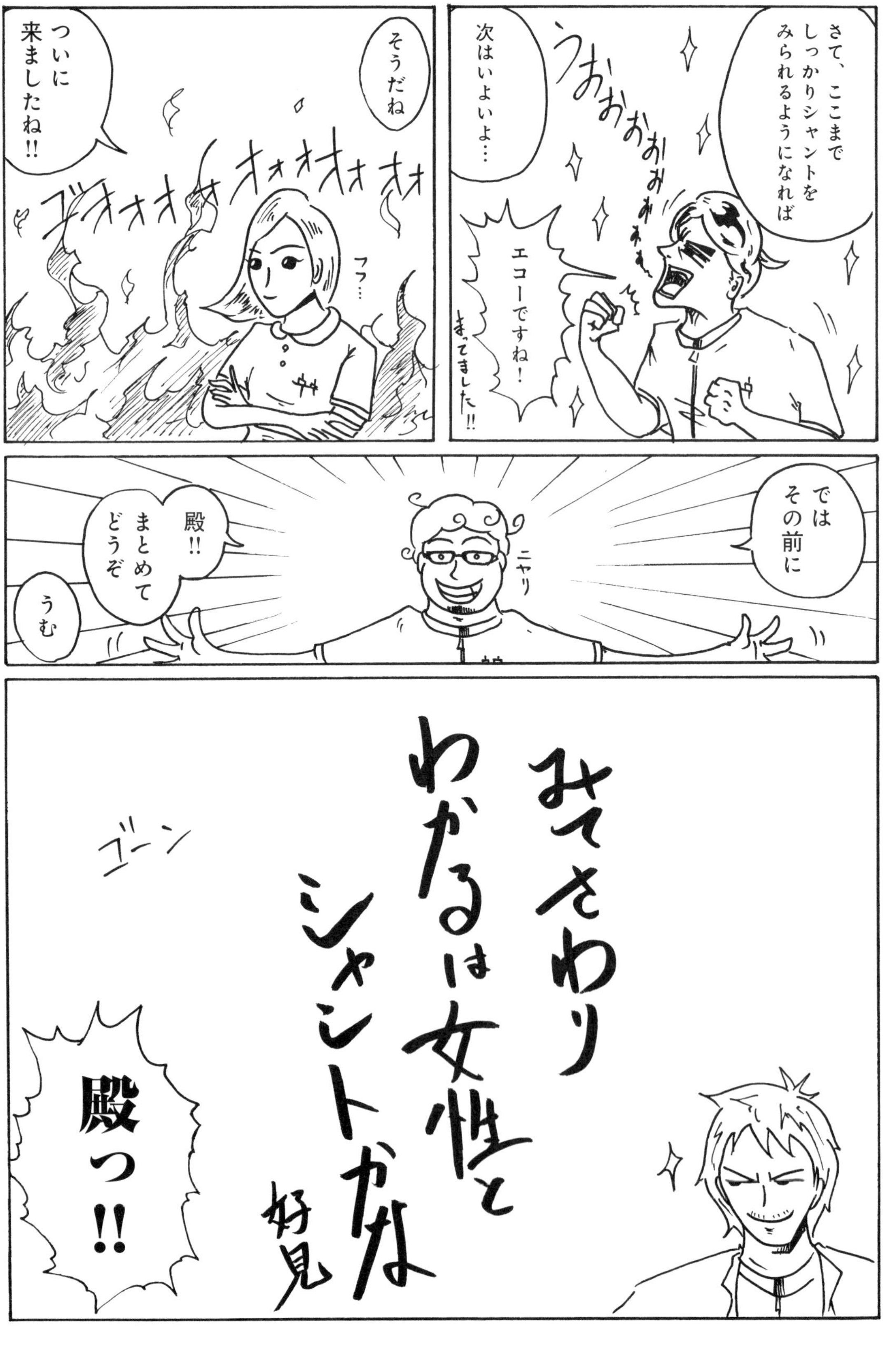

さて、ここまでしっかりシャントをみられるようになれば
うおおおおおおおお～
次はいよいよ…
エコーですね！
まってました!!
そうだね
ついに来ましたね!!
ゴオオオオオオオオオオ
フフ…
ではその前に
ニヤリ
殿!! まとめてどうぞ
うむ
みてさわり わかるは女性と シャントかな
好見
ゴーン
殿っ!!

殿のひと言

理学所見を活用することで、VAの病変部位を高い確率で特定できることがわかったね。

日本透析医学会のガイドラインでも、理学所見は最も大事な評価法として位置づけられているんだ。

でもね、理学所見にはひとつ大きな欠点がある！
それは、理学所見が人の感覚所見であるということ。
だから、理学所見ではVAの状態を数値（定量）化して評価していくことができないんだ。

要するに、それだけではVAの経過を追うことができない。
だから、エコーを使うということだね。

VAの基礎知識と正しい理学所見の取り方を身につけることが、エコーによる定量的なVA評価を、より効率的で確実なものとする。

近年のエコー装置は、簡便かつ効率的にVAの状態を定量化することができるから、VAの経過を追うための手段として意義が高いんだよ。

さあ、ここからはいよいよ、エコーを用いたVA管理を学んでいくよ！

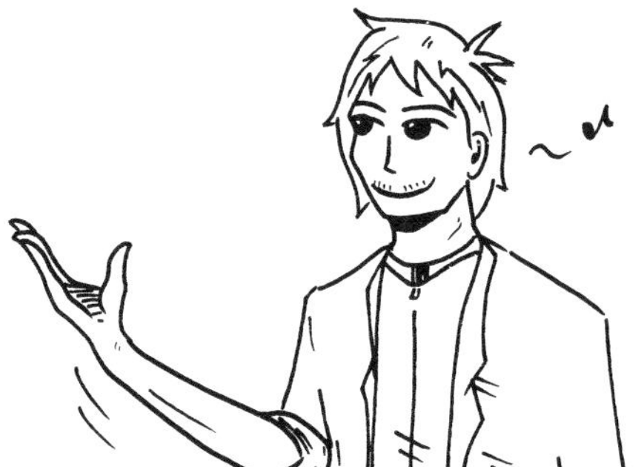

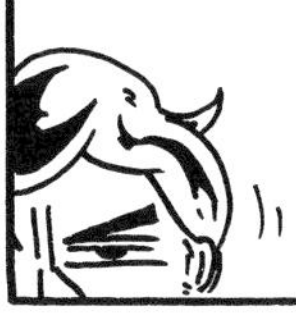

4章

超音波でのVA血流機能評価

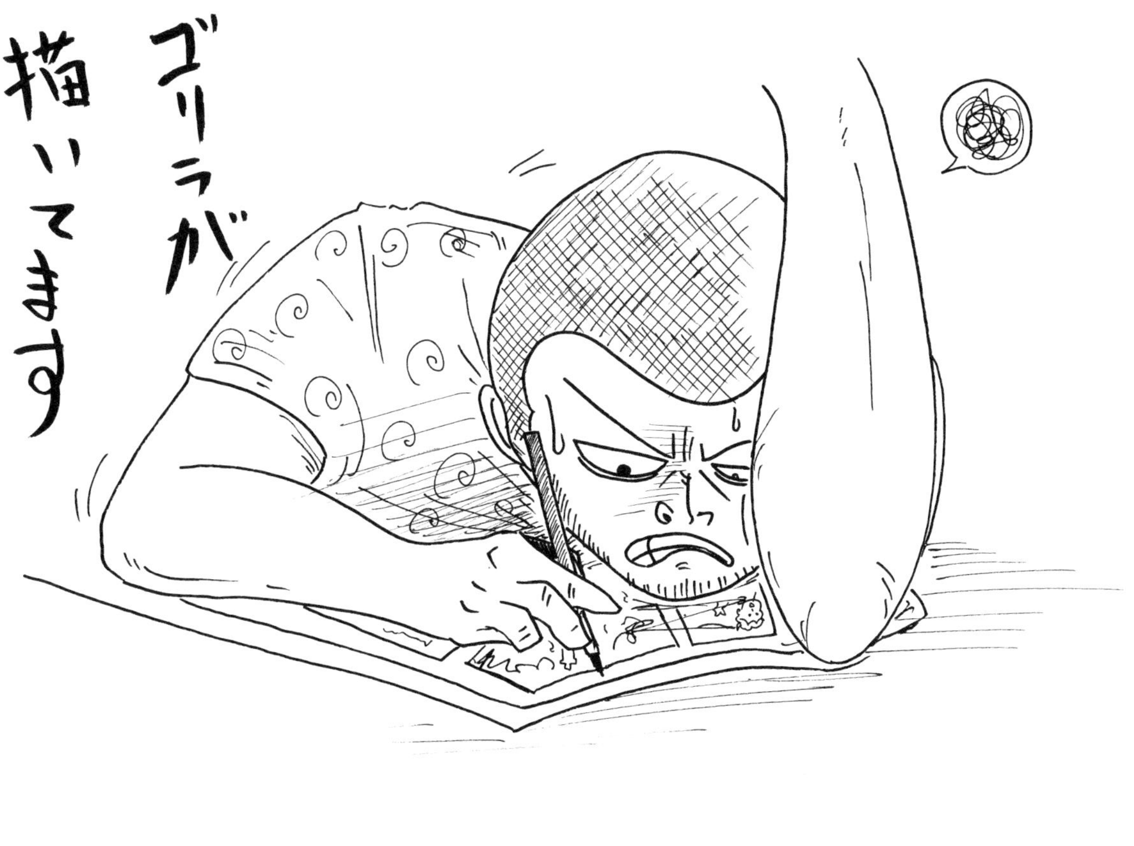

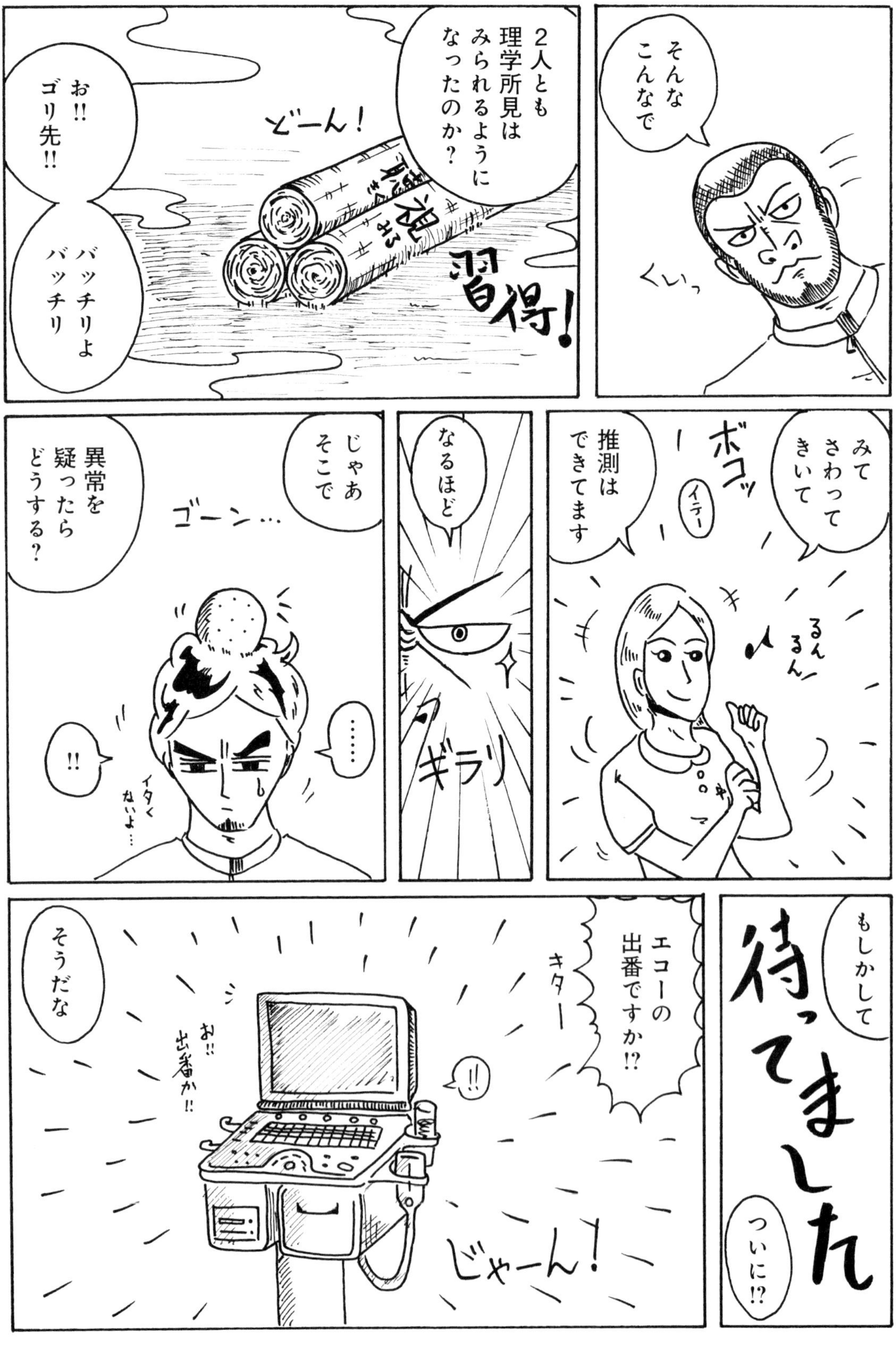
そんなこんなで
くいっ
2人とも理学所見はみられるようになったのか?
どーん!
習得!
お!! ゴリ先!!
バッチリよバッチリ
みてさわってきいて
推測はできてます
ボコッ
イテー
るんるん
なるほど
ギラリ
じゃあそこで
異常を疑ったらどうする?
ゴーン…
……
!!
イタくないよ…
もしかして
待ってました
ついに!?
エコーの出番ですか!?
キター
そうだな
!!
お!! 出番か!!
じゃーん!

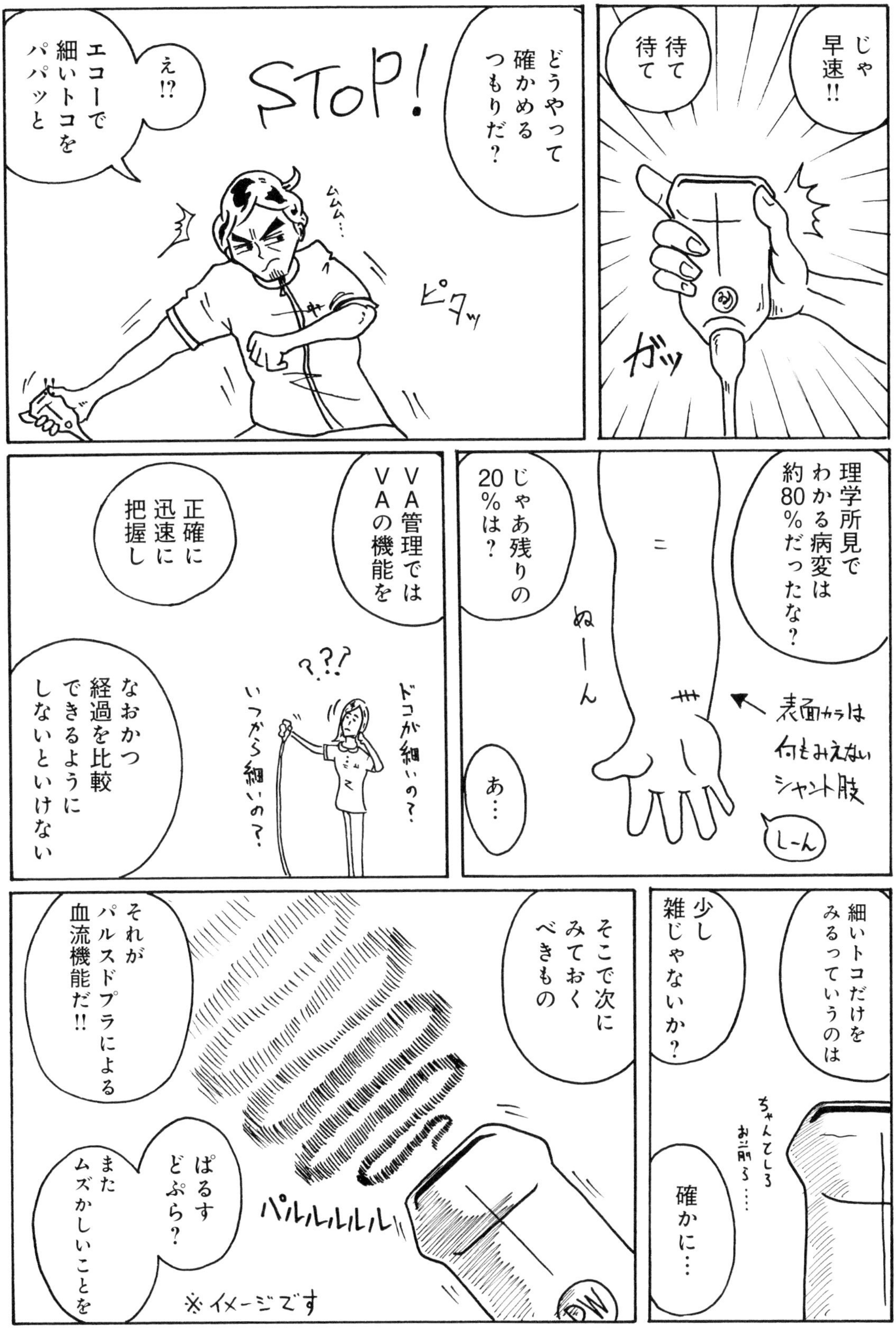

じゃ早速!!
待て待て
ガッ
どうやって確かめるつもりだ？
STOP!
ピクッ
ムム…
え!?
エコーで細いトコをパパッと
理学所見でわかる病変は約80%だったな？
じゃあ残りの20%は？
ぬーーん
表面からは何もみえないシャント肢
しーん
あ…
VA管理ではVAの機能を
正確に迅速に把握し
ドコが細いの？
いつから細いの？
なおかつ経過を比較できるようにしないといけない
細いトコだけをみるっていうのは
少し雑じゃないか？
ちゃんとしろお前ら……
確かに…
そこで次にみておくべきもの
それがパルスドプラによる血流機能だ!!
パルルルルルル
ぱるすどぷら？
またムズかしいことを
※イメージです

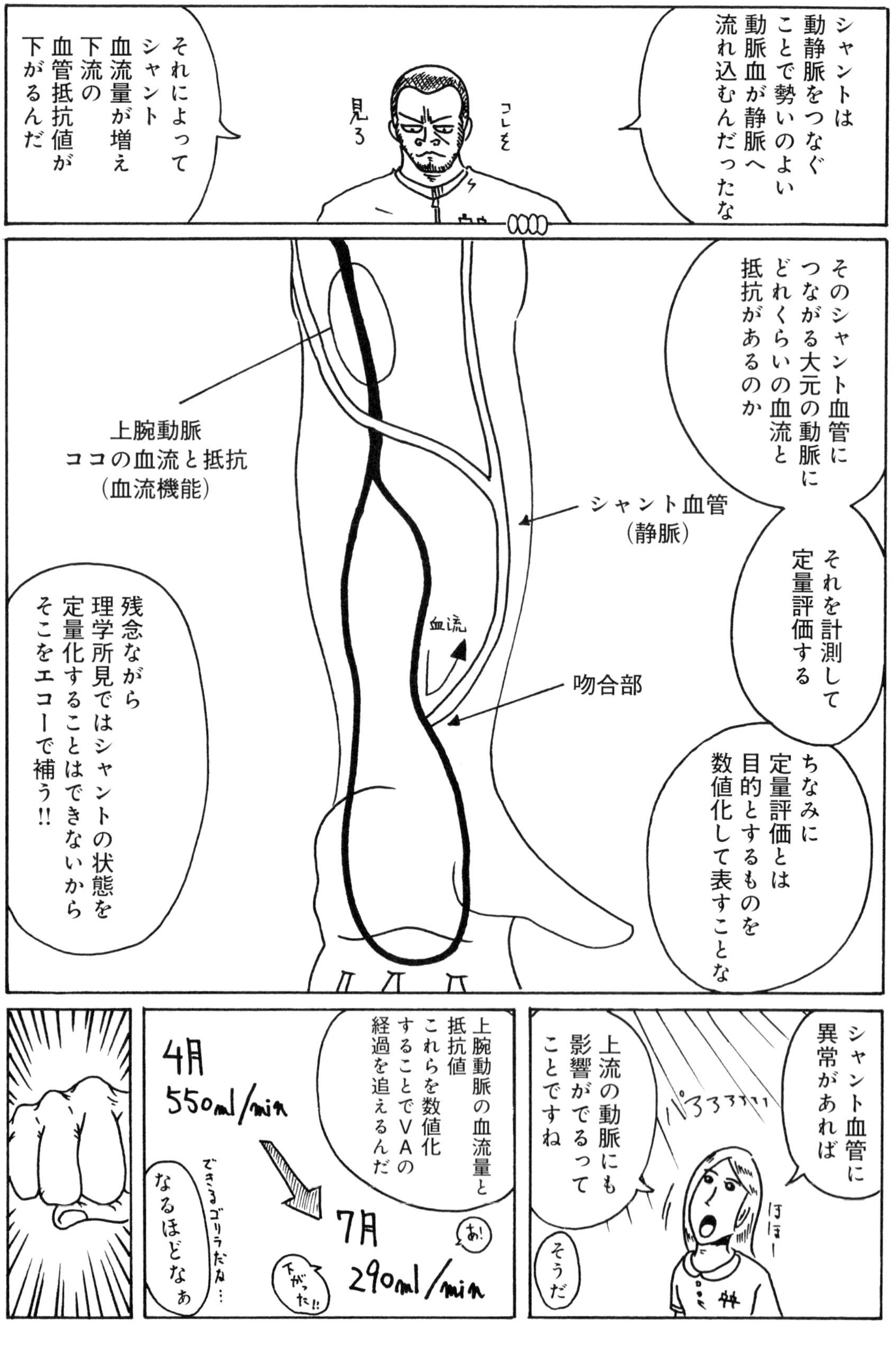

シャントは動静脈をつなぐことで勢いのよい動脈血が静脈へ流れ込むんだったな
コレを
見ろ
それによってシャント血流量が増え下流の血管抵抗値が下がるんだ
そのシャント血管につながる大元の動脈にどれくらいの血流と抵抗があるのか
それを計測して定量評価する
ちなみに定量評価とは目的とするものを数値化して表すことな
シャント血管（静脈）
吻合部
血流
上腕動脈
ココの血流と抵抗
（血流機能）
残念ながら理学所見ではシャントの状態を定量化することはできないからそこをエコーで補う!!
シャント血管に異常があれば
上流の動脈にも影響がでるってことですね
パろろろろｧｧ
ほほー
そうだ
上腕動脈の血流量と抵抗値これらを数値化することでVAの経過を追えるんだ
4月
550ml/min
7月
290ml/min
あ!
下がった!!
できるゴリラだな…
なるほどなぁ

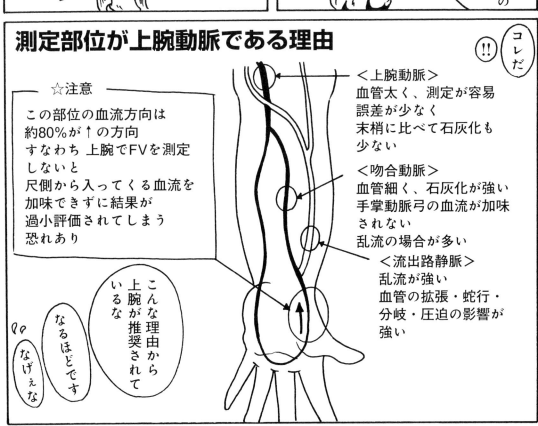

そしてコレがシャント血流機能の指標と基準値だ

おぼえてけよ!!

血流機能評価「指標と基準値」

●上腕動脈血流量 Flow Volume：FV
350～500ml/min以上
（1500ml/min以上は過血流の可能性あり）

●上腕動脈血管抵抗指数 Resistance Index：RI
0.65以下

※QB200ml/minの場合

お!! FVとRI

きいたことある!!

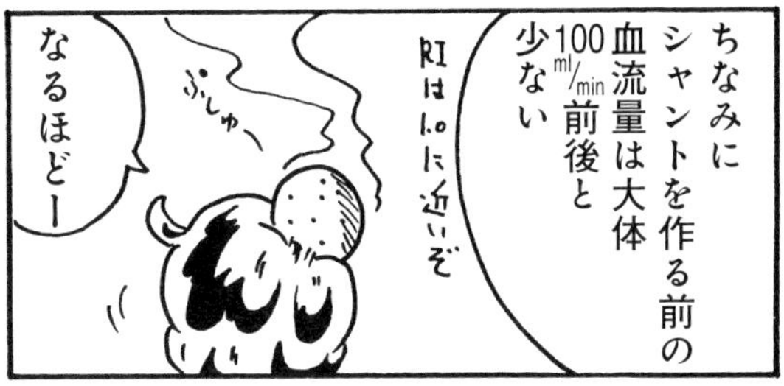
ちなみにシャントを作る前の血流量は大体100ml/min前後と少ない
RIは1.0に近いぞ
ぶしゅー
なるほどー

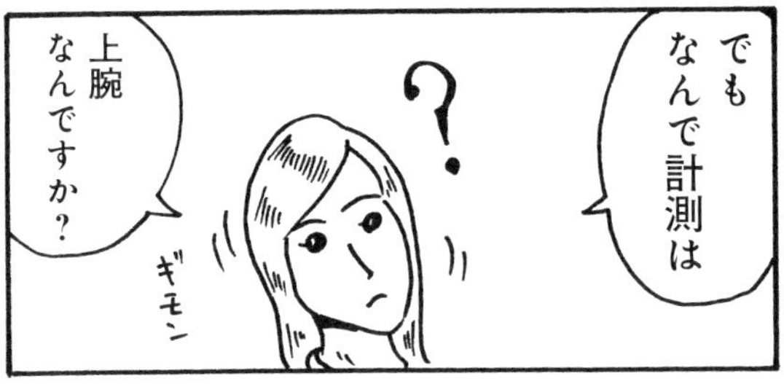
でもなんで計測は
上腕なんですか？
ギモン

測定部位が上腕動脈である理由

コレだ

!!

☆注意

この部位の血流方向は約80%が↑の方向
すなわち 上腕でFVを測定しないと
尺側から入ってくる血流を加味できずに結果が過小評価されてしまう恐れあり

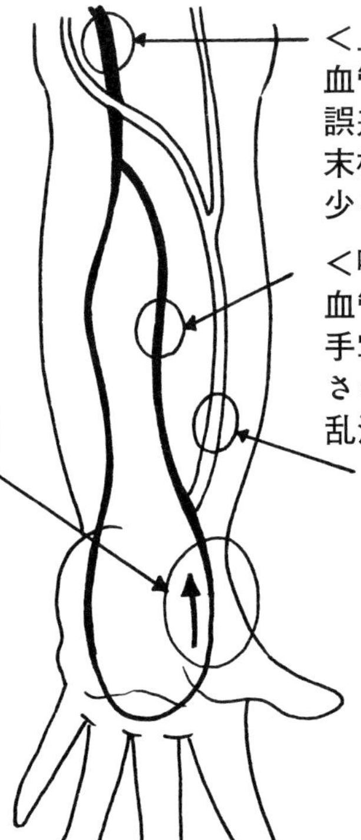

＜上腕動脈＞
血管太く、測定が容易
誤差が少なく
末梢に比べて石灰化も少ない

＜吻合動脈＞
血管細く、石灰化が強い
手掌動脈弓の血流が加味されない
乱流の場合が多い

＜流出路静脈＞
乱流が強い
血管の拡張・蛇行・分岐・圧迫の影響が強い

こんな理由から上腕が推奨されているな

なるほどです

なげぇな

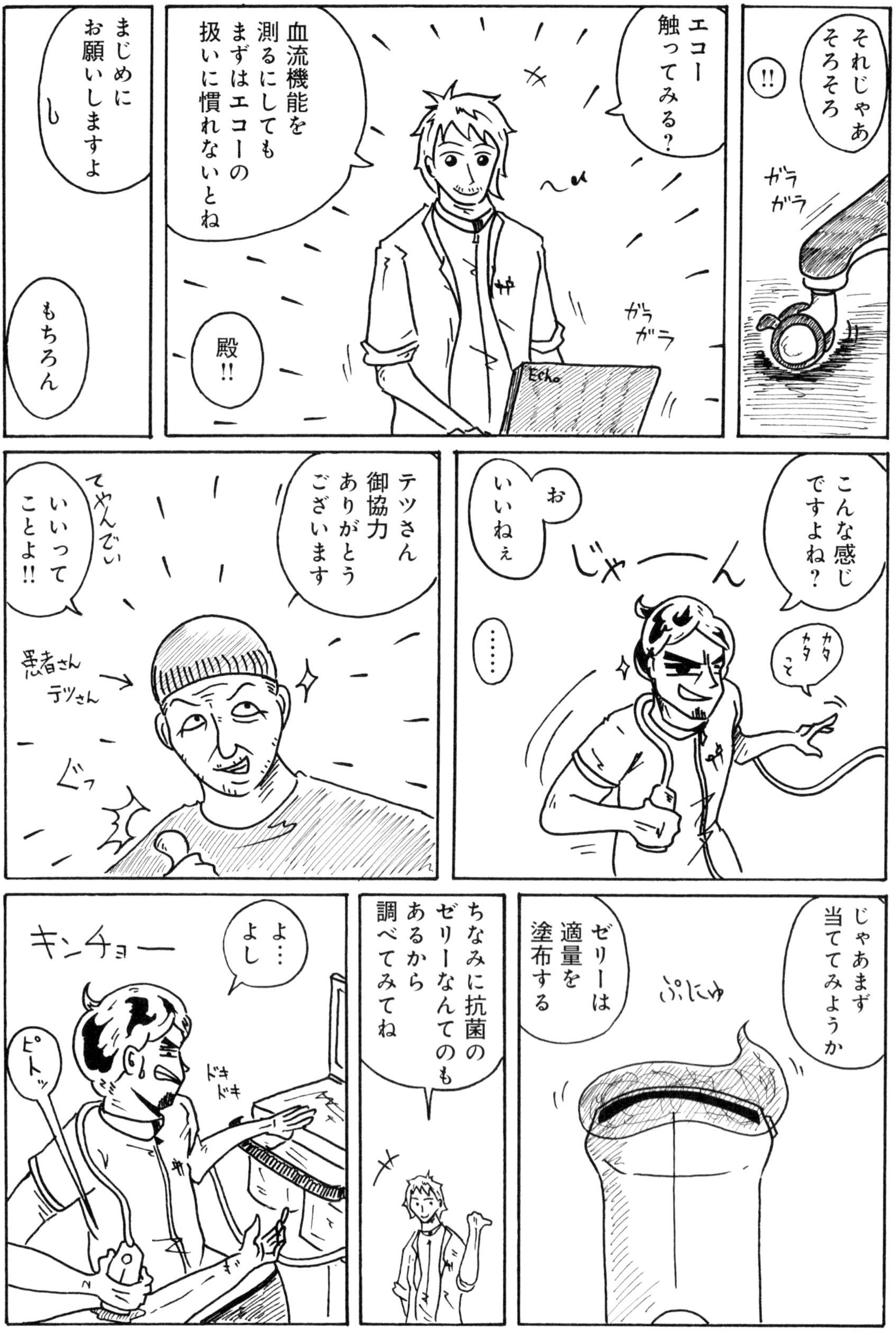
それじゃあ
そろそろ
!!
ガラガラ
エコー
触ってみる?
血流機能を
測るにしても
まずはエコーの
扱いに慣れないとね
殿!!
ガラガラ
Echo
まじめに
お願いしますよ
もちろん
こんな感じ
ですよね?
じゃーん
お
いいねぇ
カタカタ
……
テツさん
御協力
ありがとう
ございます
てやんでぃ
いいって
ことよ!!
患者さん
テツさん
ぐっ
じゃあまず
当ててみようか
ゼリーは
適量を
塗布する
ぷにゅ
ちなみに抗菌の
ゼリーなんてのも
あるから
調べてみてね
キンチョー
よ…
よし
ピトッ
ドキドキ

お!!
うつった!!
何がうつっているかわかるかな？
?
えっ!!
いや…えーと
ボヤーン
今みえているのは短軸断層像といってね
短軸?
何?
血管を横に切った画だね
スパンッ
短軸断層像
イメージ
!!
黒い丸くみえるのが血管!!
なるほど
輪切りみたいなイメージですね
でも2つありますよ？
これは動脈と静脈
ぐいっとプローブを押しこんでごらん
ぬーん
ぐいっ
くにゅ
!!
あ!! 片方消えた
!

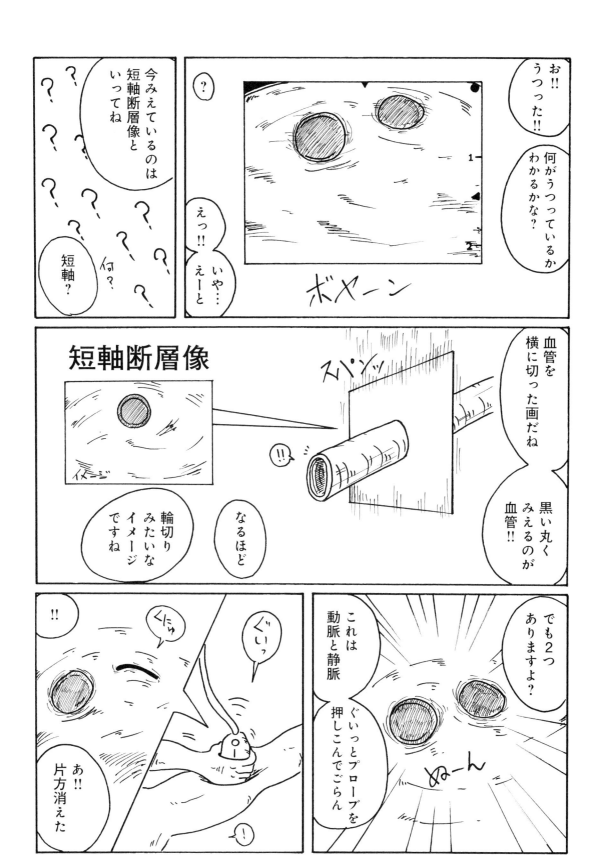

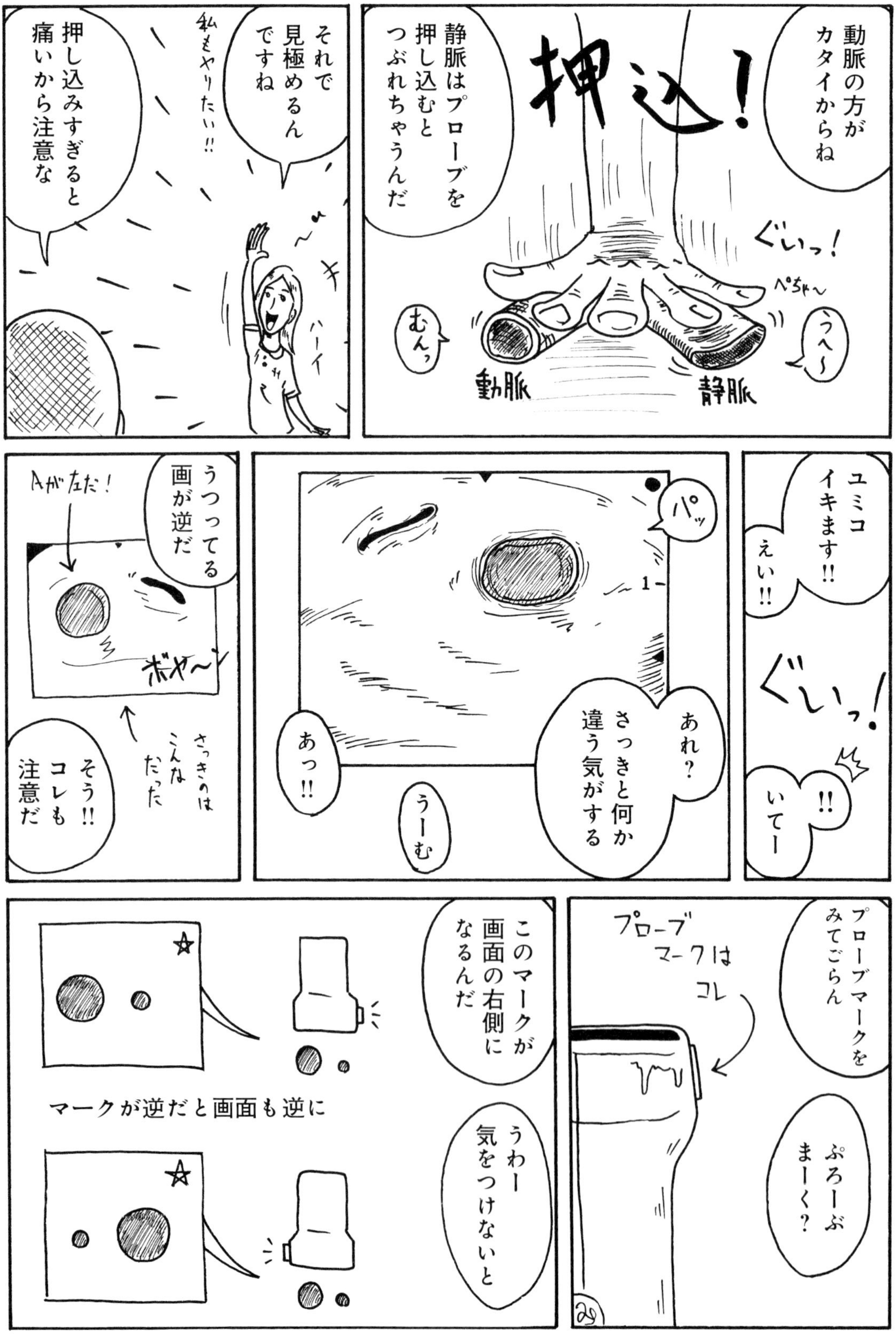
動脈の方がカタイからね
静脈はプローブを押し込むとつぶれちゃうんだ
押込!
ぐいっ!
ぺちゃ~
うへ~
むんっ
動脈
静脈
それで見極めるんですね
私もやりたい!!
ハーイ
押し込みすぎると痛いから注意な
ユミコイキます!!
えい!!
ぐいっ!
!!
いてー
パッ
あれ?さっきと何か違う気がする
あっ!!
うーむ
うつってる画が逆だ
Aが左だ!
ボヤ~
さっきのはこんなだった
そう!!コレも注意だ
プローブマークをみてごらん
プローブマークはコレ
ぷろーぶまーく?
このマークが画面の右側になるんだ
マークが逆だと画面も逆に
うわー気をつけないと

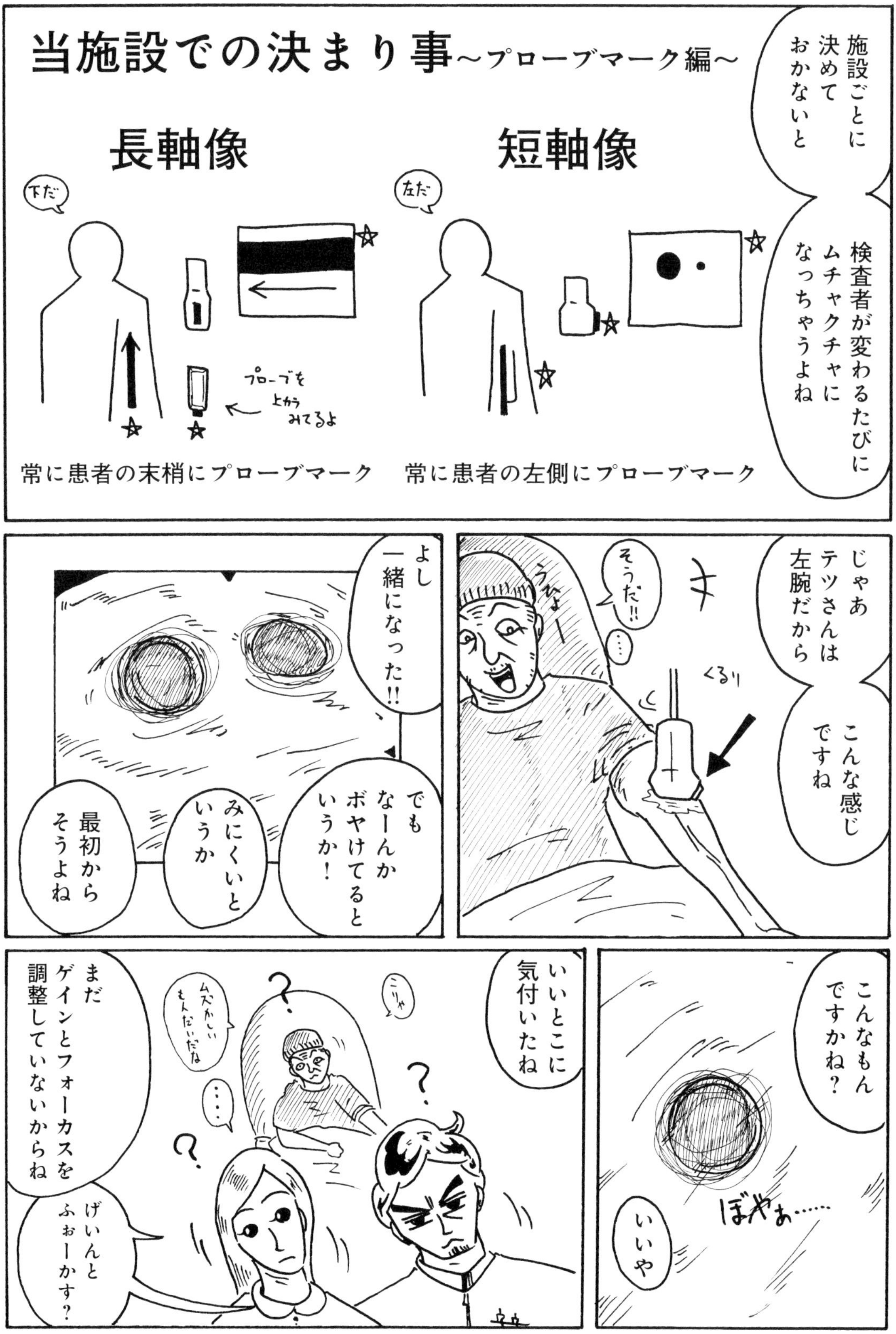
当施設での決まり事～プローブマーク編～
施設ごとに決めておかないと
検査者が変わるたびにムチャクチャになっちゃうよね
長軸像
下だ
プローブを上から見てるよ
常に患者の末梢にプローブマーク
短軸像
左だ
常に患者の左側にプローブマーク
じゃあテツさんは左腕だから
こんな感じですね
そうだ!!
うひょー
……
くるり
よし一緒になった!!
でもなーんかボヤけてるというか!
みにくいというか
最初からそうよね
こんなもんですかね？
いいや
ぼやぁ……
いいとこに気付いたね
まだゲインとフォーカスを調整していないからね
げいんとふぉーかす？
こりゃ
ムズかしいもんだいだな
……

要するに

●ゲイン
…反射信号の強さによる断層像の輝度の調整

●フォーカス
…描出したい血管の深度は部位によって違うため、調整が必要

エコー検査をする時にとても重要なことだよ

なるほど…

ワカンナイ…

ゲイン（輝度） → 明るさ

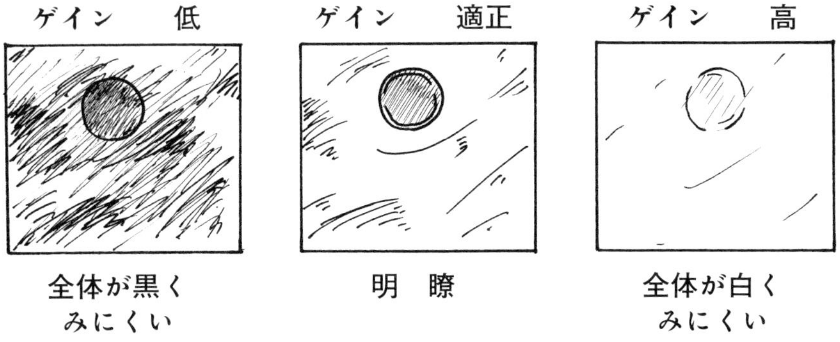

ゲイン　低
ゲイン　適正
ゲイン　高
全体が黒くみにくい
明瞭
全体が白くみにくい

明るさとピントだね

この2つを調整することで明瞭な画が撮れるのさ

フォーカス（焦点） → ピント

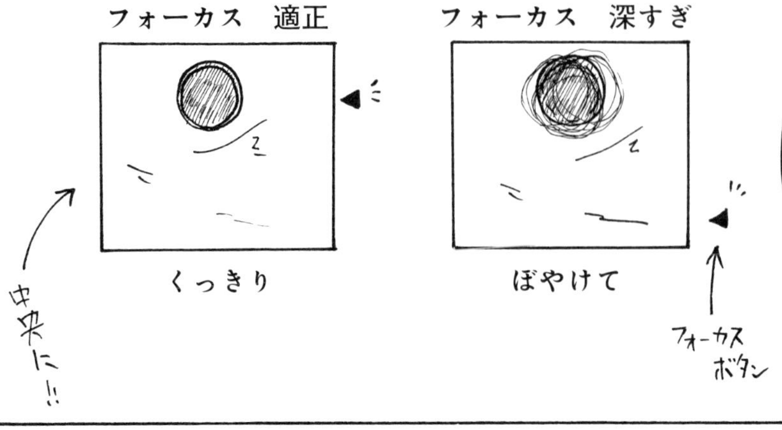

フォーカス　適正
フォーカス　深すぎ
くっきり
ぼやけて
中央に!!
フォーカスボタン

後は目標とする血管を画面の中央にもってくること
画面の中央が最もキレイにうつるようになってるからね

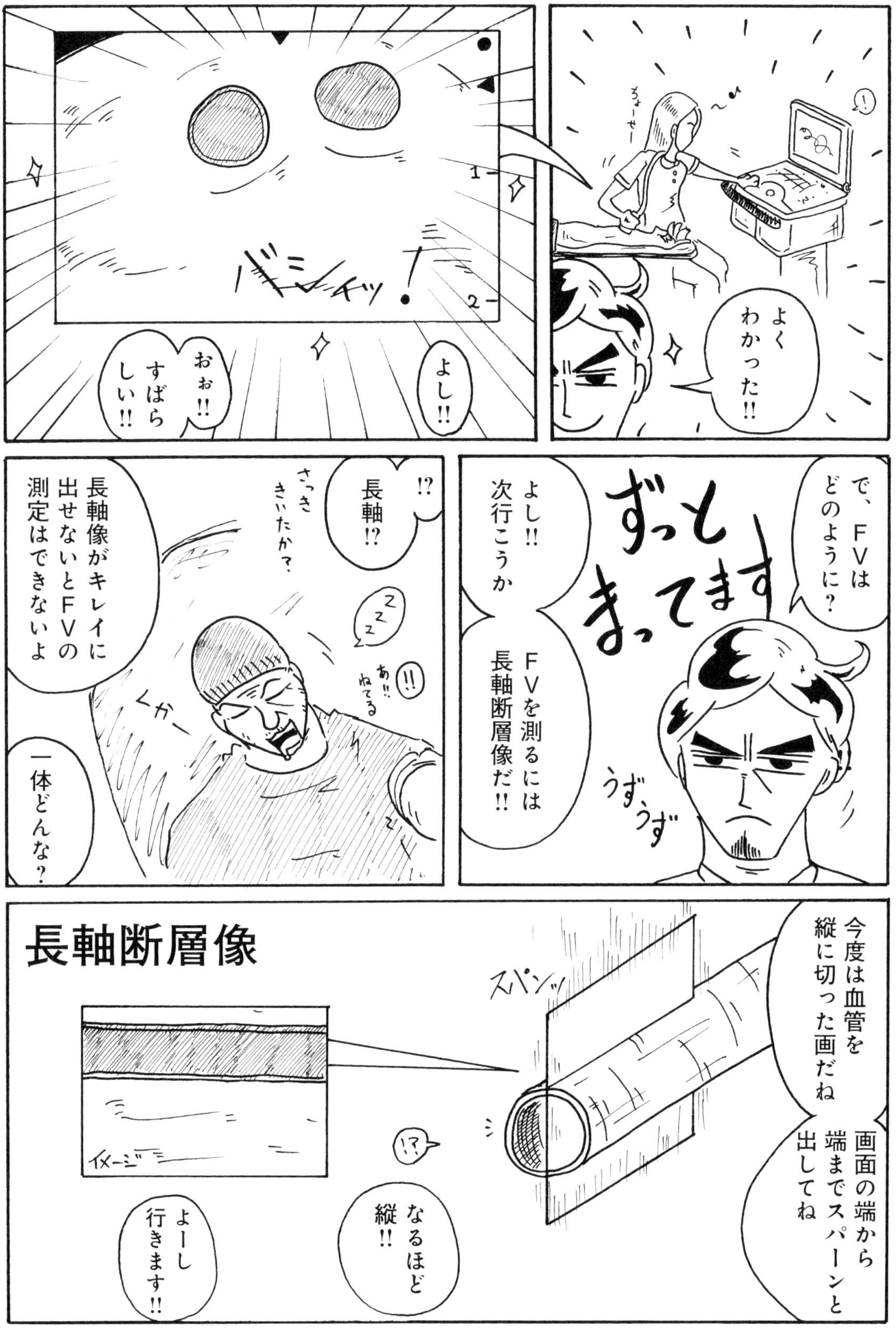
ちょーせー
～♪
!
よく わかった!!
よし!!
おぉ!! すばらしい!!
で、FVはどのように？
ずっと まってます
よし!! 次行こうか
FVを測るには長軸断層像だ!!
うずうず
!? 長軸!?
さっき きいたか？
ZZZ
!!
あ!! ねてる
くかー
長軸像がキレイに出せないとFVの測定はできないよ
一体どんな？
長軸断層像
今度は血管を縦に切った画だね
画面の端から端までスパーンと出してね
スパンッ
!?
なるほど 縦!!
よーし 行きます!!
イメージ

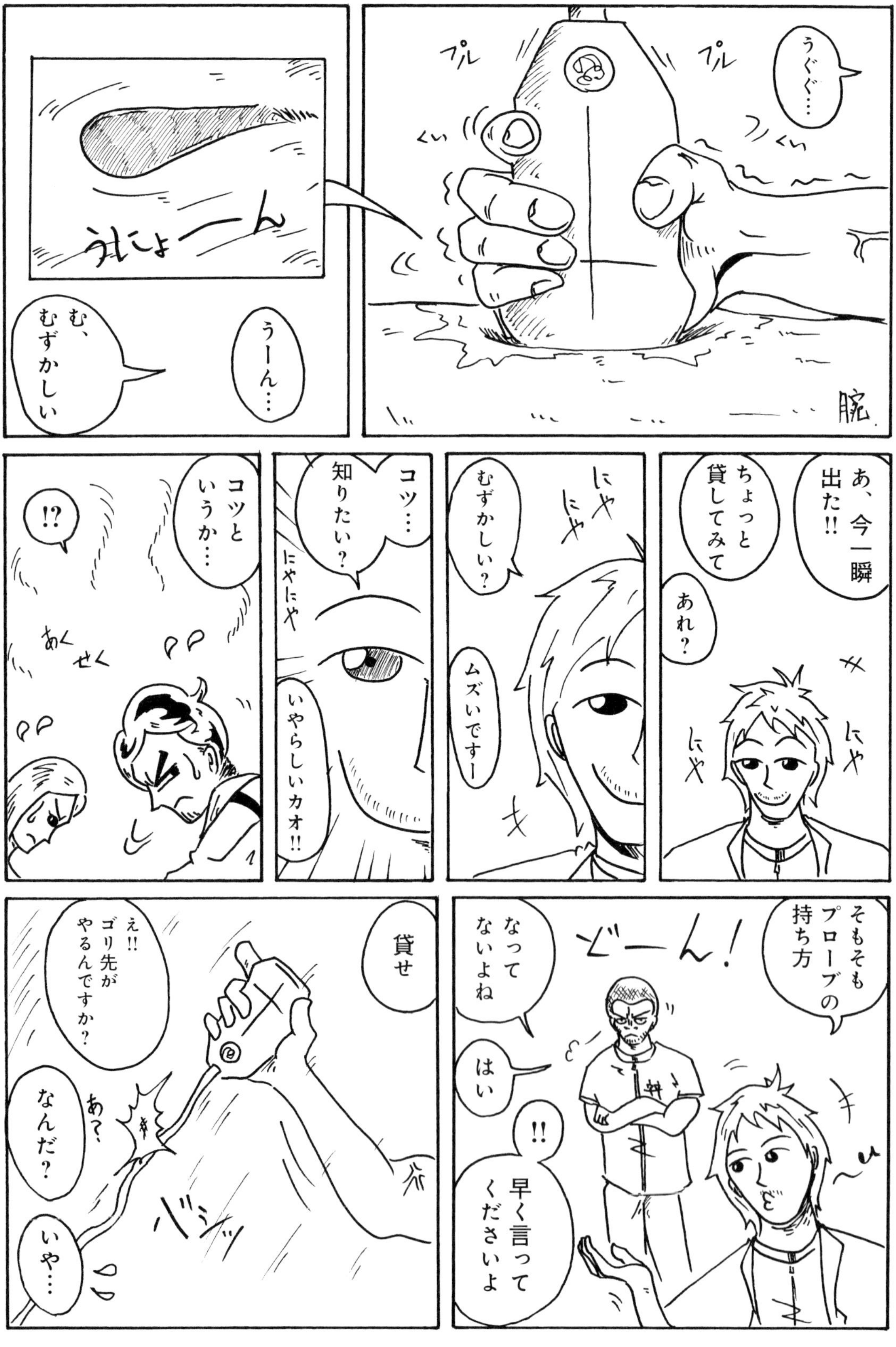

うぐぐ…
プル
プル
くい
くい
腕
うにょーん
うーん…
む、むずかしい
あ、今一瞬出た!!
ちょっと貸してみて
あれ?
ニヤ
ニヤ
にや
にや
むずかしい?
ムズいですー
コツ…
知りたい?
にやにや
いやらしいカオ!!
コツというか…
!?
あくせく
そもそもプローブの持ち方
どーん!
なってないよね
はい
!!
早く言ってくださいよ
貸せ
え!! ゴリ先がやるんですか?
あ?
なんだ?
バシッ
いや…

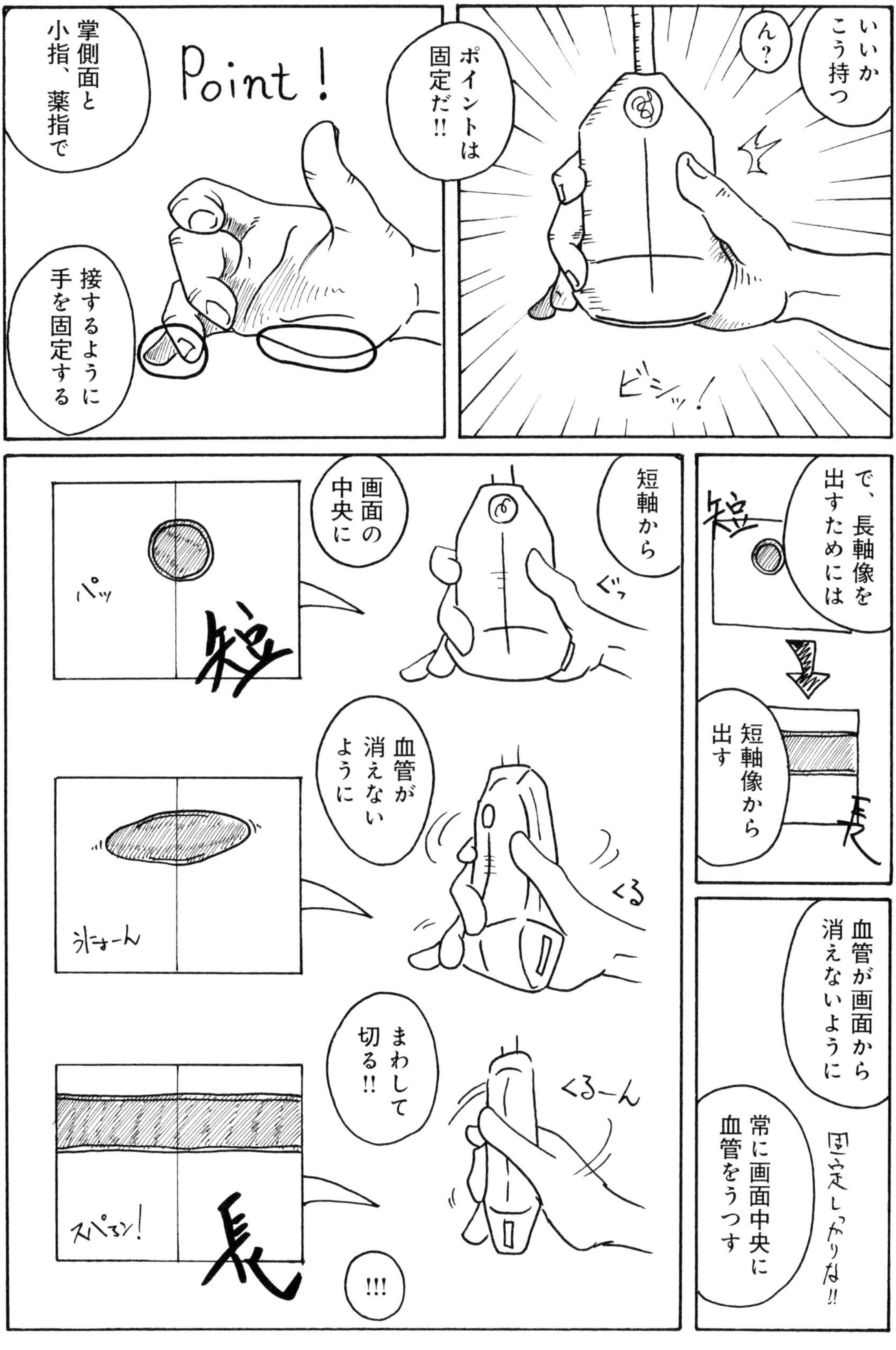

いいか こう持つ
ん?
ビシッ!
ポイントは固定だ!!
Point!
掌側面と小指、薬指で
接するように手を固定する
で、長軸像を出すためには
短
短軸像から出す
長
短軸から
ぐっ
画面の中央に
パッ
短
血管が消えないように
くる
うにょーん
まわして切る!!
くるーん
スパるン!
長
!!!
血管が画面から消えないように
常に画面中央に血管をうつす
固定しっかりな!!

やるなぁ!!
ゴリラ!!
器用なゴリラ♪
やんや
やんや
ゴスッ!
!?
最初はゆっくりでいいから、とにかく画面から消えないように血管をうつすことに注意してやってみ
ちーん…
山田
ピュー
あー
はい!!
こんな感じでどうでしょう?
ボヤ〜……
んー
これじゃあまだまだだな
くそー
では私が
ムクリ
スパ〜〜〜ン!
!!
うまい…
おぉ…
意外な才能…
ふふん
ぬーん
うぐぐ…
ユミコ
出せるようになったらここもしっかり確認だ
●短軸と長軸　同じ径か?
●キレイに内膜もうつっているか?
ガンバりますぅ!!
これでカンペキ

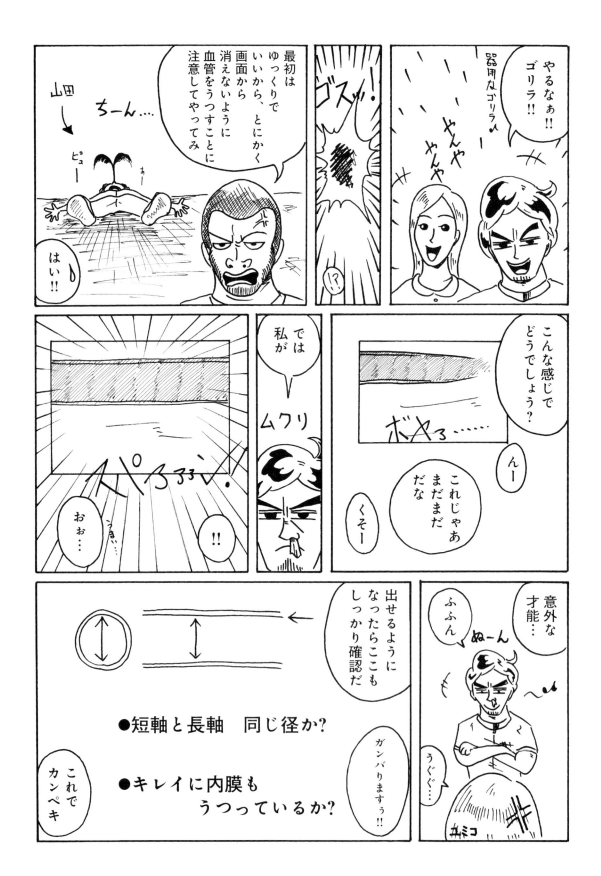

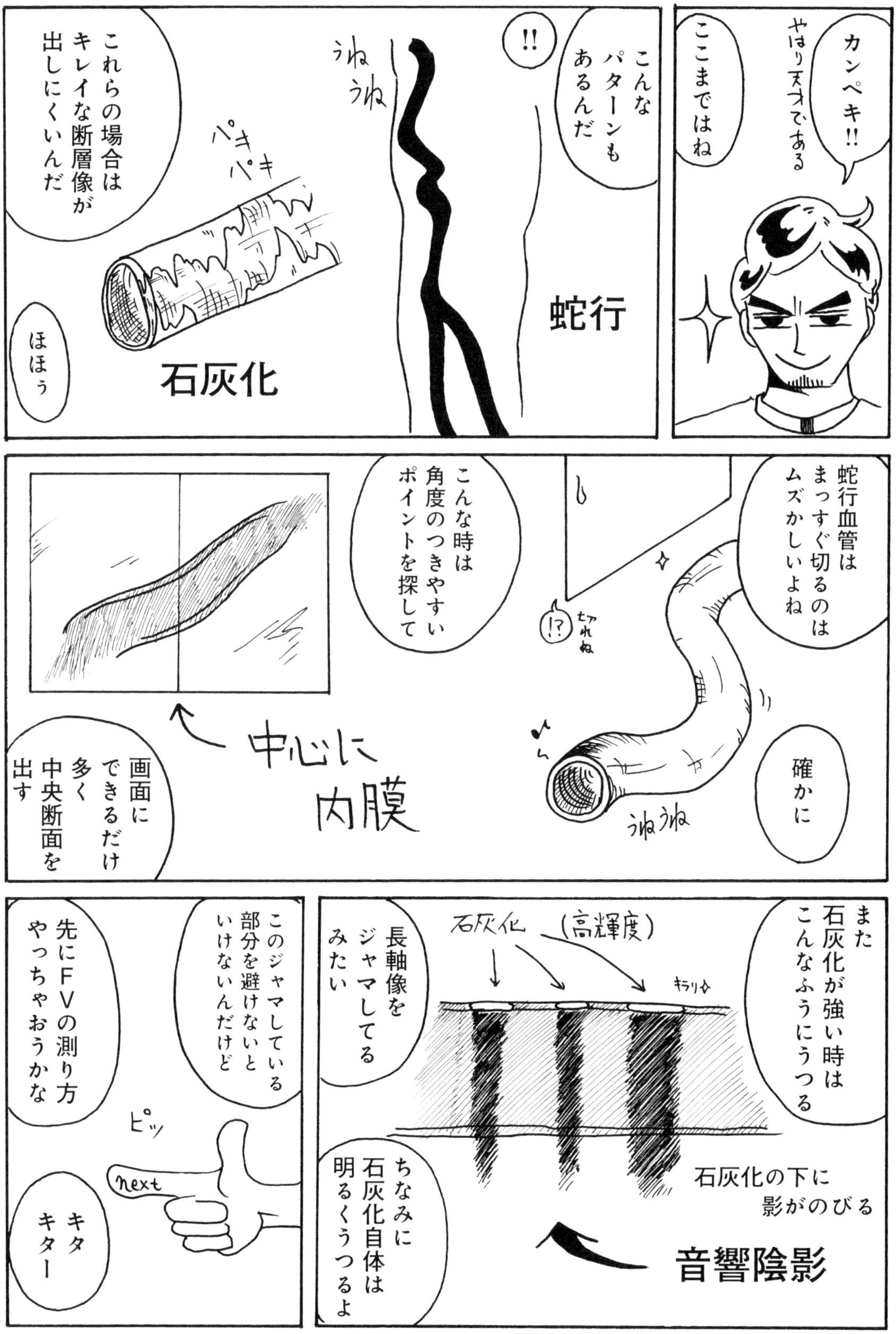
カンペキ!!
やはり天才である
ここまではね
こんなパターンもあるんだ
!!
うねうね
蛇行
これらの場合はキレイな断層像が出しにくいんだ
パキパキ
石灰化
ほほぅ
蛇行血管はまっすぐ切るのはムズかしいよね
!?
確かに
うねうね
こんな時は角度のつきやすいポイントを探して
中心に内膜
画面にできるだけ多く中央断面を出す
また石灰化が強い時はこんなふうにうつる
石灰化
(高輝度)
キラリ
長軸像をジャマしてるみたい
石灰化の下に影がのびる
音響陰影
ちなみに石灰化自体は明るくうつるよ
このジャマしている部分を避けないといけないんだけど
先にFVの測り方やっちゃおうかな
ピッ
next
キタキター

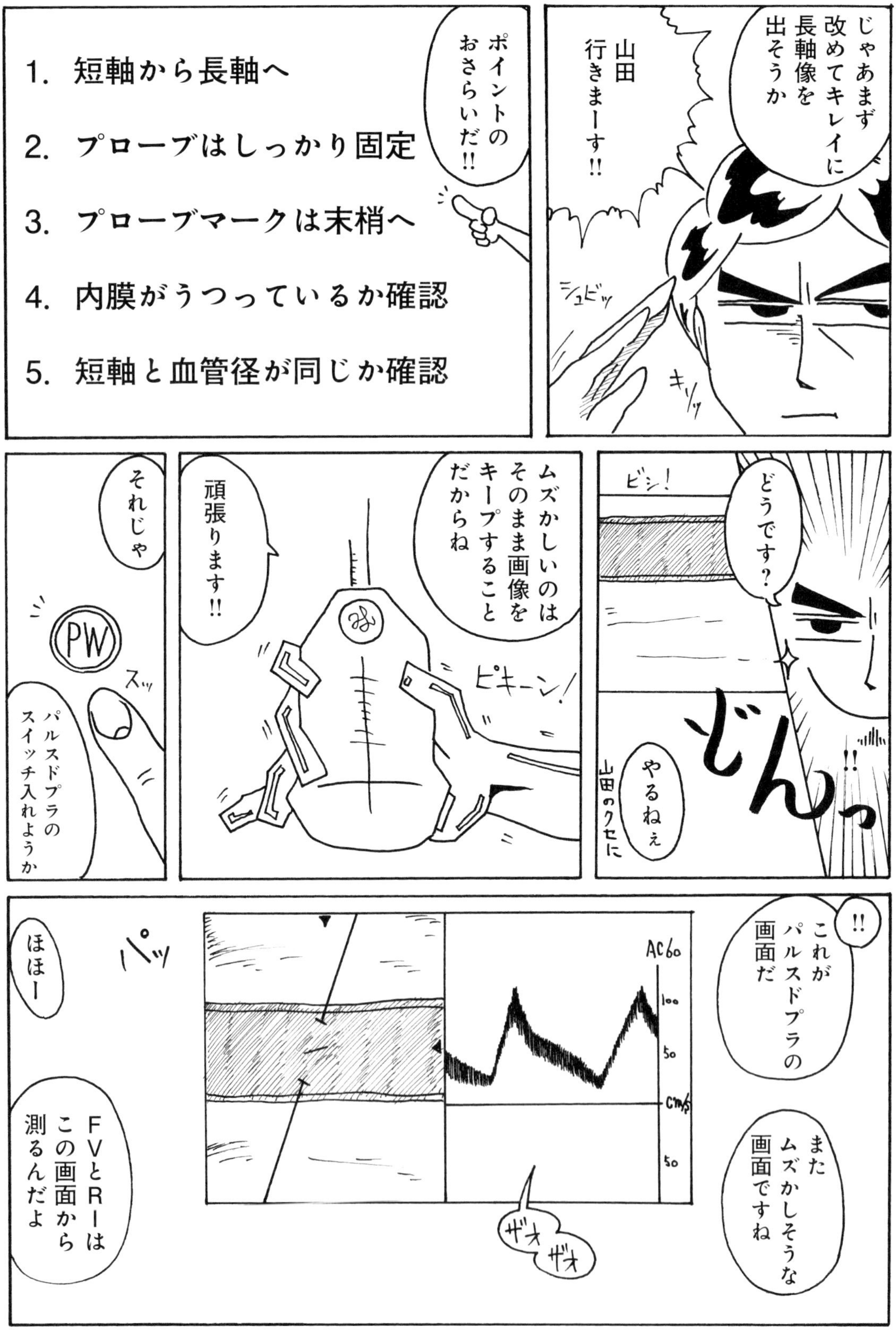
じゃあまず改めてキレイに長軸像を出そうか
山田行きまーす!!
シュビッ
キリッ
ポイントのおさらいだ!!
1. 短軸から長軸へ
2. プローブはしっかり固定
3. プローブマークは末梢へ
4. 内膜がうつっているか確認
5. 短軸と血管径が同じか確認
ビシ!
どうです?
じんっ
!!
やるねぇ
山田のクセに
ムズかしいのはそのまま画像をキープすることだからね
頑張ります!!
ピキーン!
それじゃ
PW
スッ
パルスドプラのスイッチ入れようか
!!
これがパルスドプラの画面だ
またムズかしそうな画面ですね
AC60
100
50
cm/s
50
ザオ
ザオ
パッ
ほほー
FVとRIはこの画面から測るんだよ

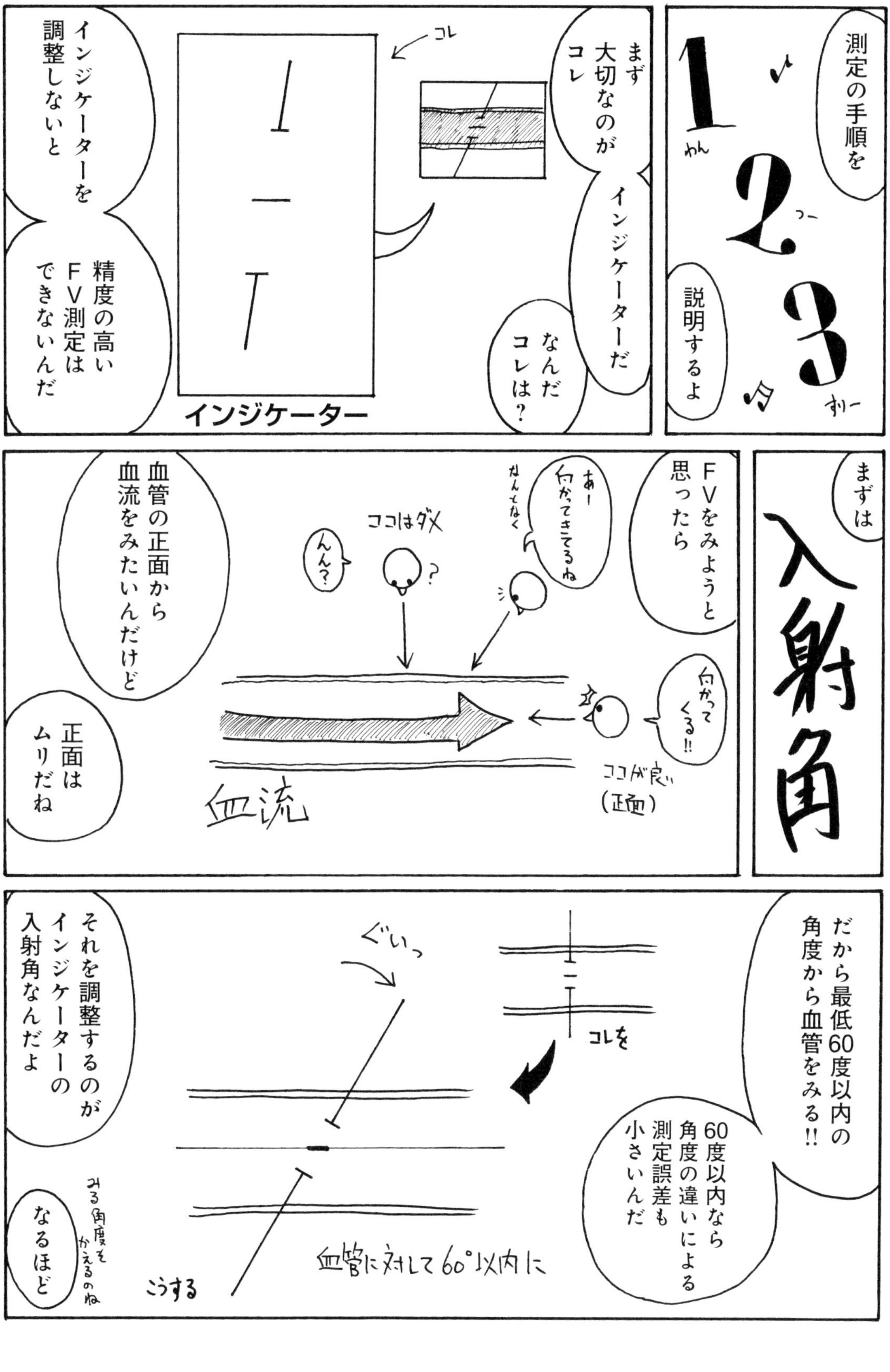

測定の手順を
1 わん
2 つー
3 すりー
説明するよ
まず大切なのがコレ
インジケーターだ
なんだコレは？
コレ
インジケーター
インジケーターを調整しないと
精度の高いＦＶ測定はできないんだ
まずは
入射角
ＦＶをみようと思ったら
あー向かってきてるね
なんとなく
ココはダメ
んん？
向かってくる!!
ココが良い（正面）
血管の正面から血流をみたいんだけど
正面はムリだね
血流
だから最低60度以内の角度から血管をみる!!
60度以内なら角度の違いによる測定誤差も小さいんだ
コレを
ぐいっ
血管に対して60°以内に
こうする
それを調整するのがインジケーターの入射角なんだよ
なるほど
みる角度をかえるのね

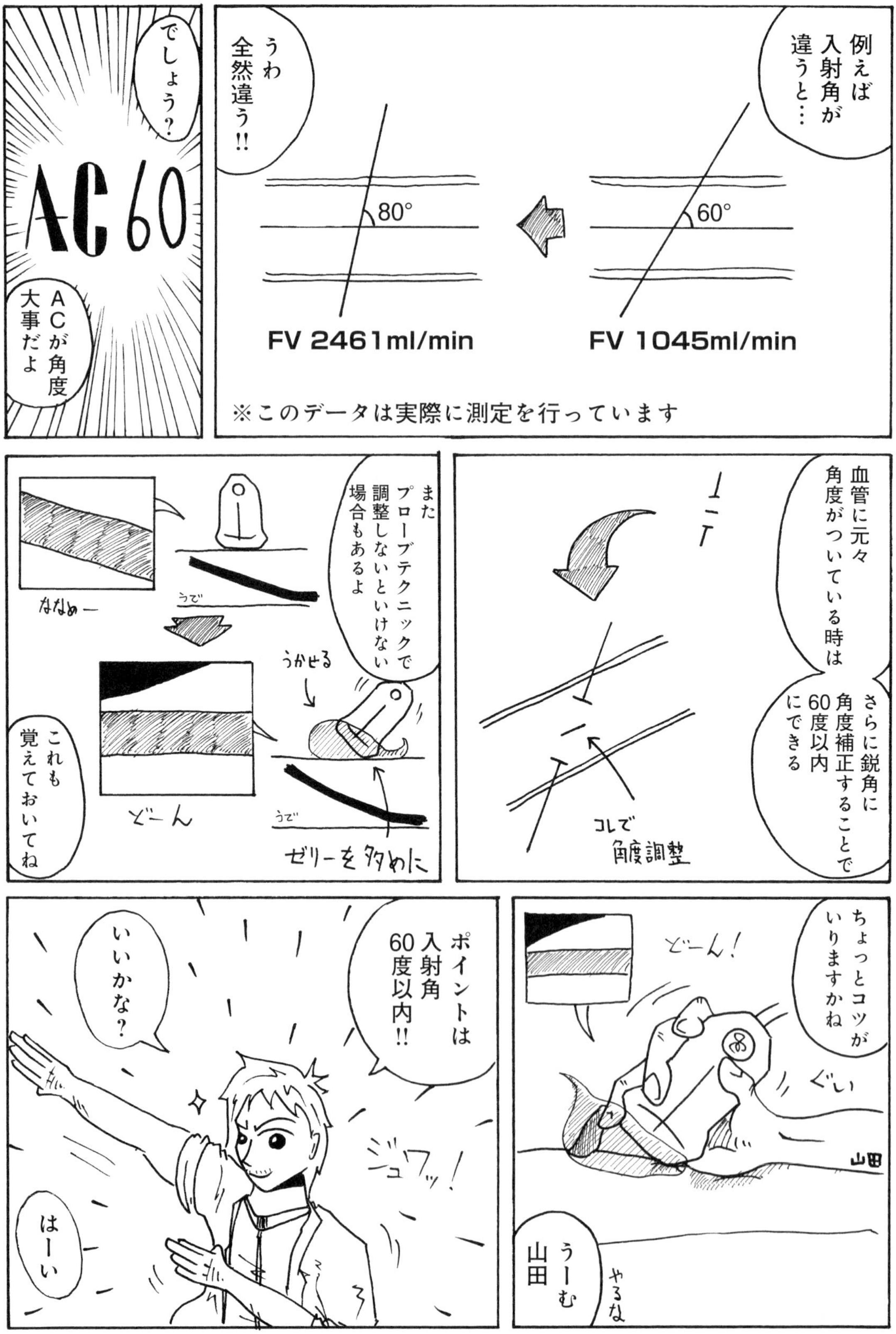
例えば入射角が違うと…
80°
60°
FV 2461ml/min
FV 1045ml/min
うわ全然違う!!
※このデータは実際に測定を行っています
ACが角度大事だよ
AC60
でしょう?
血管に元々角度がついている時は
さらに鋭角に角度補正することで60度以内にできる
コレで角度調整
またプローブテクニックで調整しないといけない場合もあるよ
ななめー
うで
うかせる
ゼリーを多めに
どーん
これも覚えておいてね
ちょっとコツがいりますかね
どーん!
ぐい
山田
うーむ山田
やるな
ポイントは入射角60度以内!!
いいかな?
ジュワッ!
はーい

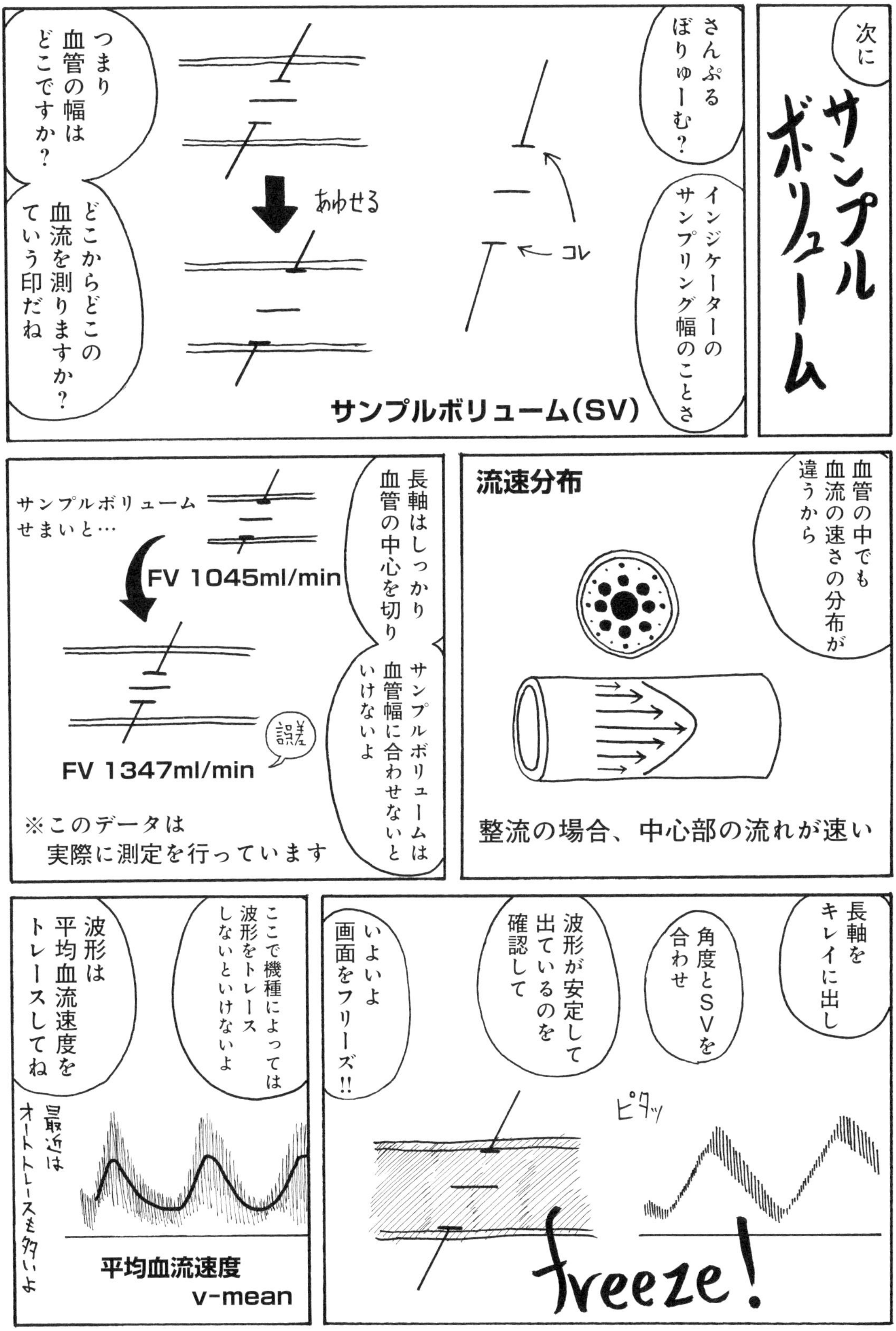

次に
サンプルボリューム
さんぷるぼりゅーむ？
インジケーターのサンプリング幅のことさ
コレ
あわせる
つまり血管の幅はどこですか？
どこからどこの血流を測りますか？ていう印だね
サンプルボリューム(SV)
血管の中でも血流の速さの分布が違うから
流速分布
整流の場合、中心部の流れが速い
長軸はしっかり血管の中心を切り
サンプルボリュームは血管幅に合わせないといけないよ
サンプルボリュームせまいと…
FV 1045ml/min
FV 1347ml/min
誤差
※このデータは実際に測定を行っています
長軸をキレイに出し
角度とSVを合わせ
波形が安定して出ているのを確認して
いよいよ画面をフリーズ!!
ピタッ
freeze!
ここで機種によっては波形をトレースしないといけないよ
波形は平均血流速度をトレースしてね
最近はオートトレースも多いよ
平均血流速度
v-mean

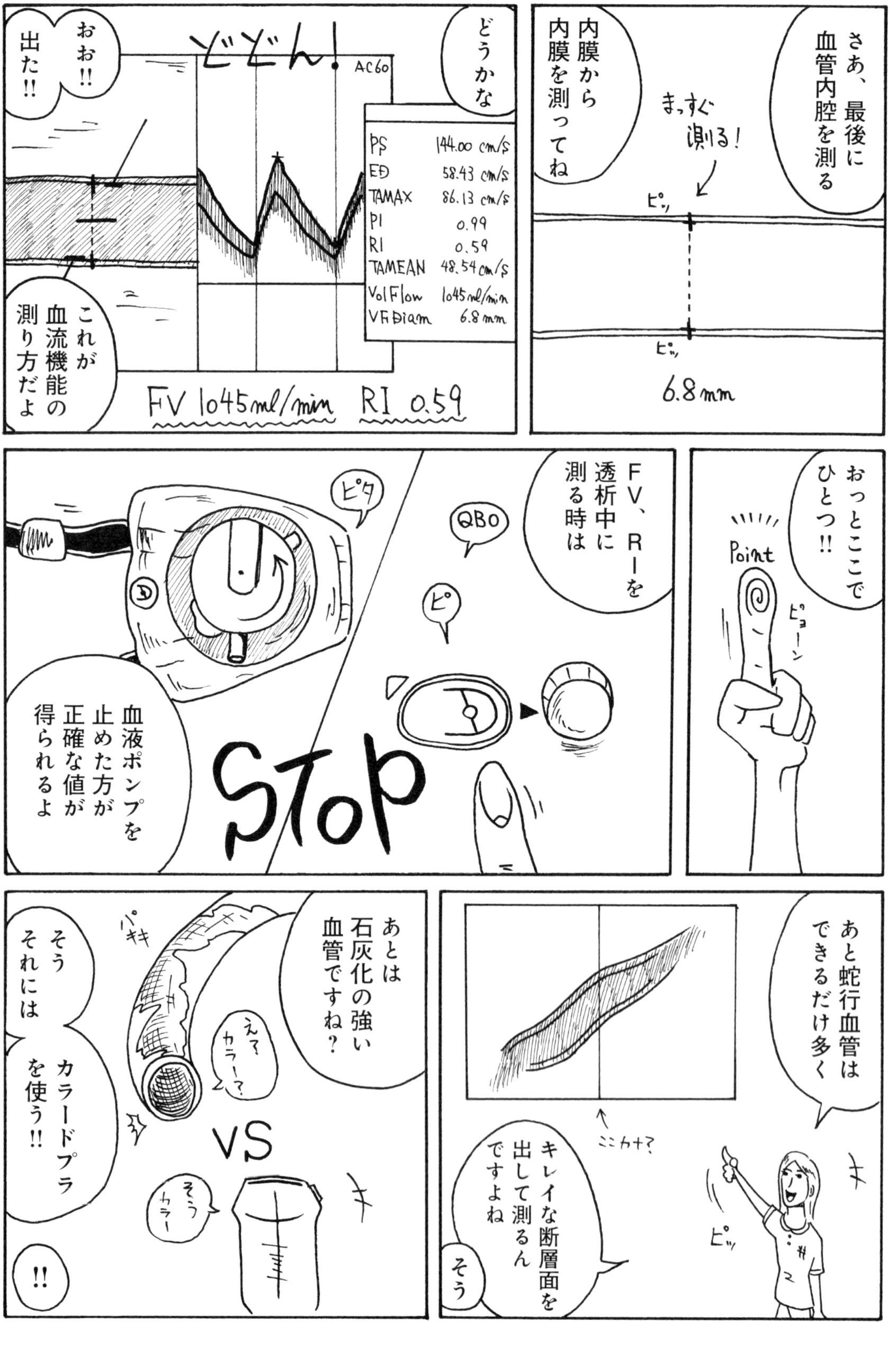
さあ、最後に血管内腔を測る
内膜から内膜を測ってね
まっすぐ測る！
ピッ
ピッ
6.8mm
どうかな
どどん！
AC60
PS 144.00 cm/s
ED 58.43 cm/s
TAMAX 86.13 cm/s
PI 0.99
RI 0.59
TAMEAN 48.54 cm/s
VolFlow 1045ml/min
VFDiam 6.8mm
おお!! 出た!!
これが血流機能の測り方だよ
FV 1045ml/min RI 0.59
おっとここでひとつ!!
Point
ピョーン
FV、RIを透析中に測る時は
QBO
ピタ
ピ
STOP
血液ポンプを止めた方が正確な値が得られるよ
あと蛇行血管はできるだけ多く
ここかナ？
キレイな断層面を出して測るんですよね
キ
ピッ
そう
あとは石灰化の強い血管ですね？
パキキ
えっ？カラー？
そうそれには
カラードプラを使う!!
VS
そうカラー
キ
!!

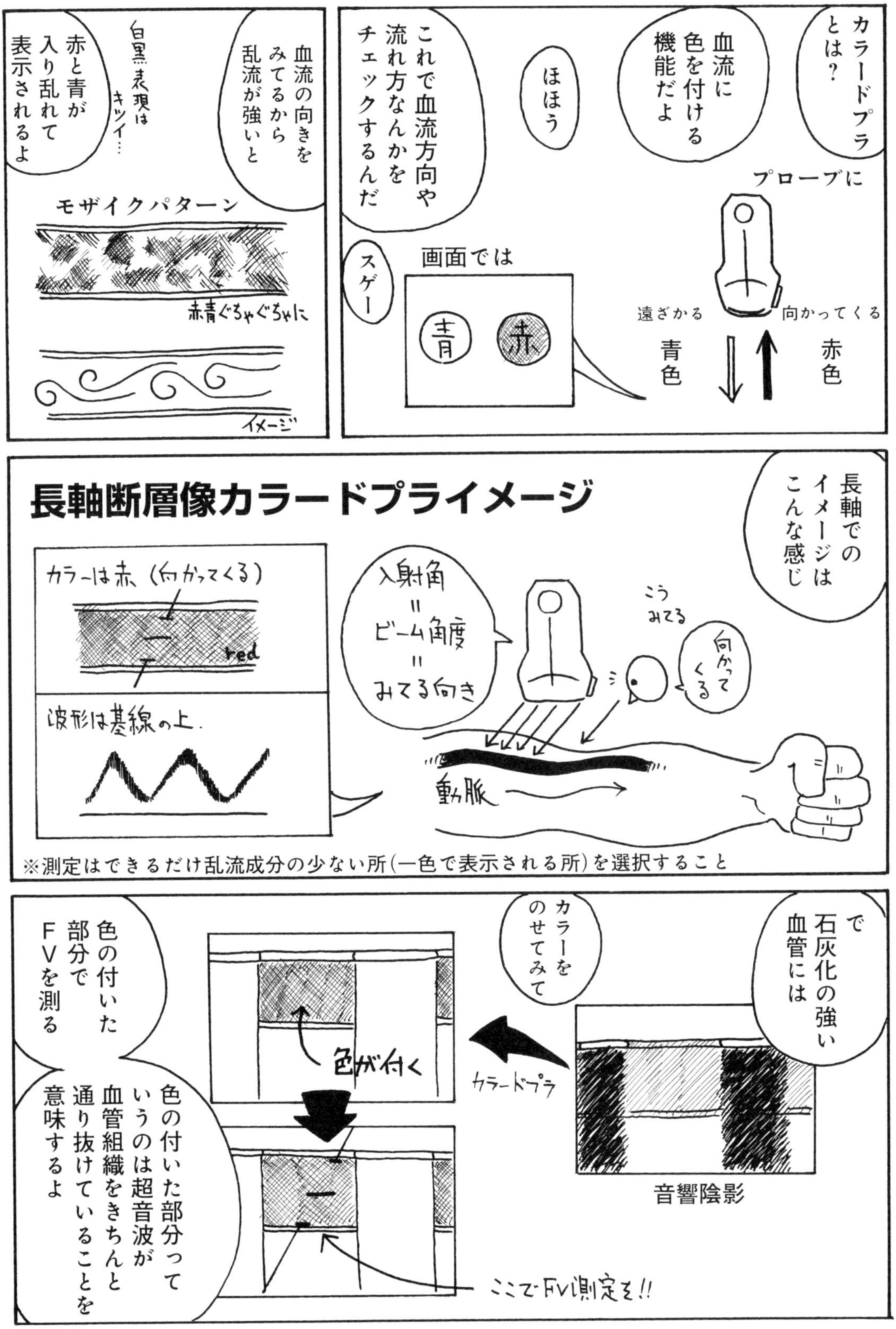

カラードプラとは？
血流に色を付ける機能だよ
ほほう
これで血流方向や流れ方なんかをチェックするんだ
スゲー
プローブに
遠ざかる
向かってくる
青色
赤色
画面では
青
赤
血流の向きをみてるから乱流が強いと
赤と青が入り乱れて表示されるよ
白黒表現はキツイ…
モザイクパターン
赤青ぐちゃぐちゃに
イメージ
長軸断層像カラードプライメージ
長軸でのイメージはこんな感じ
こうみてる
向かってくる
入射角 = ビーム角度 = みてる向き
カラーは赤（向かってくる）
red
波形は基線の上.
動脈
※測定はできるだけ乱流成分の少ない所（一色で表示される所）を選択すること
で石灰化の強い血管には
カラーをのせてみて
音響陰影
カラードプラ
色が付く
色の付いた部分でFVを測る
色の付いた部分っていうのは超音波が血管組織をきちんと通り抜けていることを意味するよ
ここでFV測定を!!

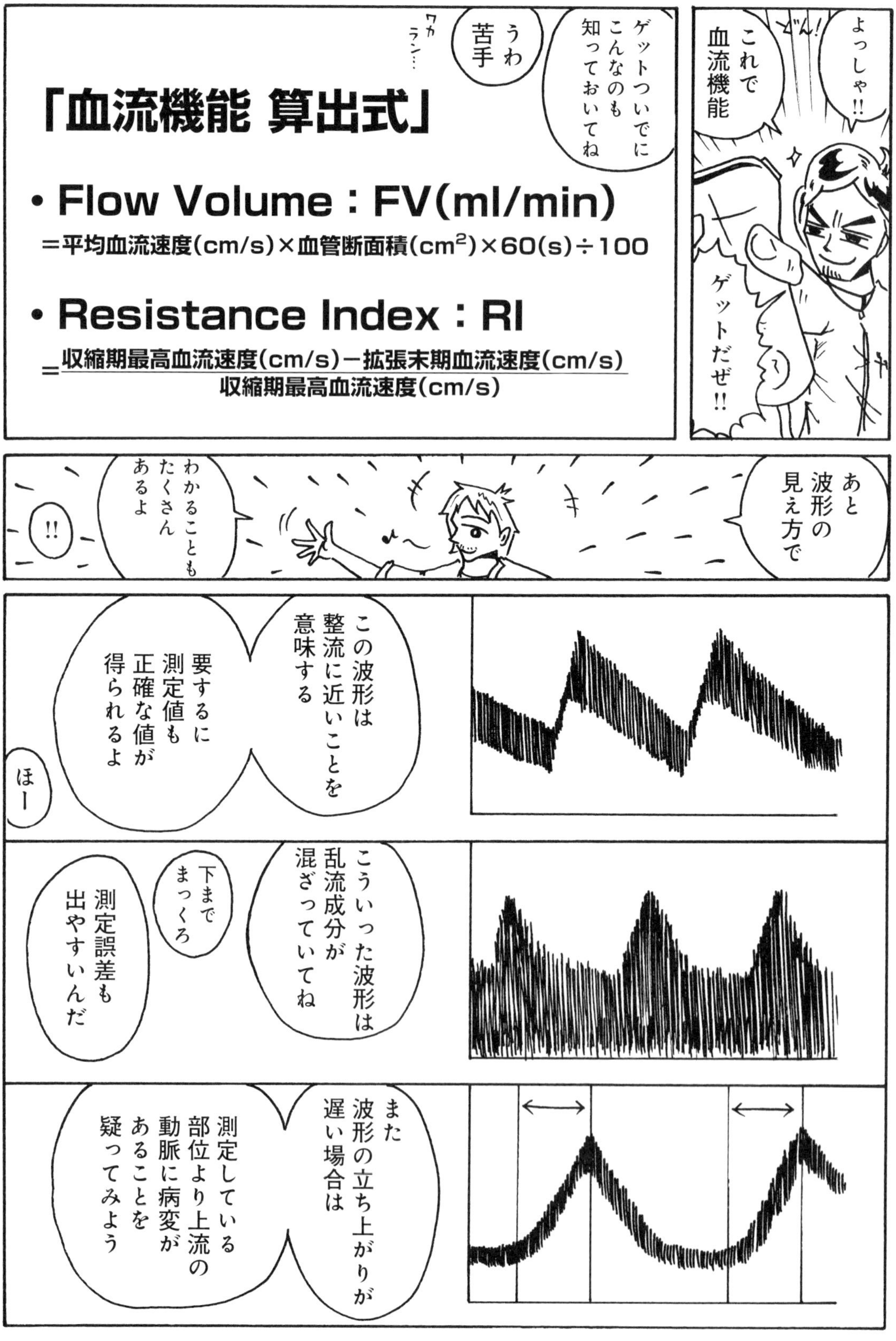

よっしゃ!!
どん!
これで血流機能
ゲットだぜ!!
ゲットついでにこんなのも知っておいてね
うわ苦手
ワカラン…
「血流機能 算出式」
• Flow Volume：FV(ml/min)
＝平均血流速度(cm/s)×血管断面積(cm²)×60(s)÷100
• Resistance Index：RI
＝(収縮期最高血流速度(cm/s)－拡張末期血流速度(cm/s))／収縮期最高血流速度(cm/s)
あと波形の見え方で
わかることもたくさんあるよ
!!
この波形は整流に近いことを意味する
要するに測定値も正確な値が得られるよ
ほー
こういった波形は乱流成分が混ざっていてね
下までまっくろ
測定誤差も出やすいんだ
また波形の立ち上がりが遅い場合は
測定している部位より上流の動脈に病変があることを疑ってみよう

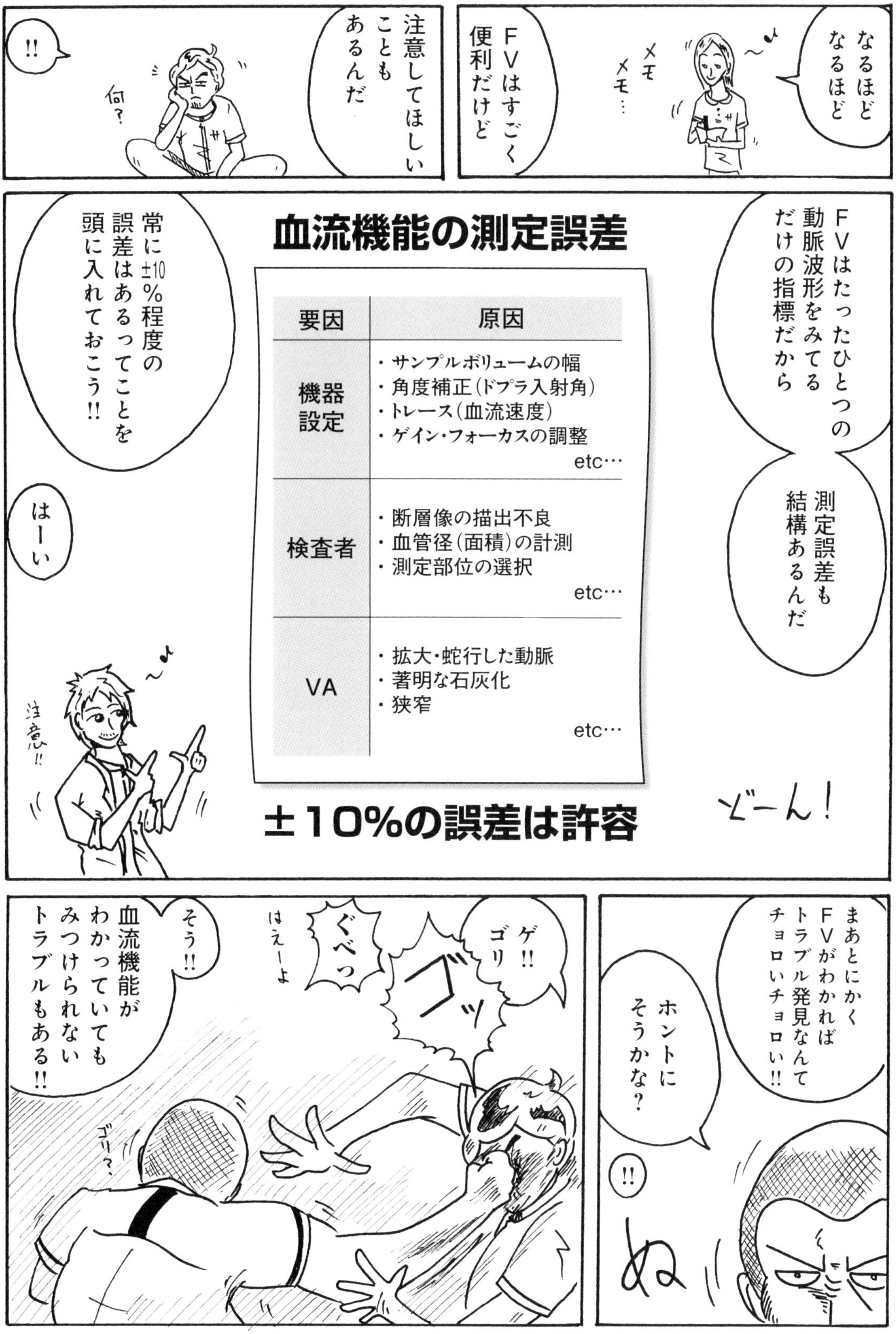
なるほど
なるほど
メモ
メモ…
FVはすごく便利だけど
注意してほしいこともあるんだ
!!
何？
FVはたったひとつの動脈波形をみてるだけの指標だから
測定誤差も結構あるんだ
血流機能の測定誤差
要因
原因
機器設定
・サンプルボリュームの幅
・角度補正（ドプラ入射角）
・トレース（血流速度）
・ゲイン・フォーカスの調整
etc…
検査者
・断層像の描出不良
・血管径（面積）の計測
・測定部位の選択
etc…
VA
・拡大・蛇行した動脈
・著明な石灰化
・狭窄
etc…
±10%の誤差は許容
どーん！
常に±10%程度の誤差はあるってことを頭に入れておこう!!
はーい
注意!!
まあとにかくFVがわかればトラブル発見なんてチョロいチョロい!!
ホントにそうかな？
!!
ぬ
ゲ!!
ゴリ
ゴッ
ぐべっ
はえーよ
そう!!
血流機能がわかっていてもみつけられないトラブルもある!!
ゴリ？

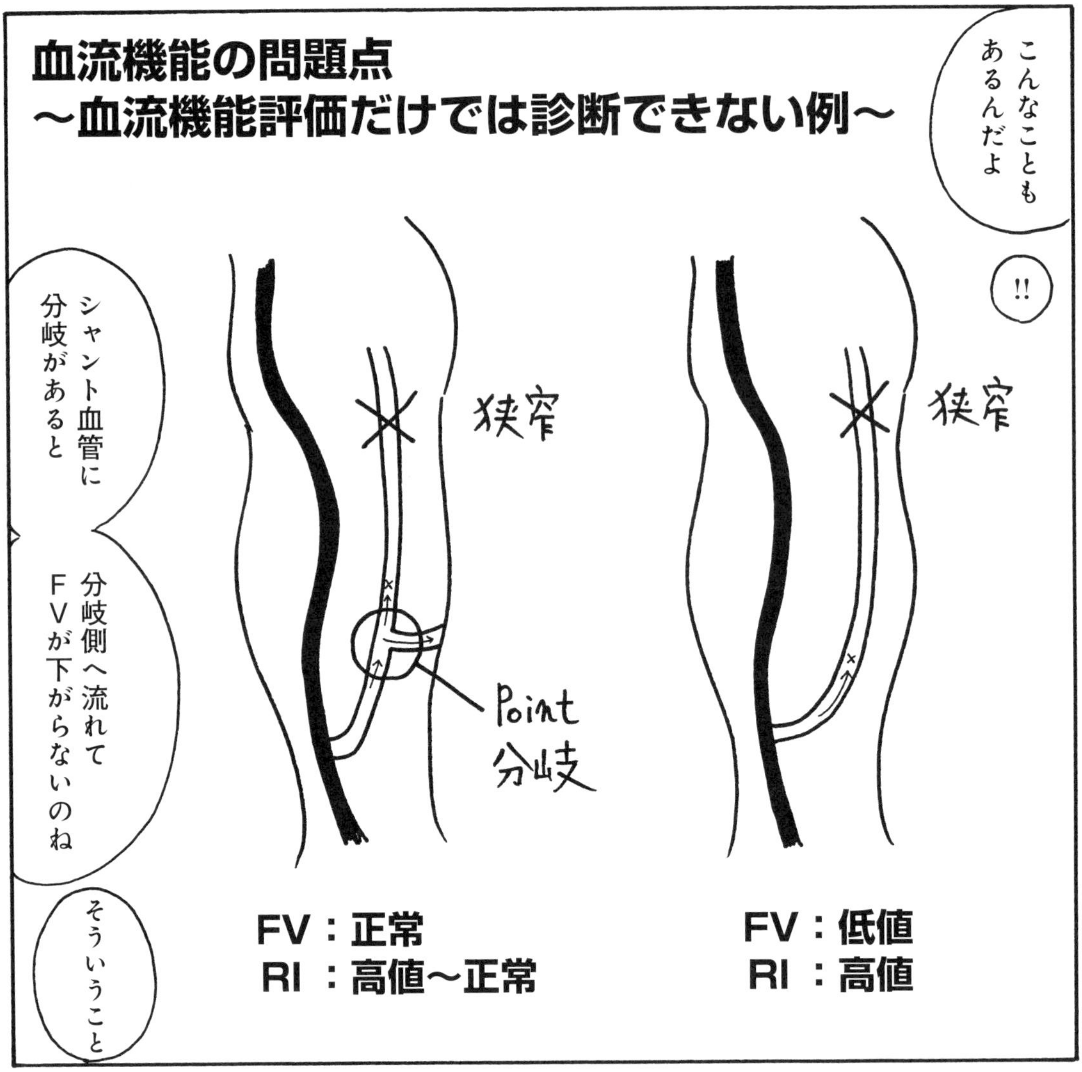
血流機能の問題点
〜血流機能評価だけでは診断できない例〜
こんなこともあるんだよ
!!
狭窄
Point
分岐
狭窄
FV：正常
RI ：高値〜正常
FV：低値
RI ：高値
シャント血管に分岐があると
分岐側へ流れてFVが下がらないのね
そういうこと

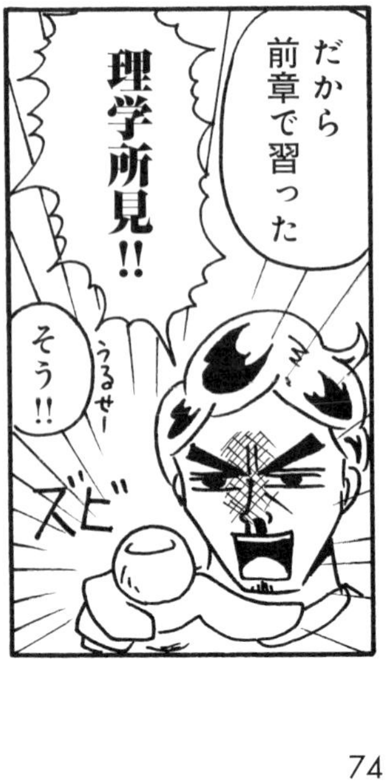
だから前章で習った
理学所見!!
うるせー
そう!!
ズビ

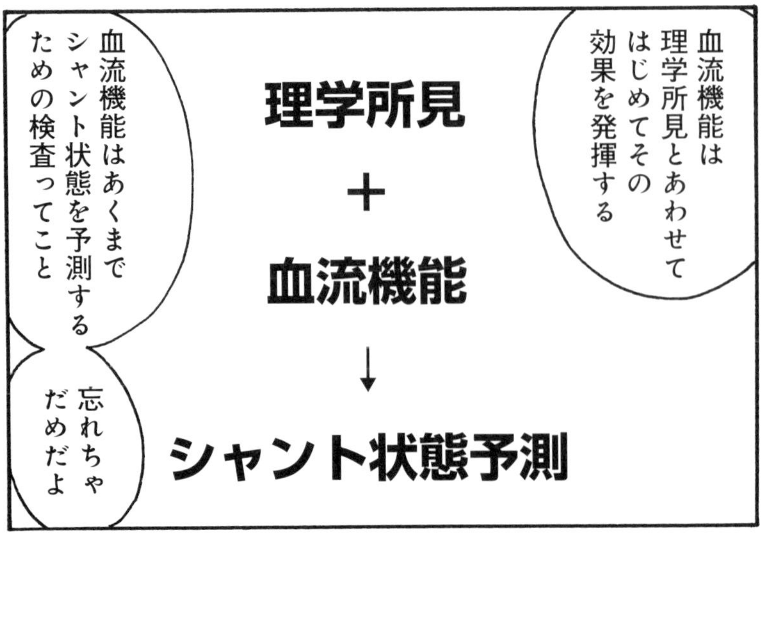
血流機能は理学所見とあわせてはじめてその効果を発揮する
血流機能はあくまでシャント状態を予測するための検査ってこと
理学所見
＋
血流機能
↓
シャント状態予測
忘れちゃだめだよ

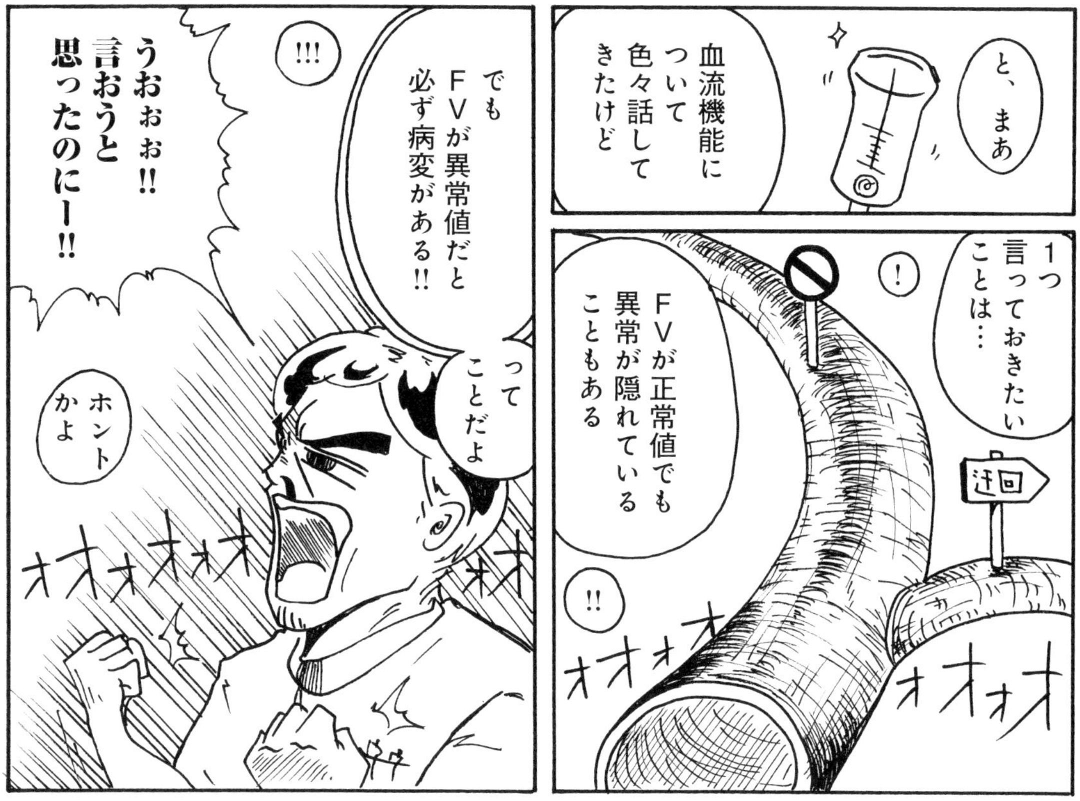
と、まあ
血流機能について色々話してきたけど
1つ言っておきたいことは…
!
FVが正常値でも異常が隠れていることもある
!!
オオオオ
オオオオ
迂回
でもFVが異常値だと必ず病変がある!!
ってことだよ
!!!
うおぉぉ!!
言おうと思ったのにー!!
ホントかよ
オオオオオオ
オオオ

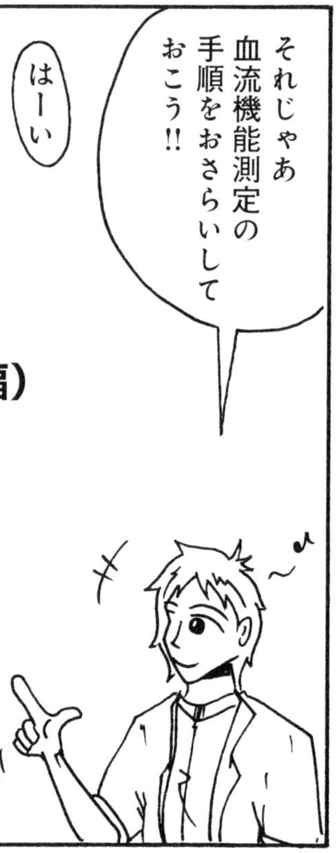
それじゃあ血流機能測定の手順をおさらいしておこう!!
はーい

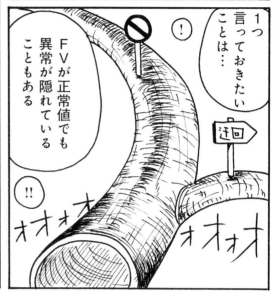

1. 上腕動脈短軸描出

2. 上腕動脈長軸描出

3. パルスドプラon

4. インジケーター調整(入射角度、SV幅)

5. 安定した波形の確認後、フリーズ

6. 波形のトレース(V-mean)

7. 血管内径測定

8. FV、RI確認

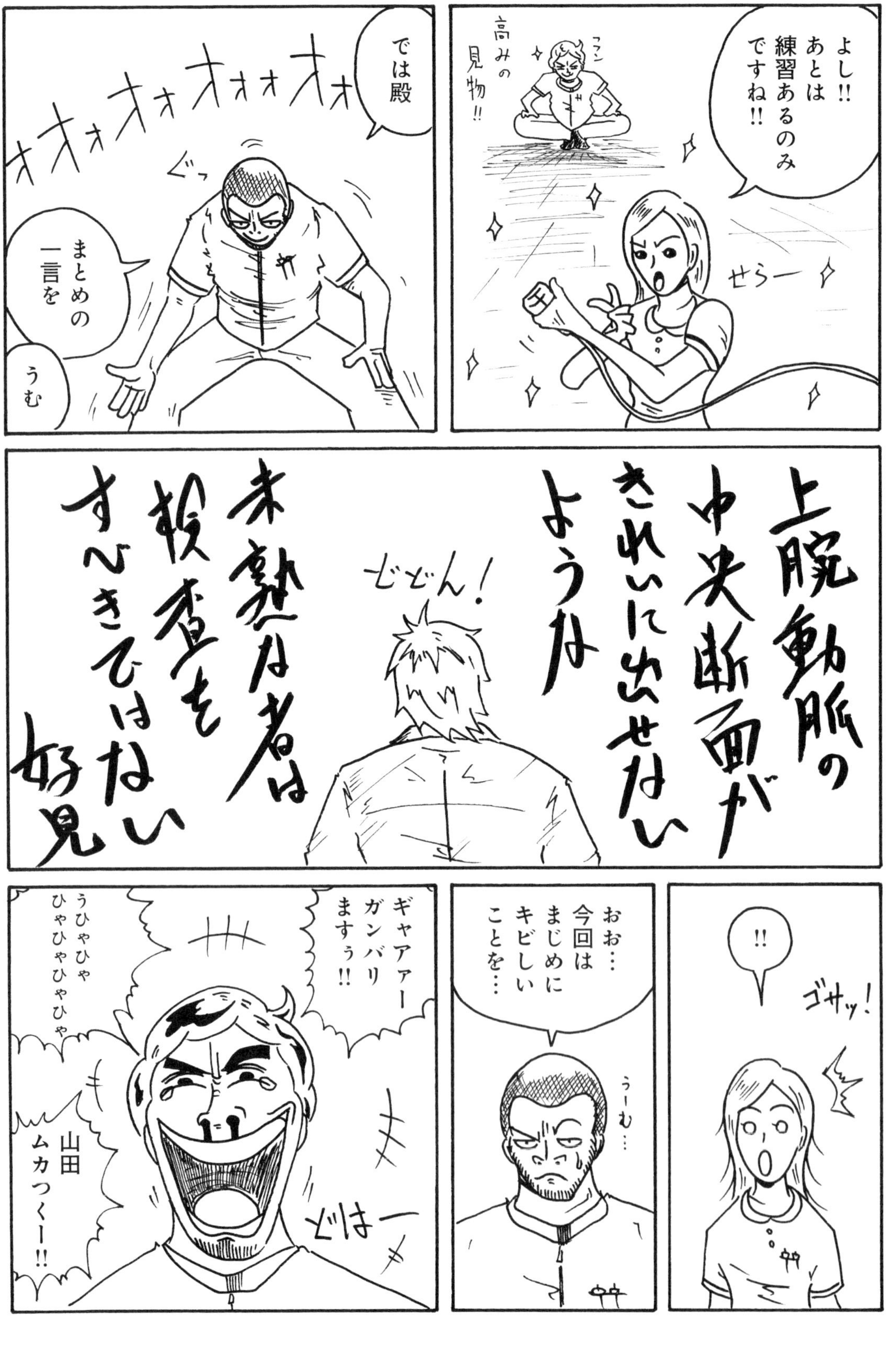

よし!! あとは 練習あるのみ ですね!!
フフン
高みの見物!!
せらー
では殿
オオォオォオォォォオォ
ぐっ
まとめの 一言を
うむ
どどん!
上腕動脈の中央断面がきれいに出せないような未熟な者は検査をすべきではない
好見
!!
ゴサッ!
おお… 今回は まじめに キビしい ことを…
う〜む…
ギャアァー ガンバリ ますぅ!!
うひゃひゃひゃ ひゃひゃひゃひゃひゃ
どはー
山田 ムカつくー!!

殿のひと言

血流機能は、ＶＡを定量的に評価する手段で、ＶＡ管理にとってとても重要な指標であることは理解できたね。

そして、血流機能を評価するには一定の知識と技術が必要だということもわかったと思う。

血流機能は、そもそも様々な誤差要因を含む指標であることを頭に入れて評価しないといけないし、責任病変の手前に分岐血管がある場合は、数値が悪化していなくても異常が隠れている場合があることを理解しておかなければいけない。

そういったピットフォールに陥らないようにするためにも、必ず事前に理学所見を取って併用する！これは、ここまでやってきたＶＡ管理の知識のなかでも特に重要なポイントだから、絶対に覚えておいてね。

血流機能評価は、その仕組みをきちんと理解したうえで、あくまでＶＡの状態を予測するための検査という認識で行い、各施設もしくは患者個々の治療条件に応じた目標値を設けて評価すべき！ということだからね。

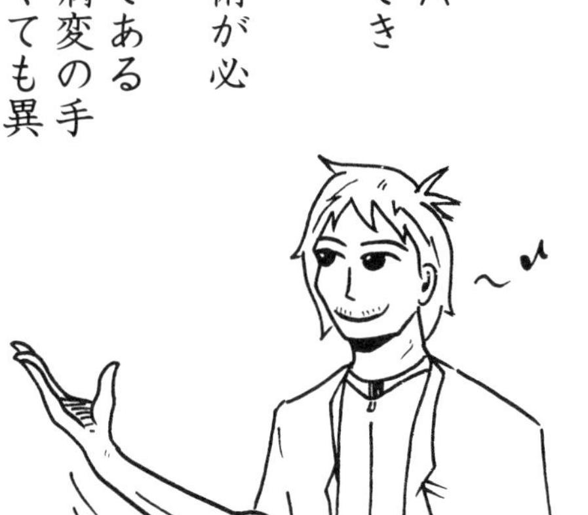

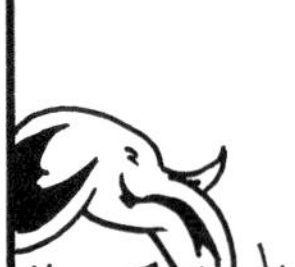

5章

超音波でのVA形態評価

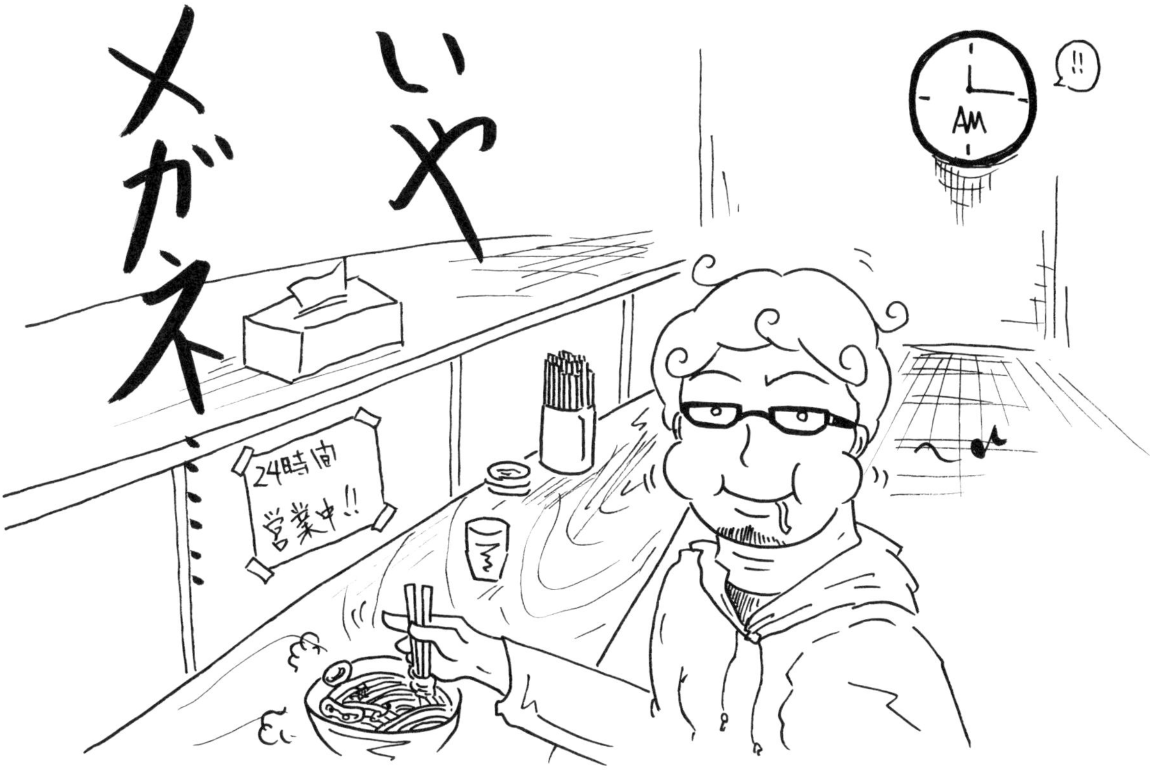

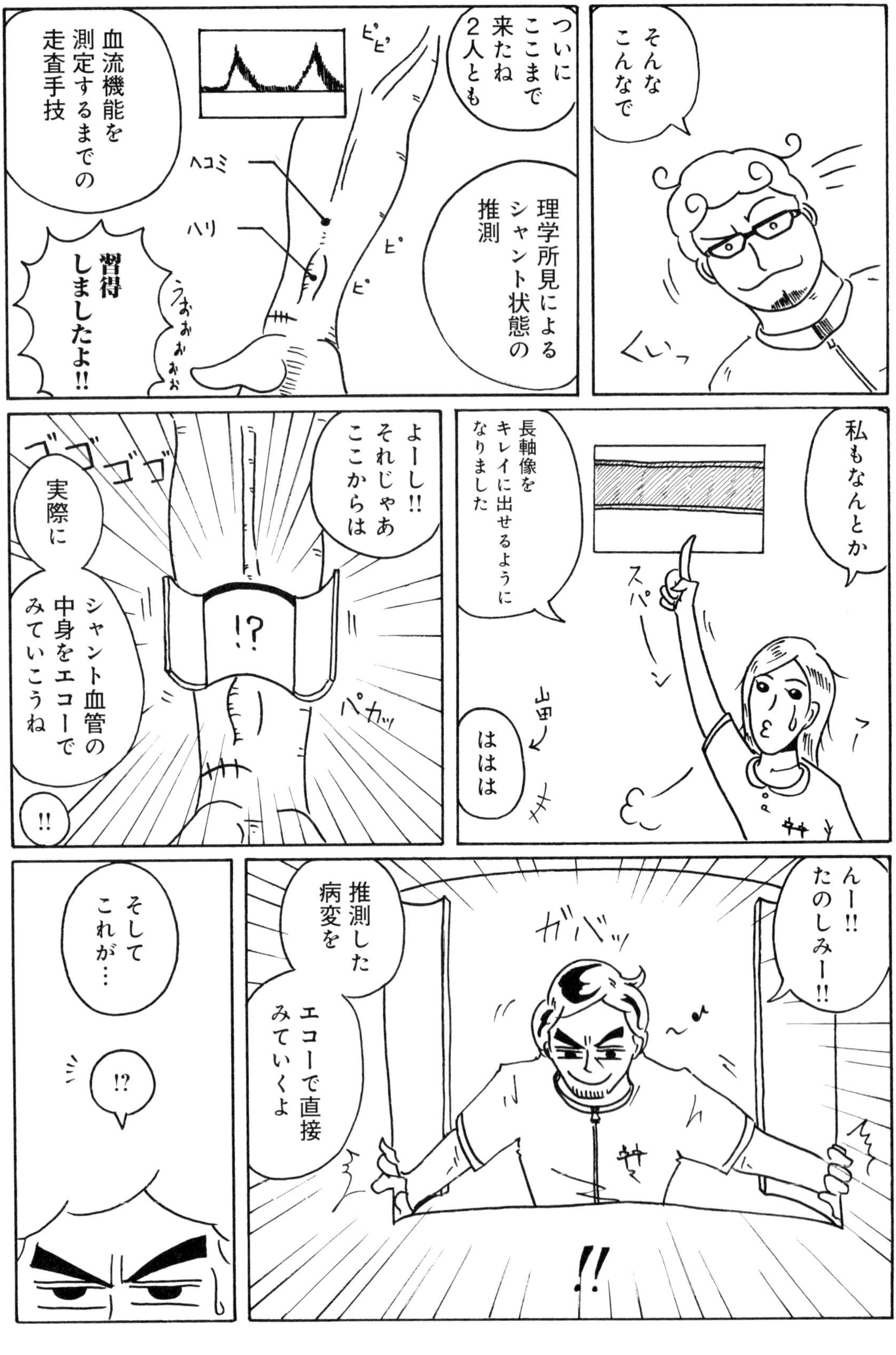
そんな
こんなで
くいっ
ついに
ここまで
来たね
2人とも
理学所見による
シャント状態の
推測
血流機能を
測定するまでの
走査手技
習得
しましたよ!!
ピピ
ピ
ピ
ヘコミ
ハリ
うおおおおお
私もなんとか
長軸像を
キレイに出せるように
なりました
スパーン
山田
ははは
よーし!!
それじゃあ
ここからは
ゴゴゴゴ
実際に
シャント血管の
中身をエコーで
みていこうね
!?
パカッ
!!
んー!!
たのしみー!!
推測した
病変を
エコーで直接
みていくよ
ガバッ
!!
そして
これが…
!?

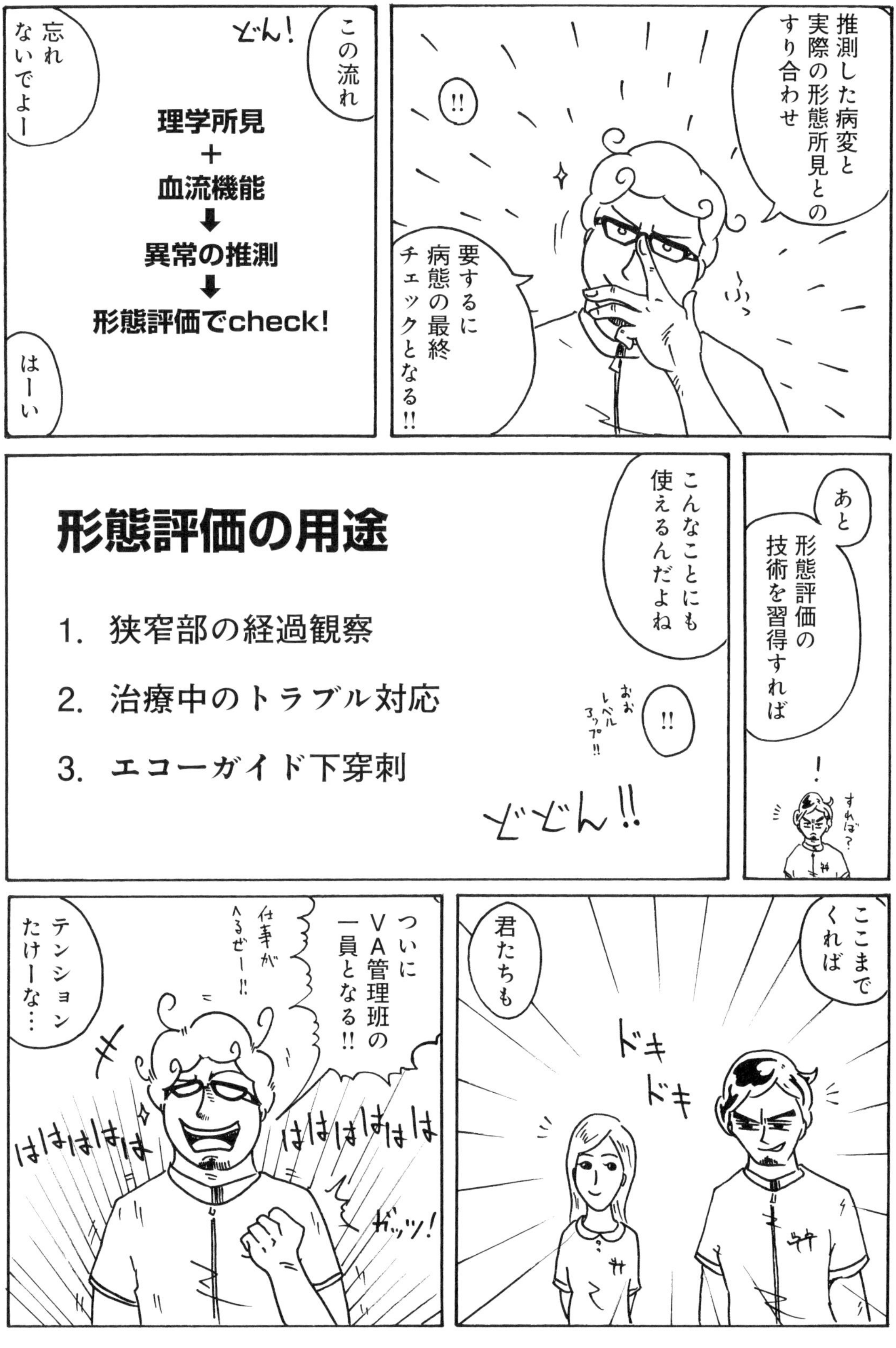
推測した病変と実際の形態所見とのすり合わせ
!!
ふっ
要するに病態の最終チェックとなる!!
この流れ
どん!
理学所見
＋
血流機能
⬇
異常の推測
⬇
形態評価でcheck!
忘れないでよー
はーい
あと形態評価の技術を習得すれば
!
すれば?
こんなことにも使えるんだよね
形態評価の用途
1. 狭窄部の経過観察
2. 治療中のトラブル対応
3. エコーガイド下穿刺
!!
おおレベルアップ!!
どどん!!
ここまでくれば
君たちも
ドキドキ
ついにVA管理班の一員となる!!
仕事がへるぜー!!
テンションたけーな…
はははははは
ははははは
ガッツ!

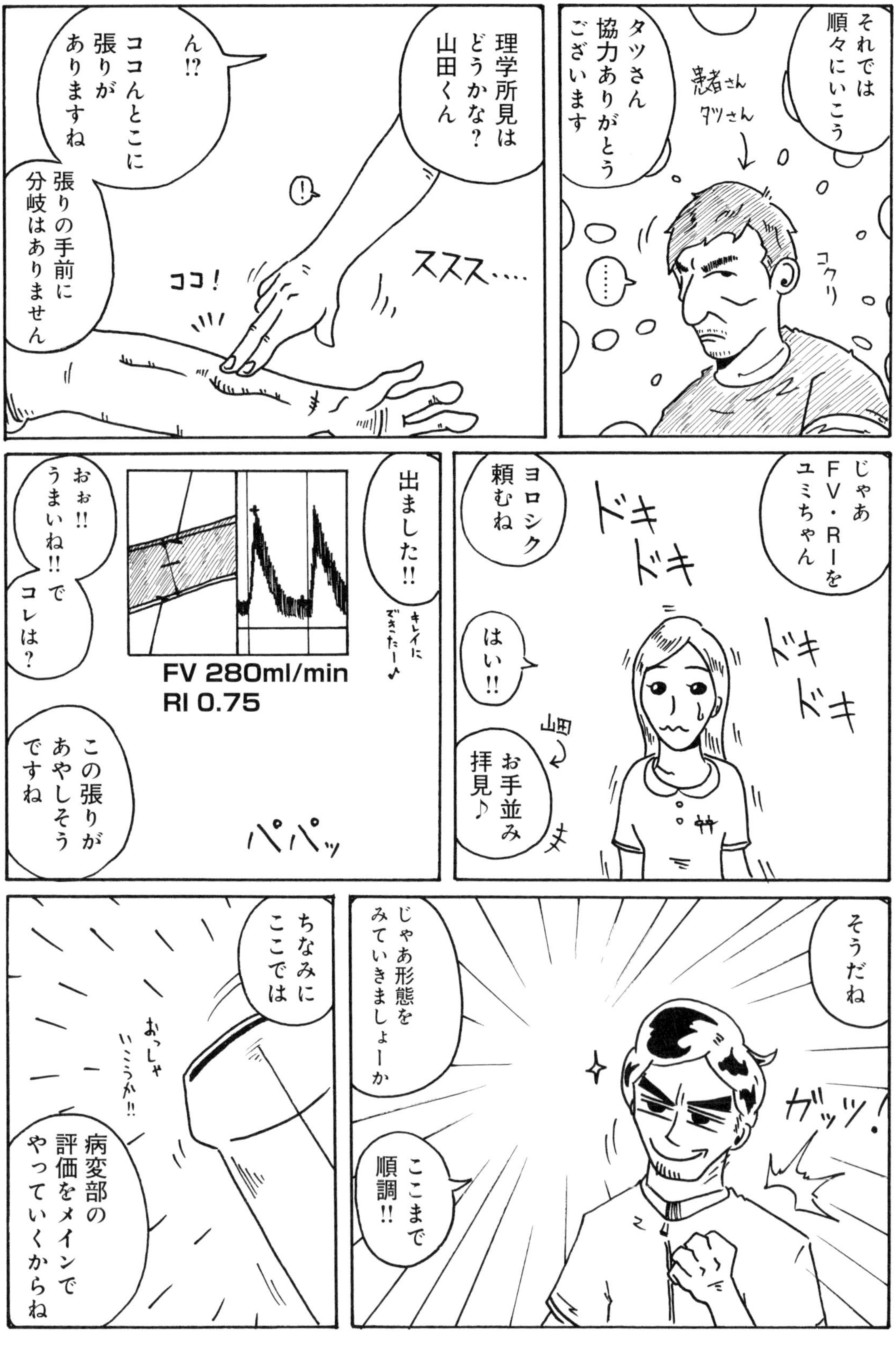
それでは順々にいこう
タツさん協力ありがとうございます
患者さん タツさん
……
コクリ
理学所見はどうかな？山田くん
!
ん!? ココんとこに張りがありますね
張りの手前に分岐はありません
ココ！
ススス‥‥
じゃあFV・RIをユミちゃん
ヨロシク頼むね
ドキドキ
ドキドキ
はい!!
山田
お手並み拝見♪
出ました!!
キレイにできたー♪
FV 280ml/min
RI 0.75
おぉ!! うまいね!! でコレは？
この張りがあやしそうですね
パパッ
そうだね
じゃあ形態をみていきましょーか
ガッツ!
ここまで順調!!
ちなみにここでは
病変部の評価をメインでやっていくからね
おっしゃいこうか!!

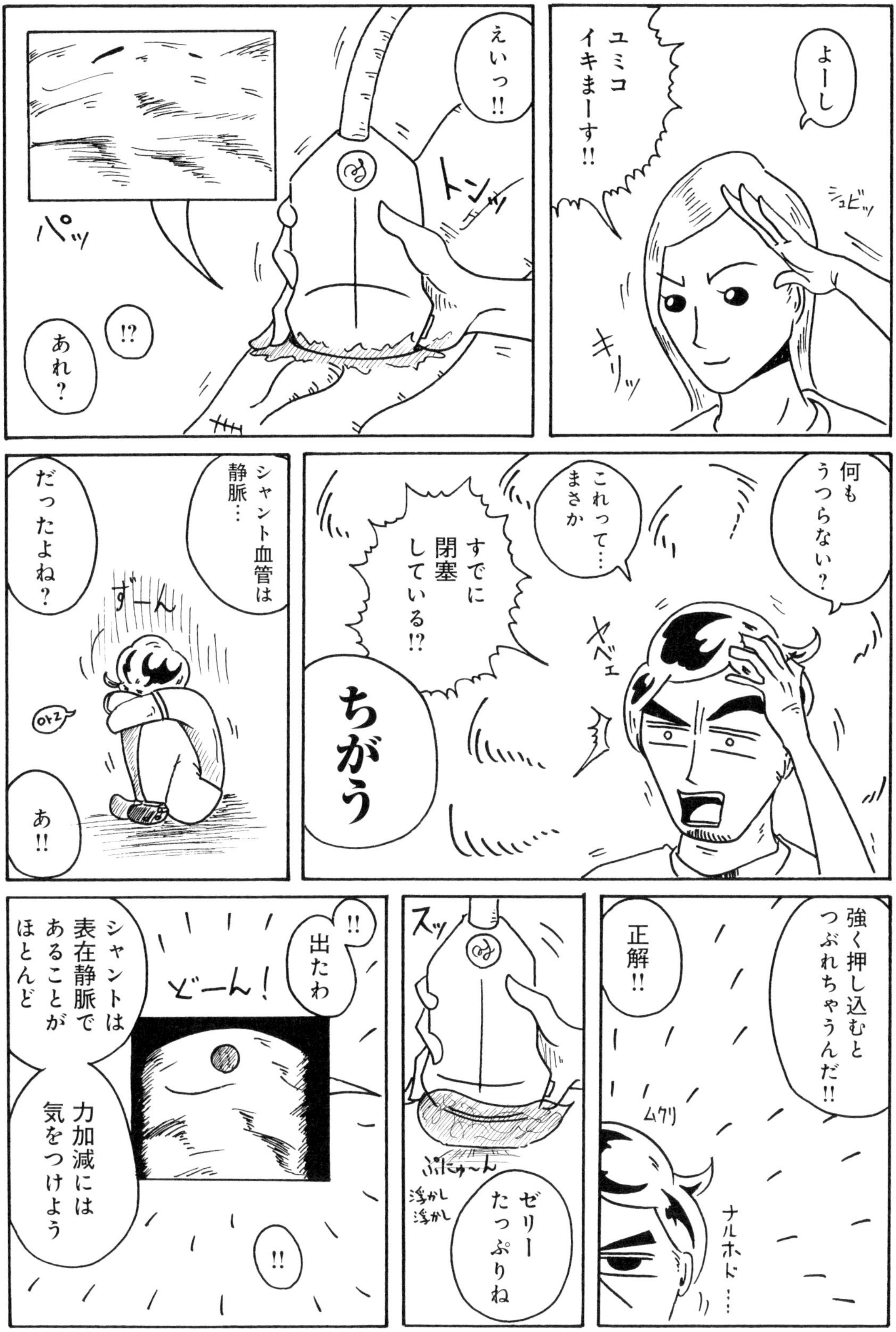
よーし
ユミコ
イキまーす!!
シュビッ
キリッ
えいっ!!
トンッ
パッ
!?
あれ?
何も
うつらない?
これって…
まさか
すでに
閉塞
している!?
ヤベェ
ちがう
シャント血管は
静脈…
だったよね?
ずーん
orz
あ!!
強く押し込むと
つぶれちゃうんだ!!
正解!!
ムクリ
ナルホド…
スッ
ぷにゅ〜ん
浮かし
浮かし
ゼリー
たっぷりね
!!
出たわ
どーん!
シャントは
表在静脈で
あることが
ほとんど
力加減には
気をつけよう
!!

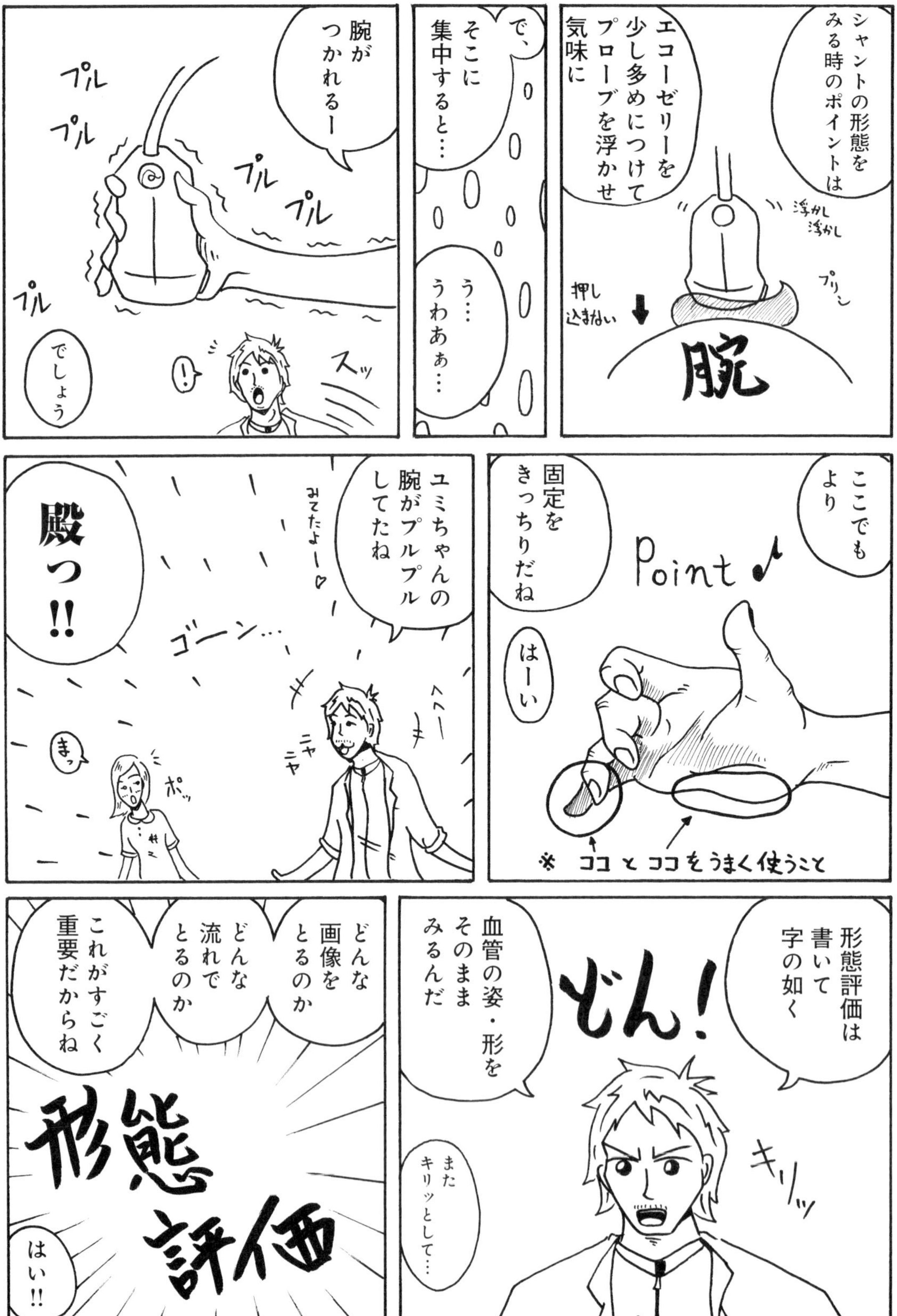
シャントの形態をみる時のポイントは
エコーゼリーを少し多めにつけてプローブを浮かせ気味に
浮かし浮かし
プリン
押し込まない
腕
で、そこに集中すると…
う…うわあぁ…
腕がつかれるー
プル
プル
プル
プル
プル
スッ
!
でしょう
ここでもより
固定をきっちりだね
Point♪
はーい
※ ココ と ココ をうまく使うこと
ユミちゃんの腕がプルプルしてたね
みてたよー♡
ゴーン…
殿っ!!
まっ
ポッ
ヘヘー
ニヤニヤ
形態評価は書いて字の如く
血管の姿・形をそのままみるんだ
どん!
キリッ
またキリッとして…
どんな画像をとるのか
どんな流れでとるのか
これがすごく重要だからね
形態評価
はい!!

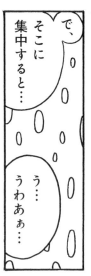

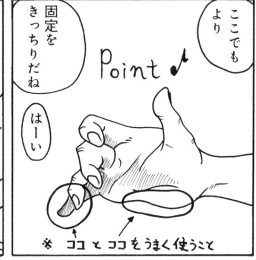

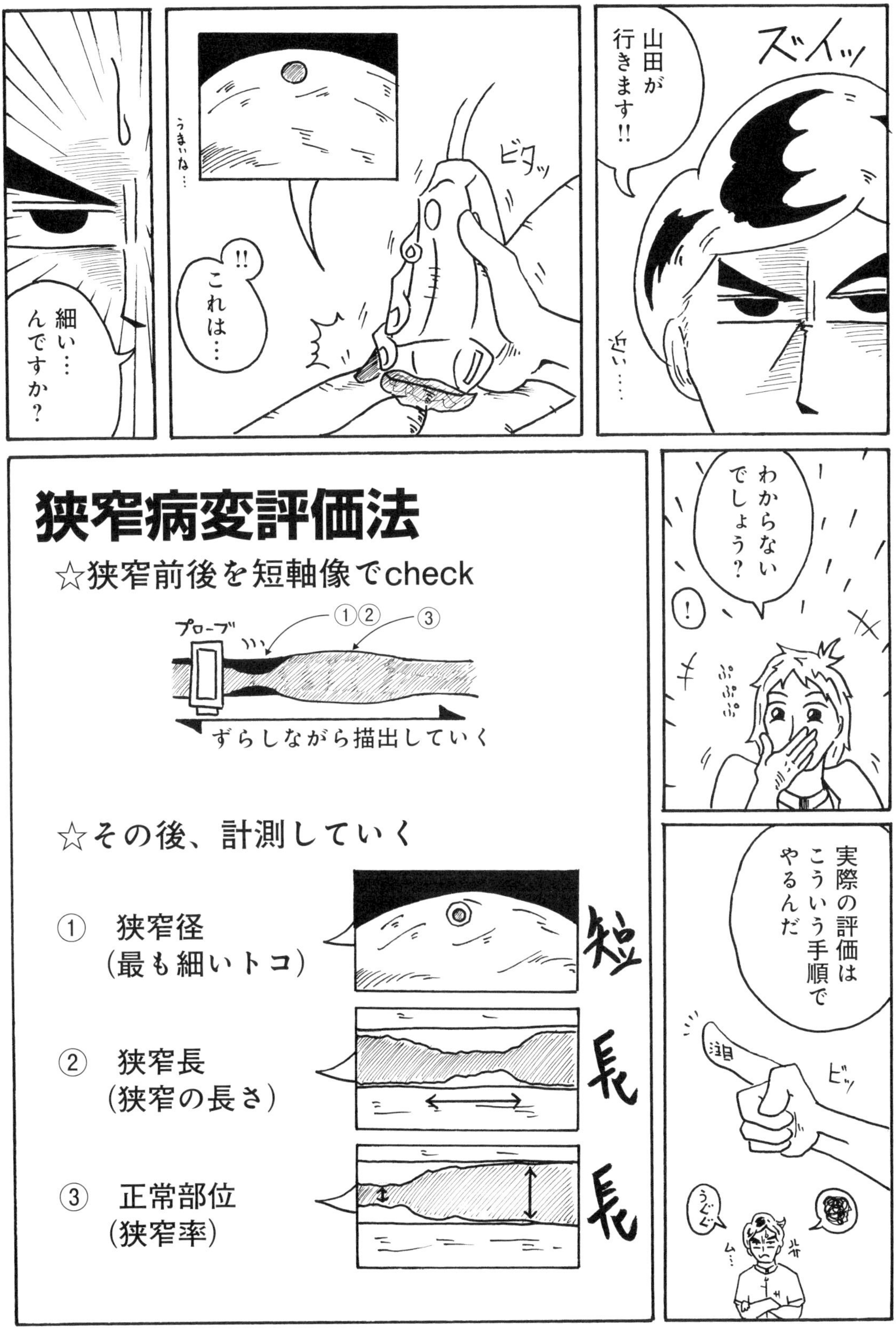
ズイッ
山田が行きます!!
近い……
ビタッ
うまいな…
!!
これは…
細い…んですか?
わからないでしょう?
!
ぷぷぷ
実際の評価はこういう手順でやるんだ
ビッ
うぐぐ
ム…
狭窄病変評価法
☆狭窄前後を短軸像でcheck
プローブ
①②
③
ずらしながら描出していく
☆その後、計測していく
① 狭窄径
(最も細いトコ)
短
② 狭窄長
(狭窄の長さ)
長
③ 正常部位
(狭窄率)
長

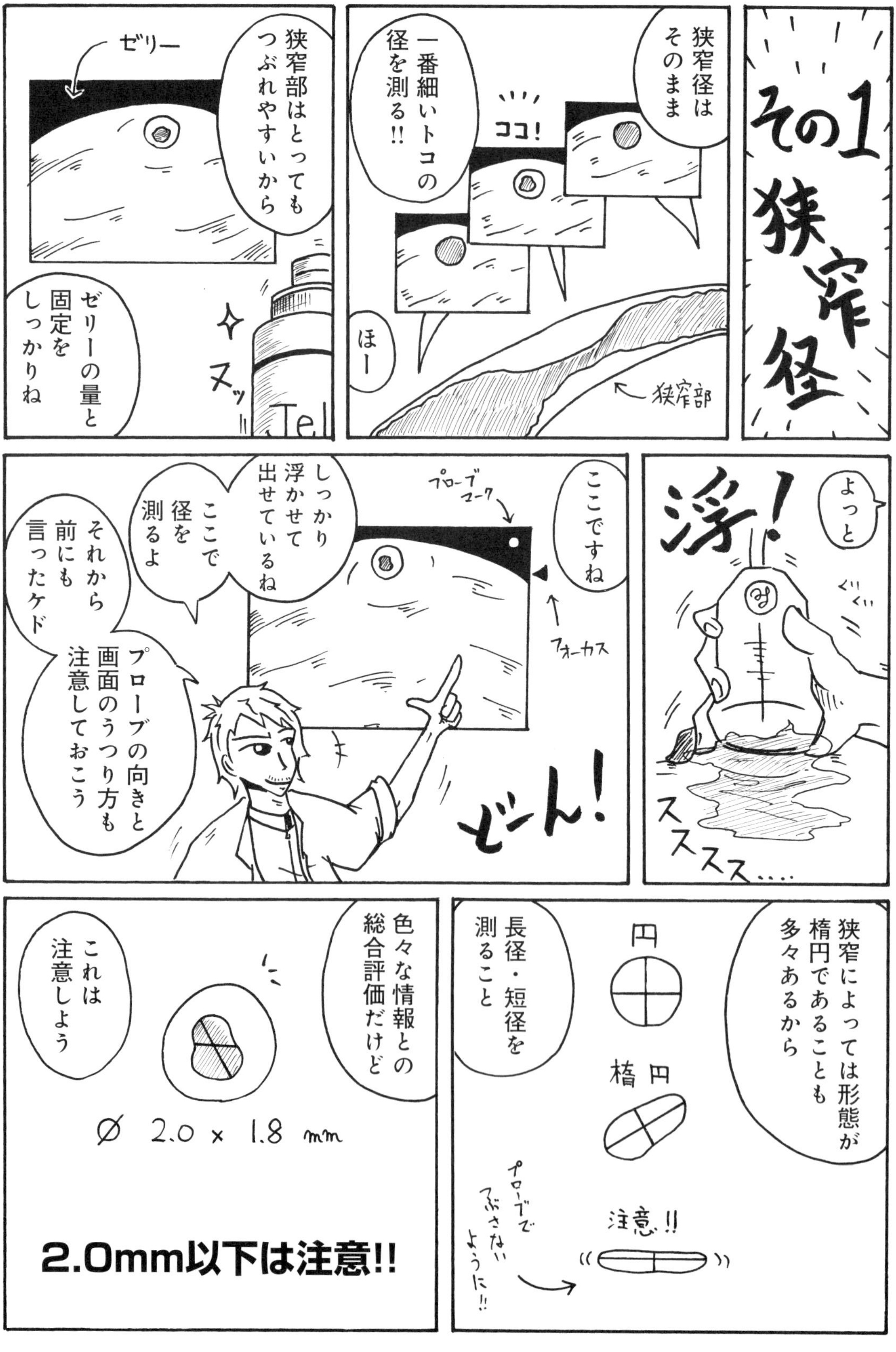

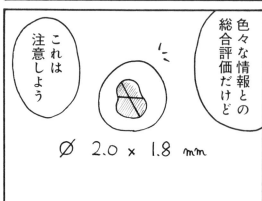

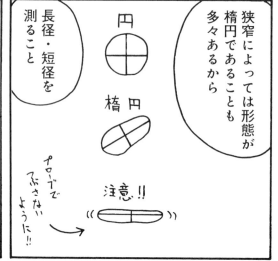

その1 狭窄径
狭窄径はそのまま
ココ!
一番細いトコの径を測る!!
ほー
狭窄部
狭窄部はとってもつぶれやすいから
ゼリー
ゼリーの量と固定をしっかりね
ヌッ
Tel
浮!
よっと
ぐいぐい
ススススス….
ここですね
プローブマーク
フォーカス
しっかり浮かせて出せているね
ここで径を測るよ
それから前にも言ったケド
プローブの向きと画面のうつり方も注意しておこう
どーん!
狭窄によっては形態が楕円であることも多々あるから
円
長径・短径を測ること
楕円
プローブでつぶさないように!!
注意!!
色々な情報との総合評価だけど
これは注意しよう
∅ 2.0 × 1.8 mm
2.0mm以下は注意!!

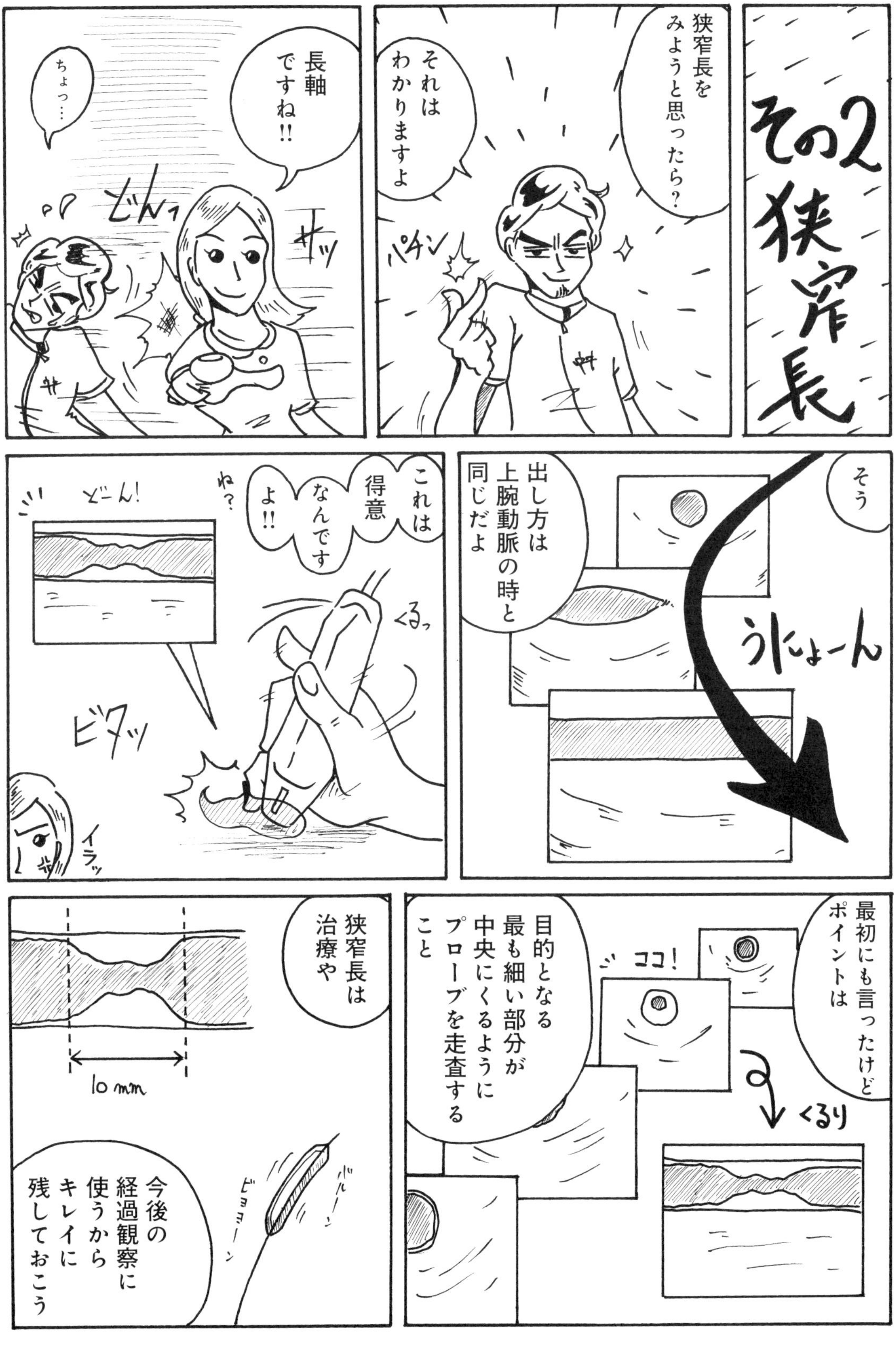
その2
狭窄長
狭窄長をみようと思ったら?
それはわかりますよ
パチン
長軸ですね!!
ちょっ…
どんっ
ザッ
そう
出し方は上腕動脈の時と同じだよ
うにょーん
これは得意なんですよ!!
ね?
どーん!
くるっ
ピタッ
イラッ
最初にも言ったけどポイントは
目的となる最も細い部分が中央にくるようにプローブを走査すること
ココ!
くるり
狭窄長は治療や
10 mm
今後の経過観察に使うからキレイに残しておこう
バルーン
ビヨヨーン

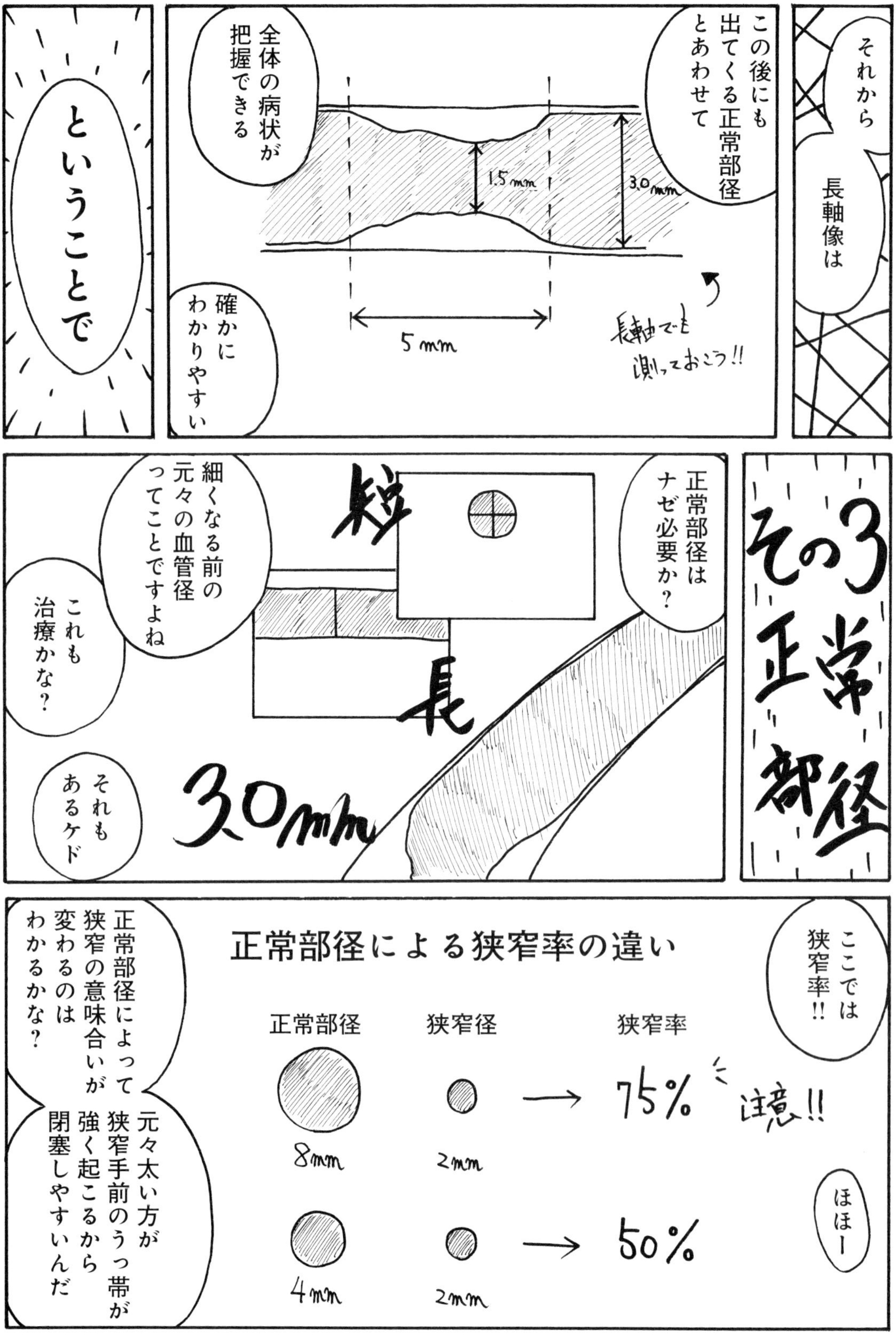

それから
長軸像は
この後にも出てくる正常部径とあわせて
全体の病状が把握できる
1.5mm
3.0mm
5mm
長軸でも測っておこう!!
確かにわかりやすい
ということで
その3 正常部径
正常部径はナゼ必要か?
細くなる前の元々の血管径ってことですよね
長
3.0mm
これも治療かな?
それもあるケド
ここでは狭窄率!!
正常部径による狭窄率の違い
正常部径
狭窄径
狭窄率
8mm
2mm
75%
注意!!
4mm
2mm
50%
ほほー
正常部径によって狭窄の意味合いが変わるのはわかるかな?
元々太い方が狭窄手前のうっ帯が強く起こるから閉塞しやすいんだ

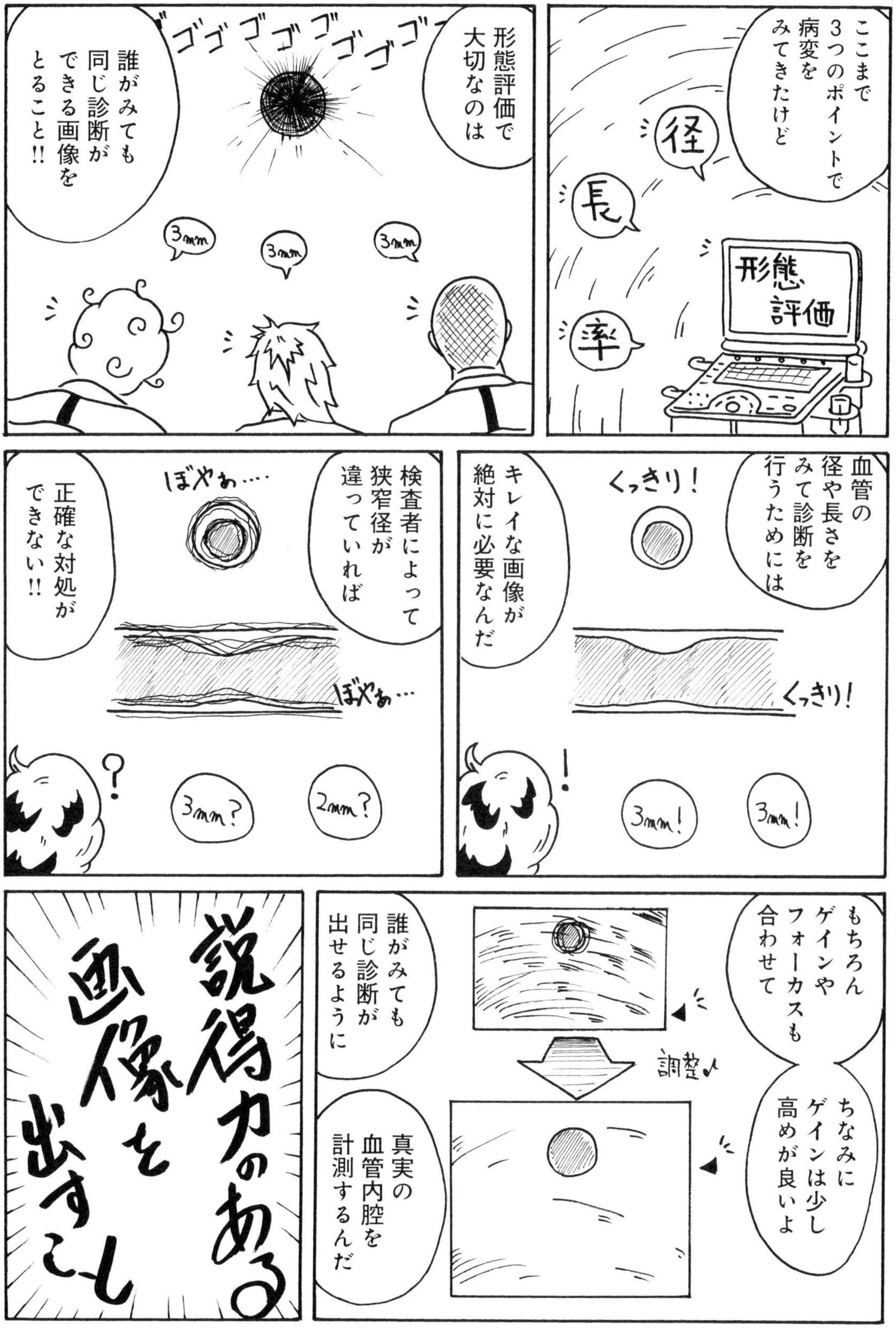
ここまで3つのポイントで病変をみてきたけど
径
長
率
形態評価
形態評価で大切なのは
ゴゴゴゴゴゴゴ
誰がみても同じ診断ができる画像をとること!!
3mm
3mm
3mm
血管の径や長さをみて診断を行うためには
キレイな画像が絶対に必要なんだ
くっきり!
くっきり!
!
3mm!
3mm!
検査者によって狭窄径が違っていれば
正確な対処ができない!!
ぼやぁ….
ぼやぁ…
?
3mm?
2mm?
もちろんゲインやフォーカスも合わせて
ちなみにゲインは少し高めが良いよ
調整♪
誰がみても同じ診断が出せるように
真実の血管内腔を計測するんだ
説得力のある画像を出すこと

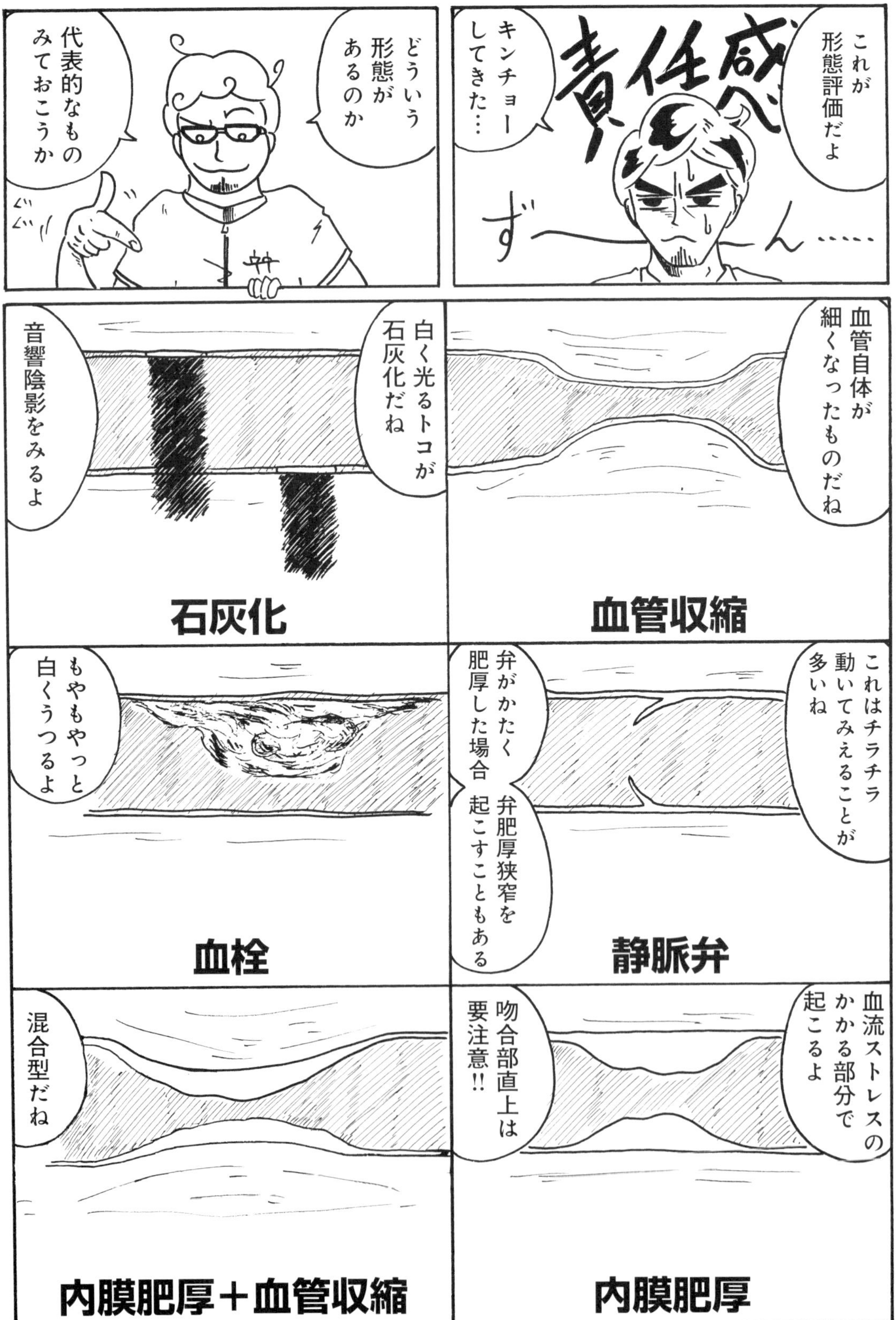
これが形態評価だよ
責任感
キンチョーしてきた…
ずーーん……
どういう形態があるのか
代表的なものみておこうか
ぐいぐい
血管自体が細くなったものだね
血管収縮
白く光るトコが石灰化だね
音響陰影をみるよ
石灰化
これはチラチラ動いてみえることが多いね
弁がかたく肥厚した場合 弁肥厚狭窄を起こすこともある
静脈弁
もやもやっと白くうつるよ
血栓
血流ストレスのかかる部分で起こるよ
吻合部直上は要注意!!
内膜肥厚
混合型だね
内膜肥厚＋血管収縮

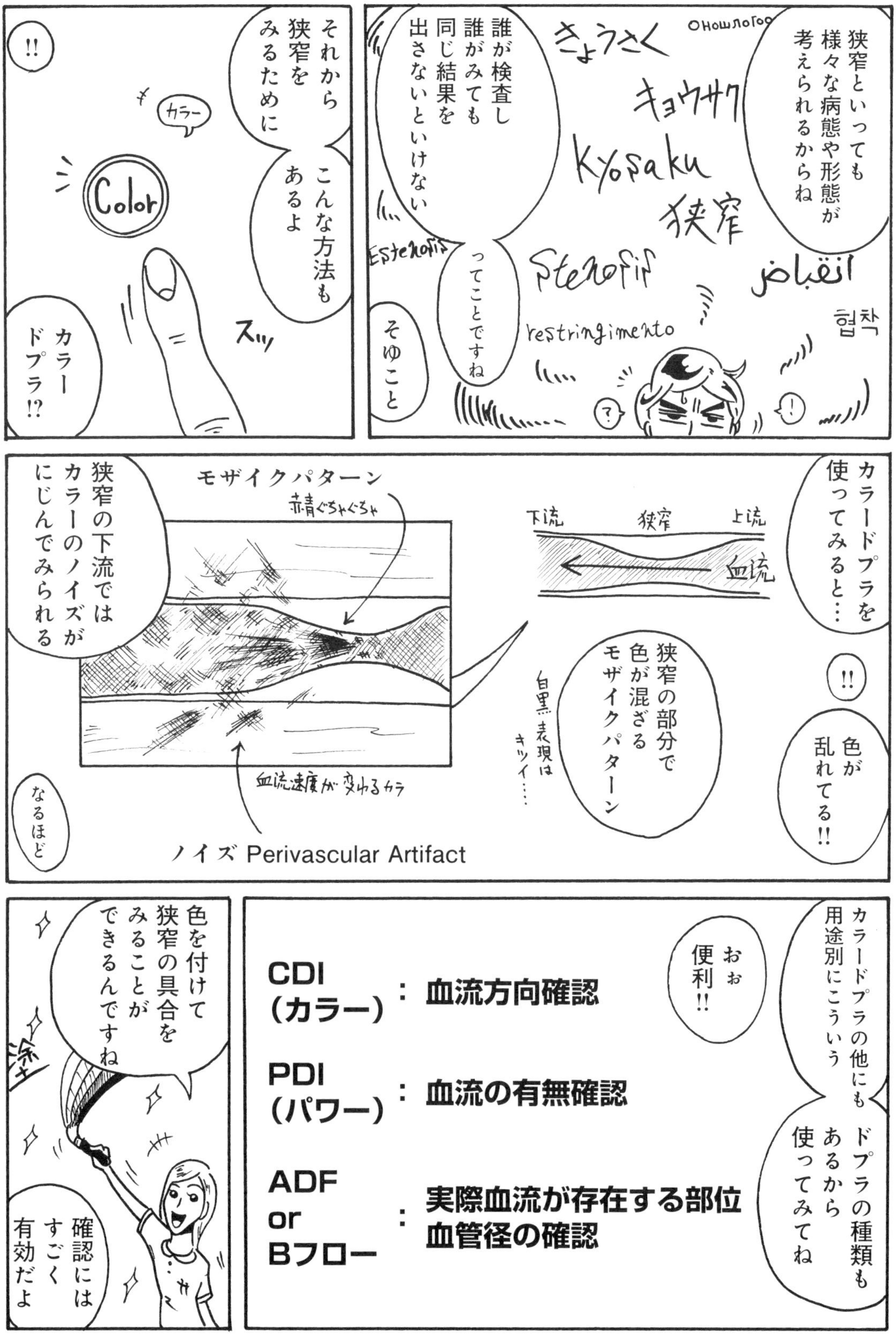

狭窄といっても様々な病態や形態が考えられるからね
きょうさく
キョウサク
Kyosaku
狭窄
Stenosis
انقباض
협착
restringimento
Estenosis
誰が検査し誰がみても同じ結果を出さないといけない
ってことですね
そゆこと
それから狭窄をみるために
こんな方法もあるよ
!!
カラー
Color
スッ
カラードプラ!?
カラードプラを使ってみると…
!!
色が乱れてる!!
下流
狭窄
上流
血流
狭窄の部分で色が混ざるモザイクパターン
白黒表現はキツイ……
モザイクパターン
赤青ぐちゃぐちゃ
狭窄の下流ではカラーのノイズがにじんでみられる
血流速度が変わるカラ
ノイズ Perivascular Artifact
なるほど
カラードプラの他にも用途別にこういうドプラの種類もあるから使ってみてね
おぉ便利!!
CDI (カラー) : 血流方向確認
PDI (パワー) : 血流の有無確認
ADF or Bフロー : 実際血流が存在する部位 血管径の確認
色を付けて狭窄の具合をみることができるんですね
塗
確認にはすごく有効だよ

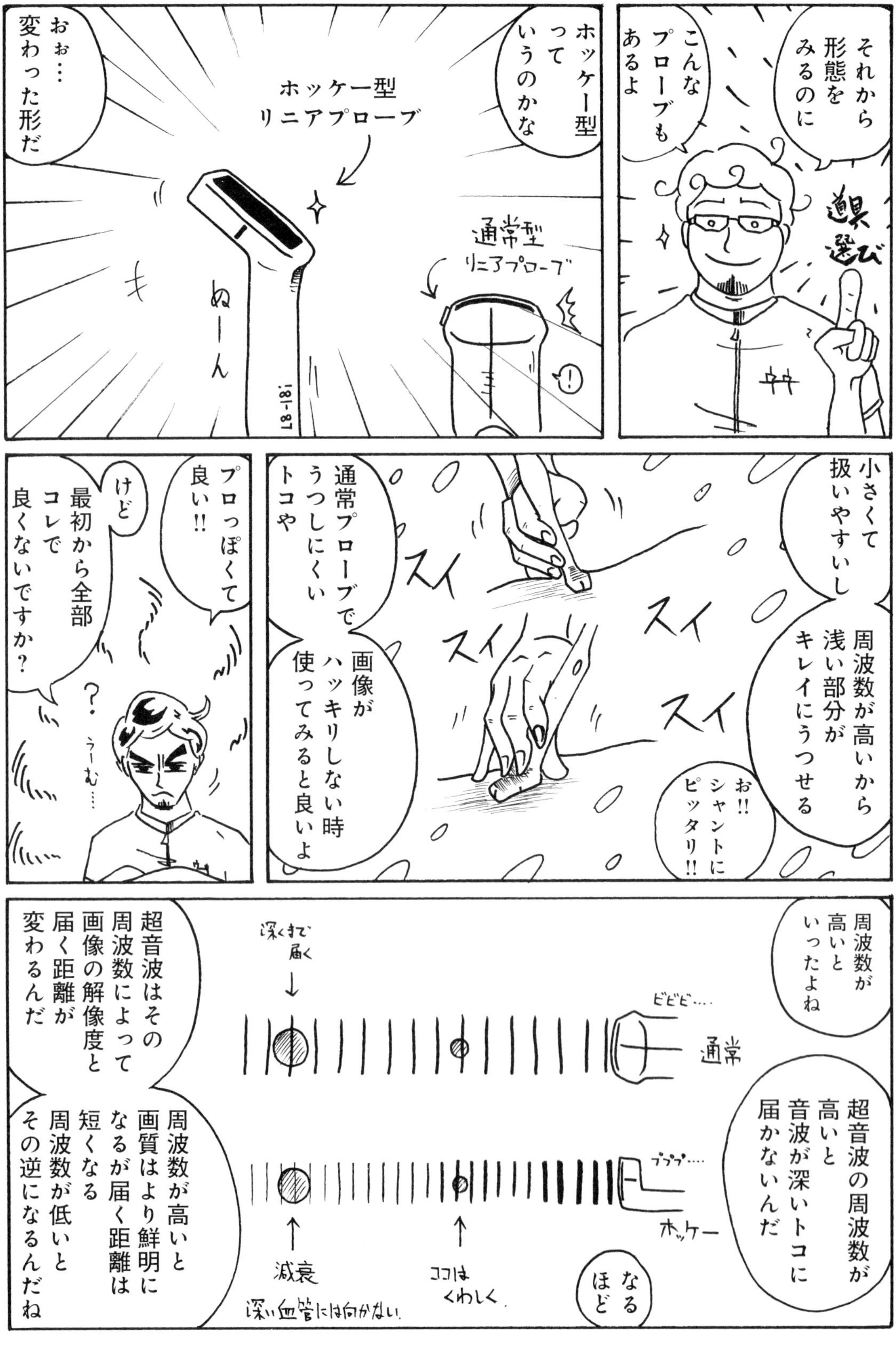

それから形態をみるのに
こんなプローブもあるよ
道具選び
ホッケー型リニアプローブ
ホッケー型っていうのかな
おぉ…変わった形だ
ぬーん
L8-18i
通常型リニアプローブ
小さくて扱いやすいし
周波数が高いから浅い部分がキレイにうつせる
お!!シャントにピッタリ!!
スイ
スイ
スイ
スイ
通常プローブでうつしにくいトコや
画像がハッキリしない時使ってみると良いよ
プロっぽくて良い!!
けど最初から全部コレで良くないですか?
?・うーむ…
周波数が高いといったよね
超音波の周波数が高いと音波が深いトコに届かないんだ
なるほど
深くまで届く
ビビビ…
通常
ブブブ…
ホッケー
減衰
深い血管には向かない
ココはくわしく
超音波はその周波数によって画像の解像度と届く距離が変わるんだ
周波数が高いと画質はより鮮明になるが届く距離は短くなる
周波数が低いとその逆になるんだね

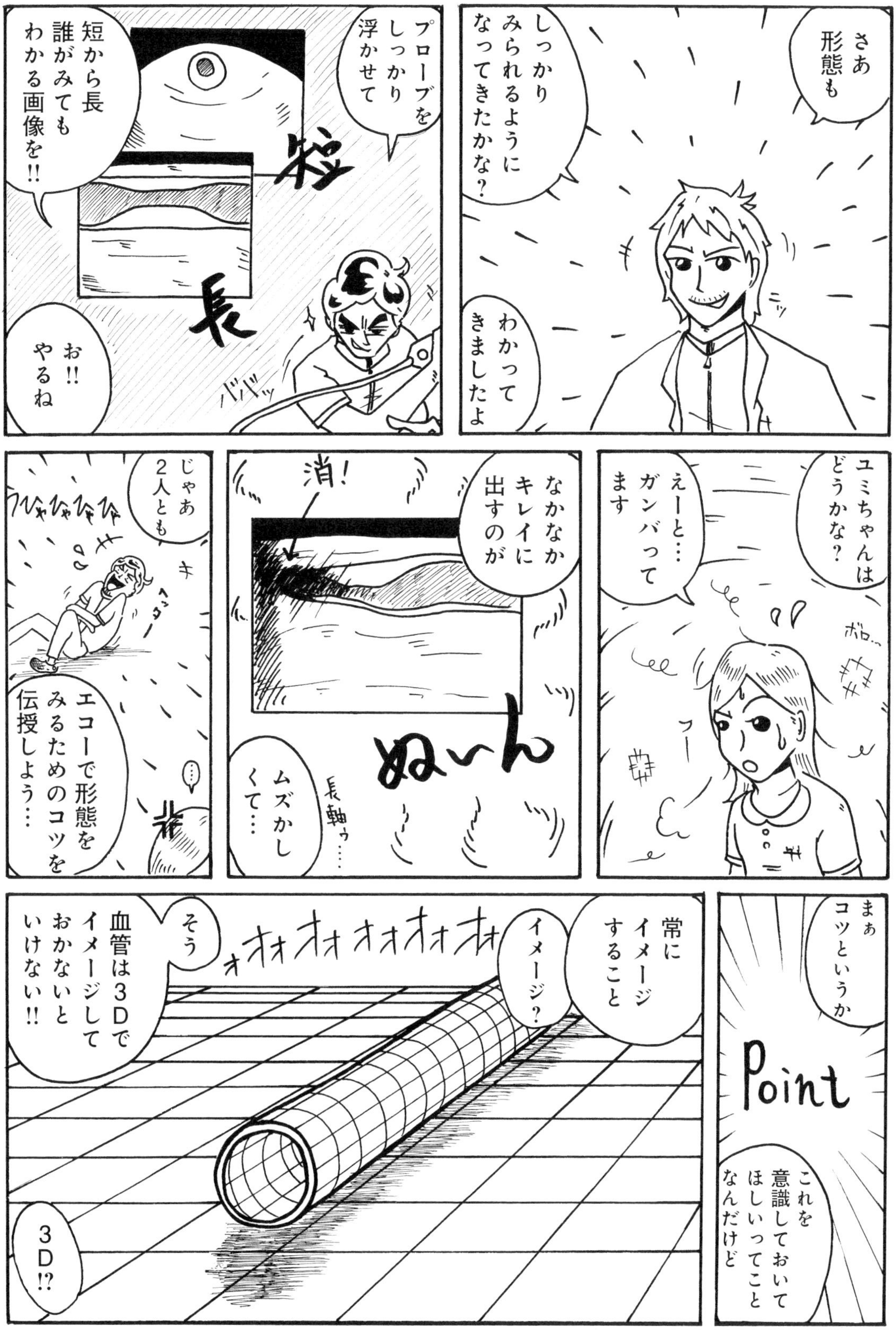

さあ形態も
しっかりみられるようになってきたかな？
ニッ
わかってきましたよ
プローブをしっかり浮かせて
短
長
短から長誰がみてもわかる画像を!!
ババッ
お!!やるね
ユミちゃんはどうかな？
えーと…ガンバってます
フー
なかなかキレイに出すのが
消!
ぬぃん
ムズかしくて…
長軸ゥ……
じゃあ2人とも
エコーで形態をみるためのコツを伝授しよう…
まぁコツというか
Point
これを意識しておいてほしいってことなんだけど
常にイメージすること
イメージ？
そう
血管は3Dでイメージしておかないといけない!!
3D!?

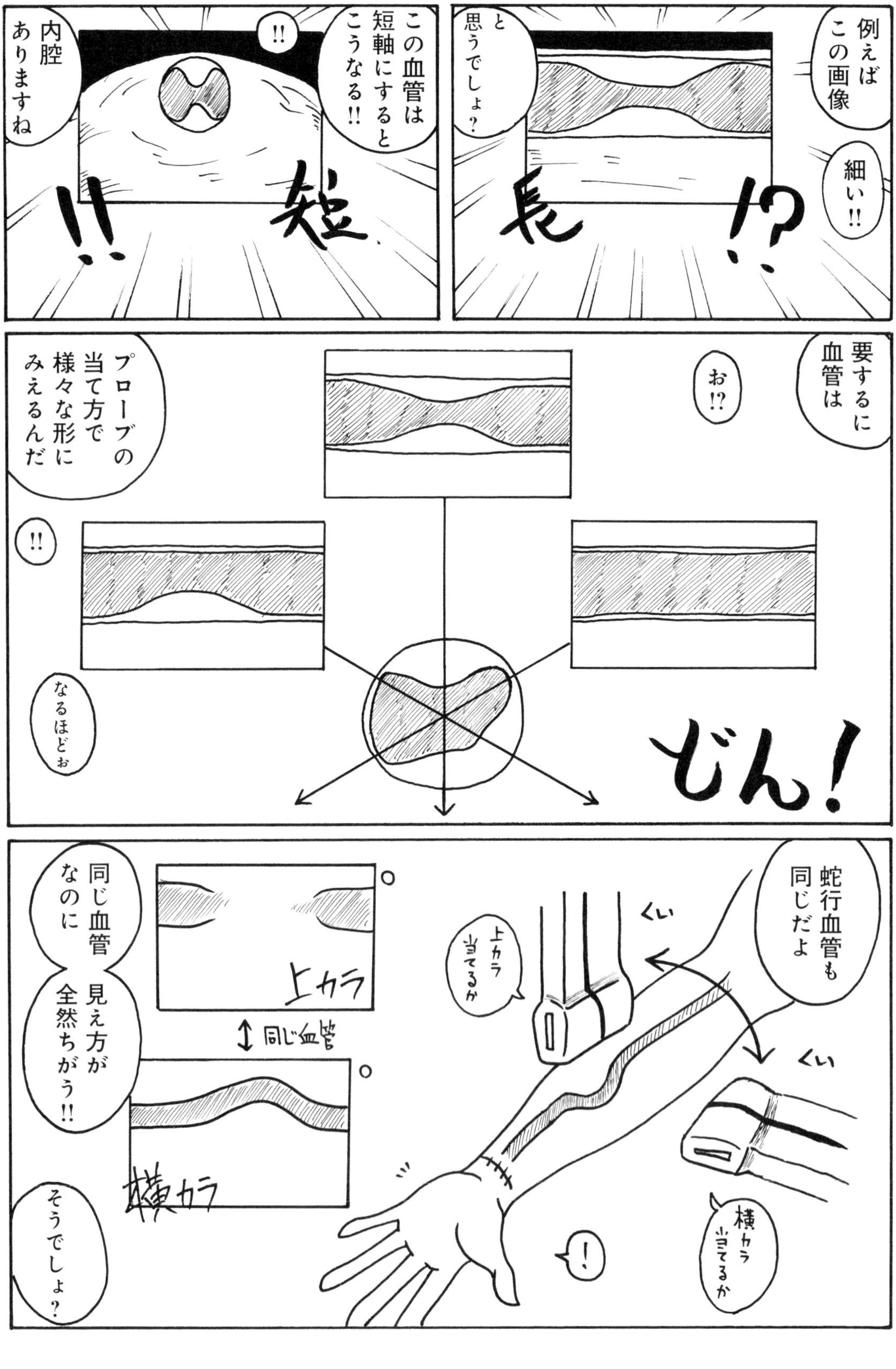

例えばこの画像
細い!!
と思うでしょ?
長
!?
この血管は短軸にするとこうなる!!
!!
内腔ありますね
短
!!
要するに血管は
お!?
プローブの当て方で様々な形にみえるんだ
!!
なるほどぉ
どん!
蛇行血管も同じだよ
くい
上カラ当てるか
同じ血管なのに
見え方が全然ちがう!!
上カラ
同じ血管
横カラ
くい
横カラ当てるか
!
そうでしょ?

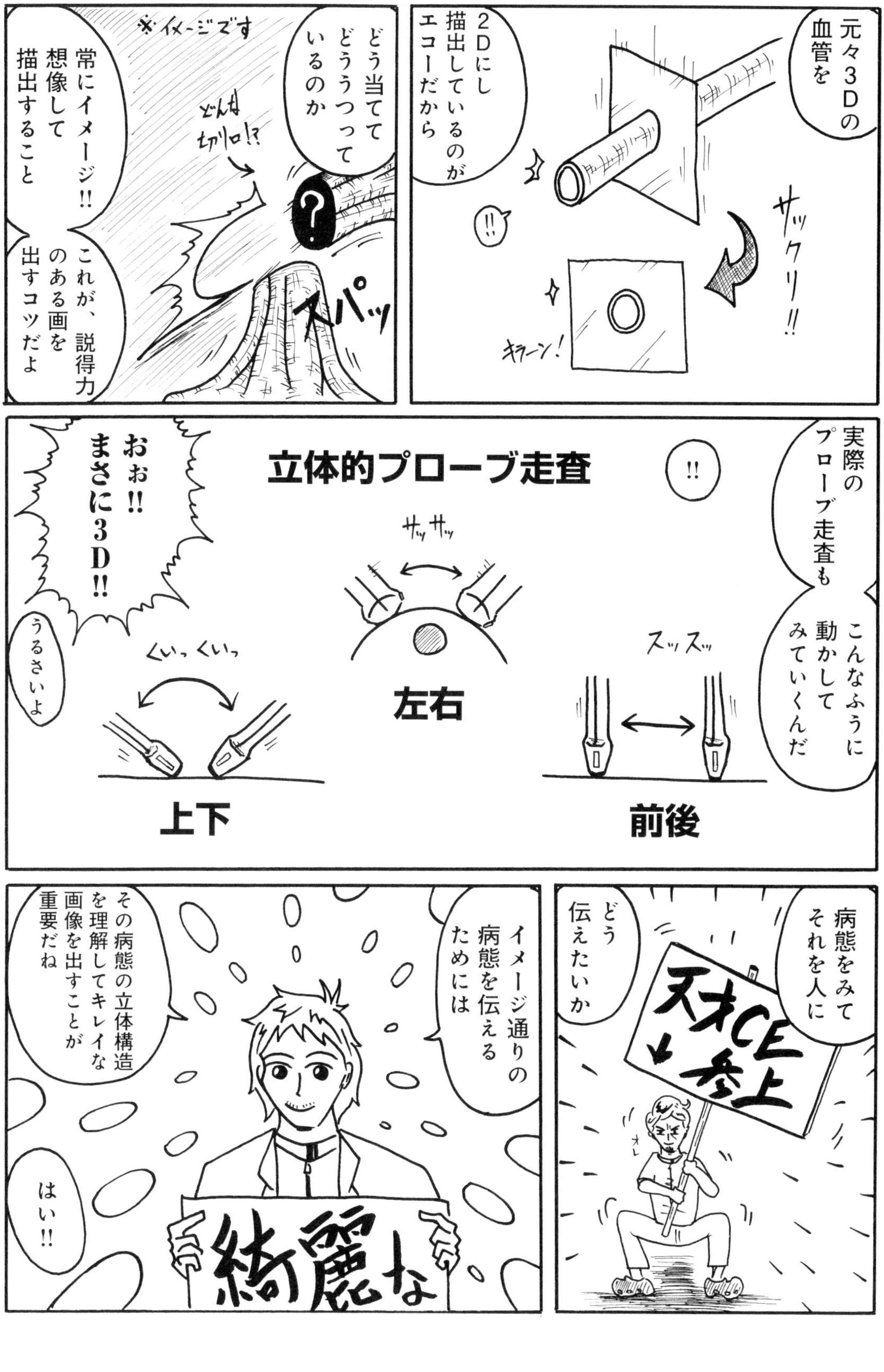
元々3Dの血管を
2Dにし描出しているのがエコーだから
!!
サックリ!!
キラーン!
どう当ててどううつっているのか
※イメージです
どんな切り口!?
スパッ
常にイメージ!!想像して描出すること
これが、説得力のある画を出すコツだよ
実際のプローブ走査も
こんなふうに動かしてみていくんだ
!!
立体的プローブ走査
サッサッ
左右
スッスッ
前後
くいっくいっ
上下
おぉ!!まさに3D!!
うるさいよ
病態をみてそれを人に
どう伝えたいか
天才CE↓参上
オレ
イメージ通りの病態を伝えるためには
その病態の立体構造を理解してキレイな画像を出すことが重要だね
はい!!
綺麗な

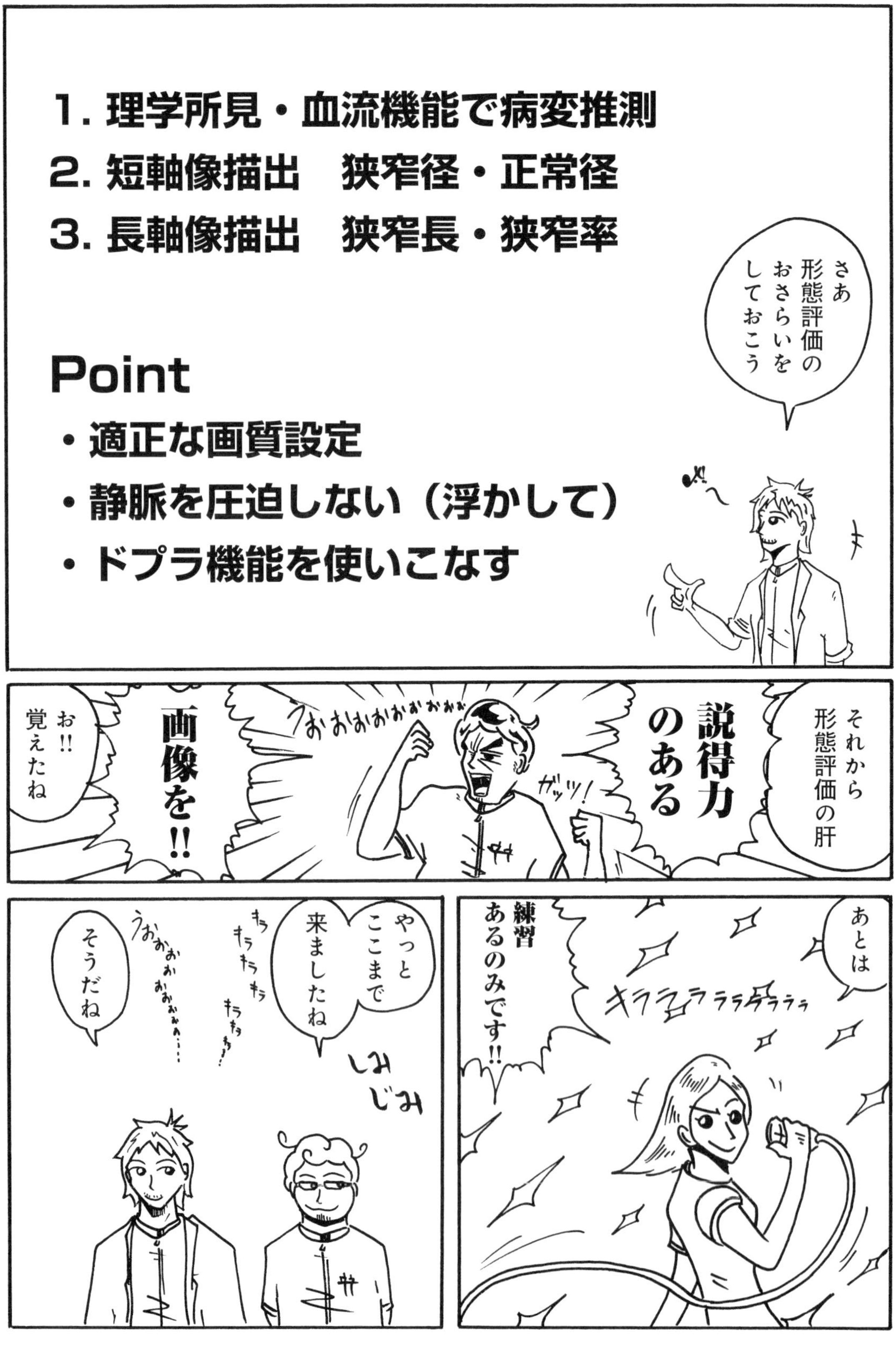
1. 理学所見・血流機能で病変推測
2. 短軸像描出　狭窄径・正常径
3. 長軸像描出　狭窄長・狭窄率
Point
・適正な画質設定
・静脈を圧迫しない（浮かして）
・ドプラ機能を使いこなす
さあ 形態評価の おさらいを しておこう
それから 形態評価の肝
説得力のある
ガッツ!
画像を!!
お!! 覚えたね
あとは
練習あるのみです!!
キララララララララ
やっと ここまで 来ましたね
しみじみ
そうだね

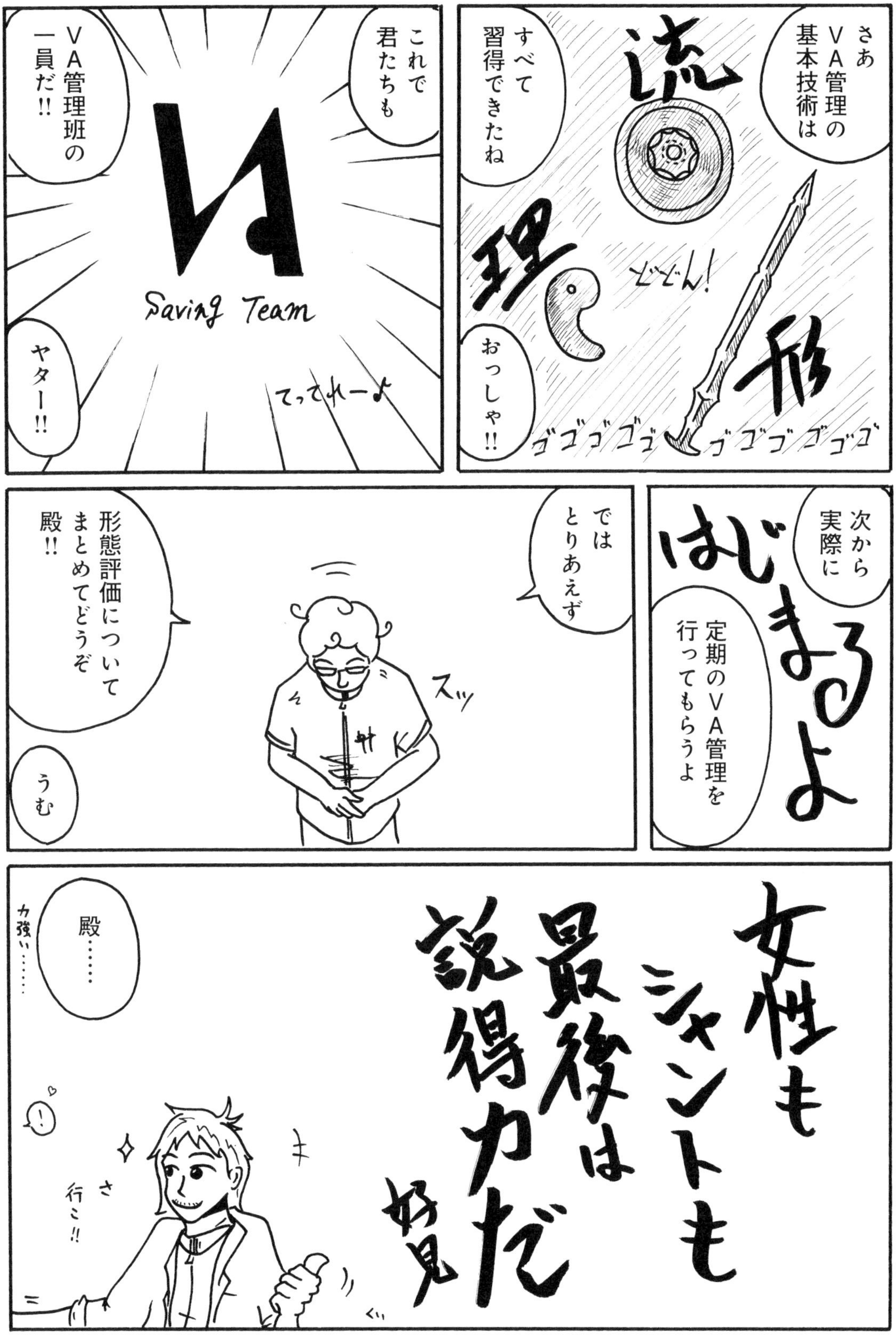

さあ VA管理の基本技術は
流
理
形
すべて習得できたね
どどん!
おっしゃ!!
ゴゴゴゴゴ ゴゴゴゴゴ
これで君たちも
VA管理班の一員だ!!
Saving Team
てってれー♪
ヤター!!
次から実際に
はじまるよ
定期のVA管理を行ってもらうよ
ではとりあえず
スッ
形態評価についてまとめてどうぞ殿!!
うむ
女性もシャントも最後は説得力だ
好見
殿……
力強い……
さ 行こ!!
くい

殿のひと言

ＶＡ管理の流れは、理学所見と血流機能評価で病変の予測を立てて、形態評価で病態を確定するということがこの章で改めて理解できたと思う。

特に狭窄部や合併症の経過を追うには、ＶＡの内部を可視化できるエコーによる形態評価が優れている。

形態評価を行ううえで注意したいのは、プローブ走査の方法と適切な画質調整だ。

形態評価を行う時は、この章で解説した様々なテクニックを駆使して、狭窄径、狭窄長、正常部径の３点を丁寧に測定していく。そして一番大事なことは、いつでも３Ｄの状態で血管をイメージしながら走査することだよ。

ＶＡ管理の流れがひとつひとつ理解できて、この章までのテクニックが身につけば、もうＶＡ管理チームの一員として一人前といえるね！

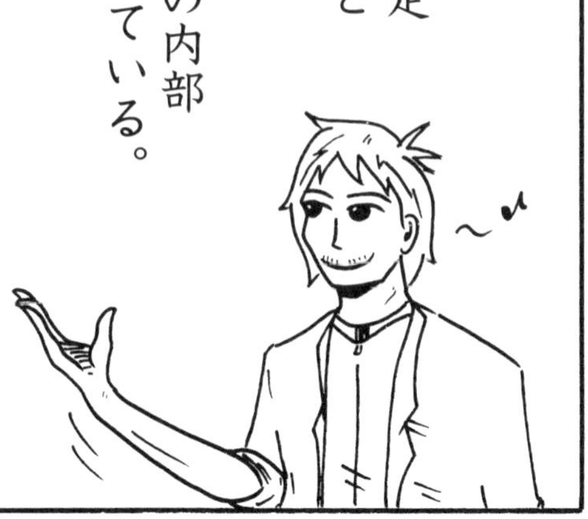

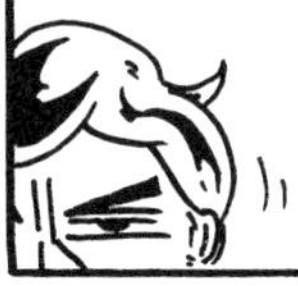

6章

透析室でのVA管理

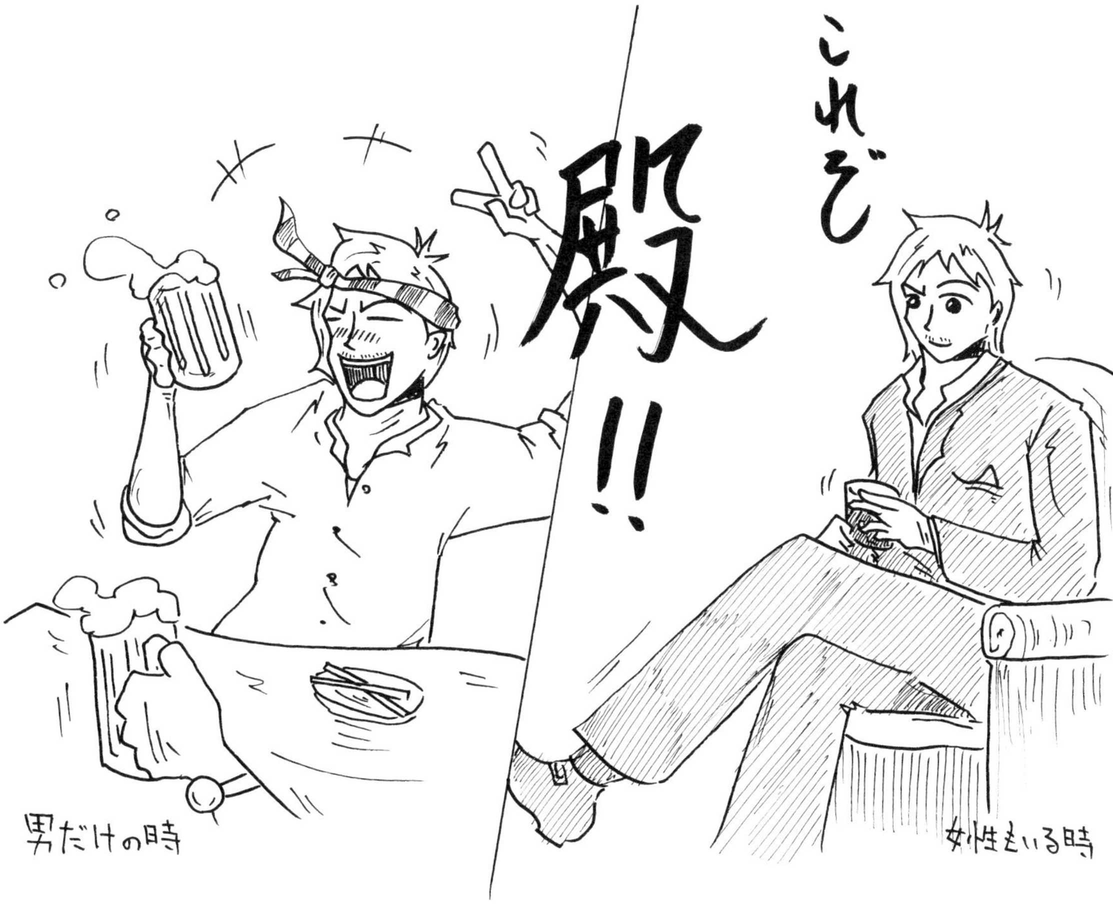

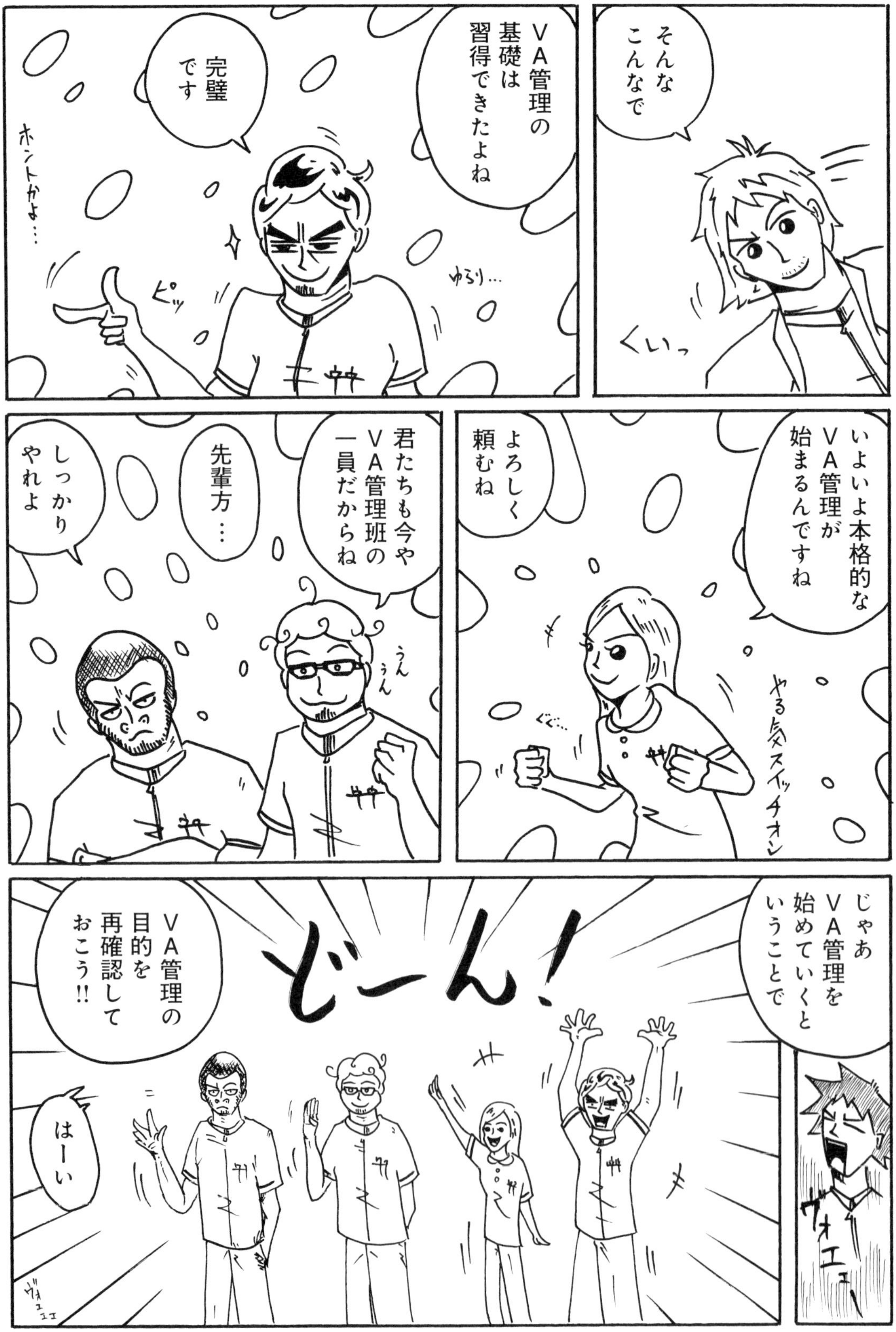
そんなこんなで
くいっ
VA管理の基礎は習得できたよね
完璧です
ホントかよ…
ゆるり…
ピッ
いよいよ本格的なVA管理が始まるんですね
よろしく頼むね
やる気スイッチオン
ぐぐ…
君たちも今やVA管理班の一員だからね
先輩方…
しっかりやれよ
うんうん
じゃあVA管理を始めていくということで
ヴォエェ
どーん!
VA管理の目的を再確認しておこう!!
はーい

VA管理の目的

どじん!

1. VAの長期開存

2. 目標とする治療条件を満たしうるかの判別

3. 適切な治療介入時期の決定

4. スタッフ間での情報共有

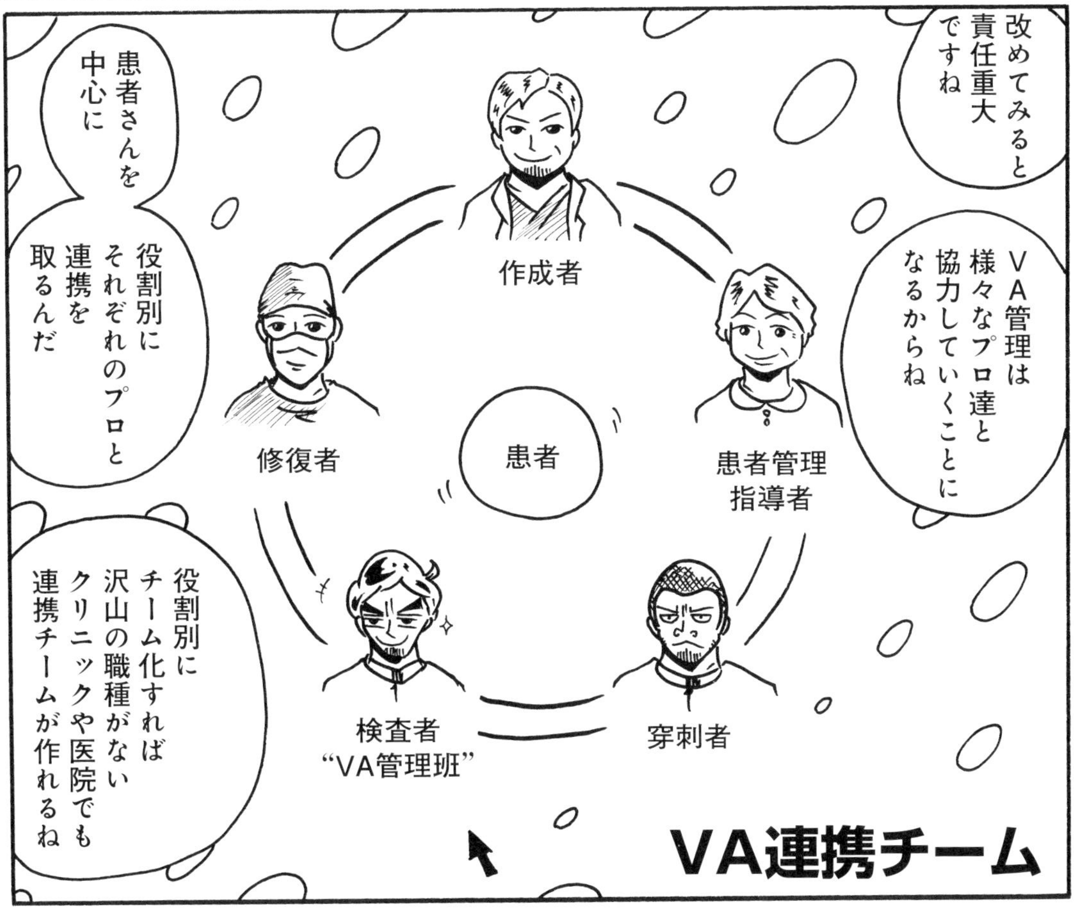

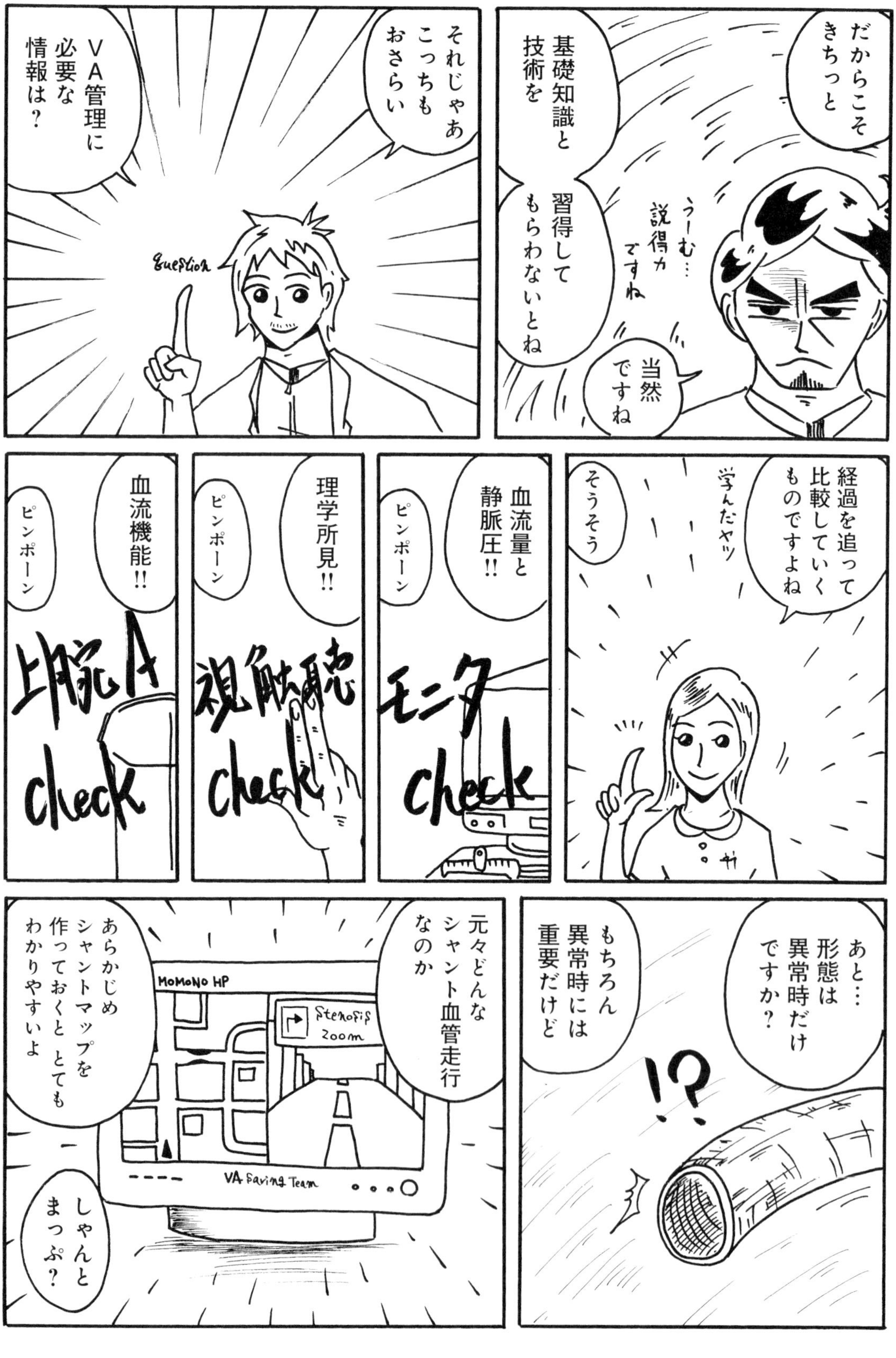
だからこそきちっと
うーむ…説得力ですね
基礎知識と技術を
習得してもらわないとね
当然ですね
それじゃあこっちもおさらい
VA管理に必要な情報は？
Question
経過を追って比較していくものですよね
学んだヤツ
そうそう
血流量と静脈圧!!
ピンポーン
モニタ
check
理学所見!!
ピンポーン
視触聴
check
血流機能!!
ピンポーン
上腕A
check
あと…形態は異常時だけですか？
もちろん異常時には重要だけど
!?
元々どんなシャント血管走行なのか
MOMONO HP
Stenosis
zoom
VA Saving Team
あらかじめシャントマップを作っておくととてもわかりやすいよ
しゃんとまっぷ？

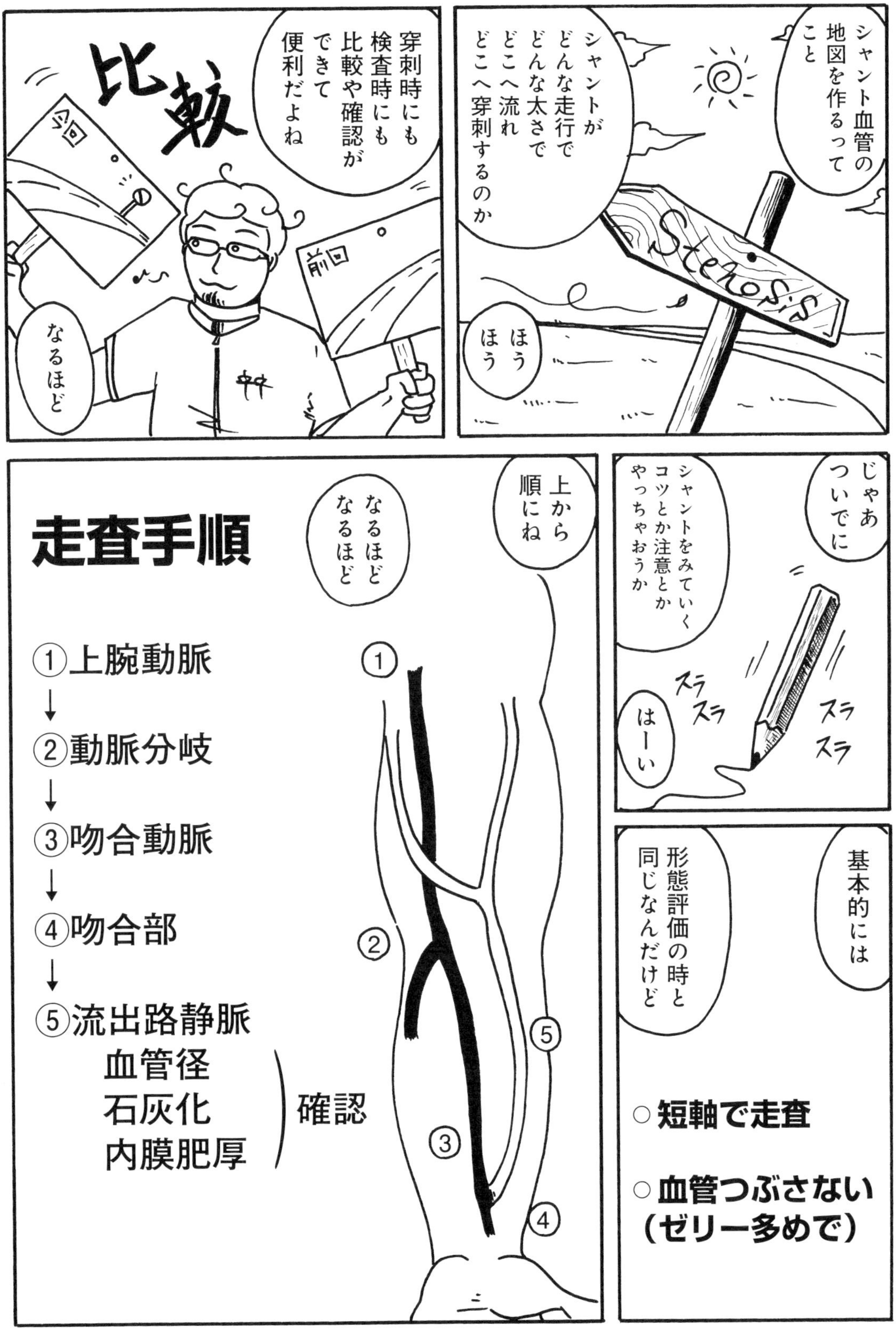
シャント血管の地図を作るってこと
シャントがどんな走行でどんな太さでどこへ流れどこへ穿刺するのか
ほうほう
Stenosis
穿刺時にも検査時にも比較や確認ができて便利だよね
比較
今回
前回
なるほど
じゃあついでに
シャントをみていくコツとか注意とかやっちゃおうか
はーい
スラスラ
スラスラ
上から順にね
なるほどなるほど
走査手順
①上腕動脈
↓
②動脈分岐
↓
③吻合動脈
↓
④吻合部
↓
⑤流出路静脈
血管径
石灰化
内膜肥厚
確認
①
②
③
④
⑤
基本的には
形態評価の時と同じなんだけど
○短軸で走査
○血管つぶさない
（ゼリー多めで）

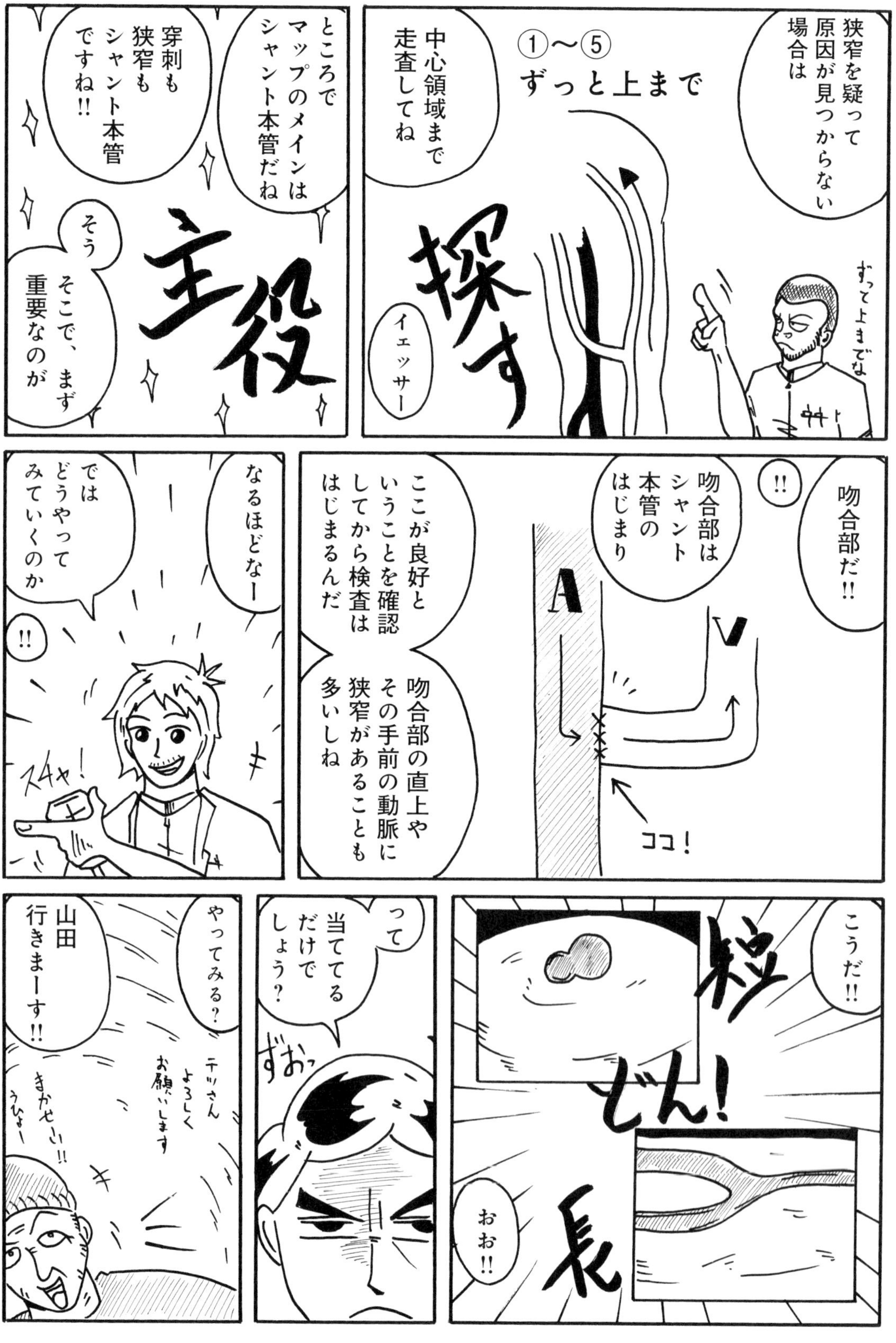
狭窄を疑って原因が見つからない場合は
ずって上までな
①〜⑤ずっと上まで
中心領域まで走査してね
探す
イェッサー
ところでマップのメインはシャント本管だね
穿刺も狭窄もシャント本管ですね!!
主役
そう
そこで、まず重要なのが
吻合部だ!!
!!
吻合部はシャント本管のはじまり
A
V
ココ!
ここが良好ということを確認してから検査ははじまるんだ
吻合部の直上やその手前の動脈に狭窄があることも多いしね
なるほどなー
ではどうやってみていくのか
!!
スチャ!
こうだ!!
縦
どん!
長
おお!!
って当ててるだけでしょう?
ずおっ
やってみる?
山田行きまーす!!
テツさんよろしくお願いします
うひょー

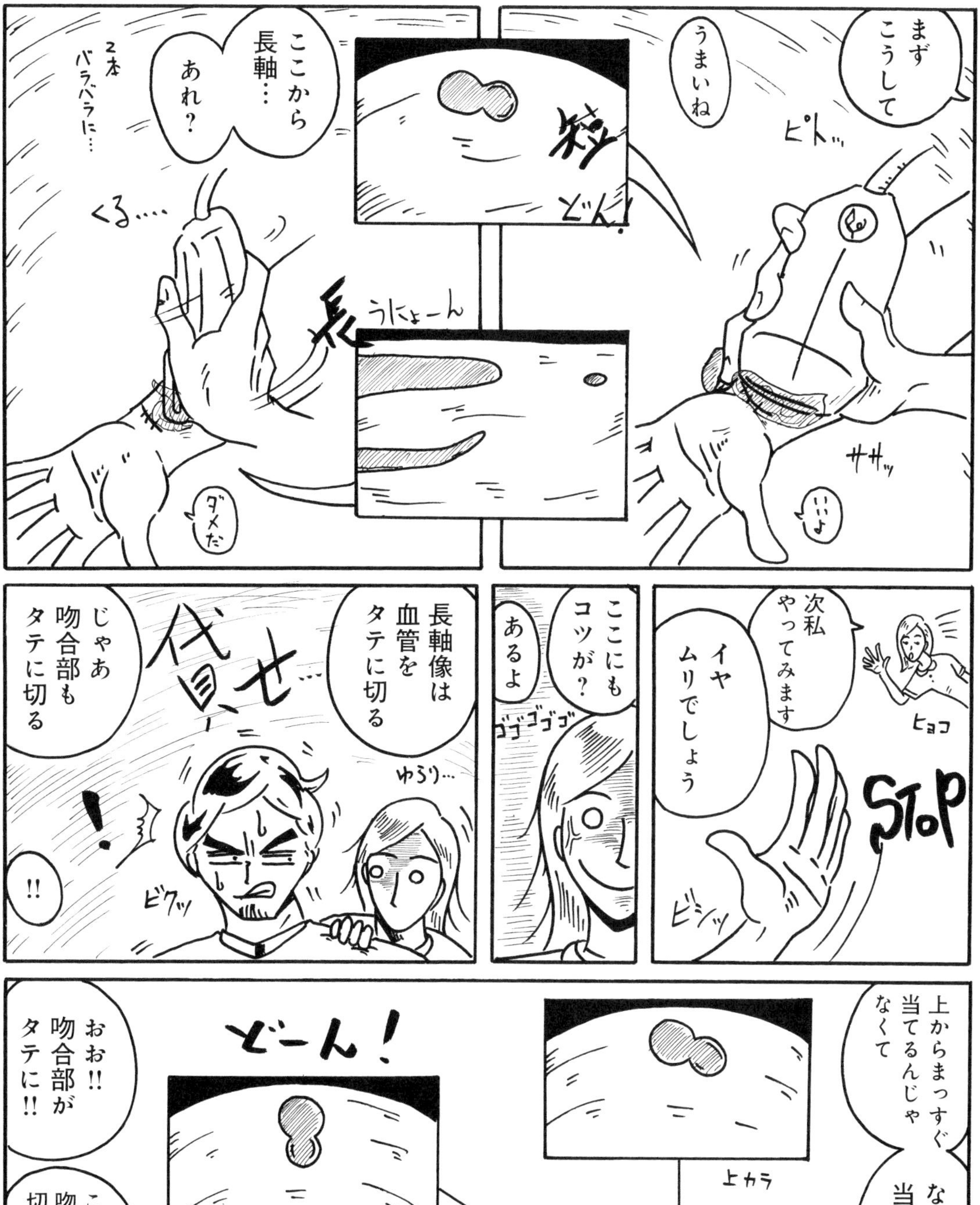
まずこうして
うまいね
ピトッ
ササッ
いいよ
短
どん!
ここから長軸…
あれ?
2本バラバラに…
長
うにょーん
くる…
ダメだ
次私やってみます
ヒョコ
イヤムリでしょう
STOP
ビシッ
ここにもコツが?
あるよ
ゴゴゴゴゴ
長軸像は血管をタテに切る
貸せ…
ゆらり…
じゃあ吻合部もタテに切る
!
!!
ビクッ
上からまっすぐ当てるんじゃなくて
ななめから当てると?
上カラ
吻合部
腕
どーん!
ナナメ カラ
おお!!吻合部がタテに!!
これで吻合部もタテに切れるでしょ?
なるほど
ユミコ行きまーす

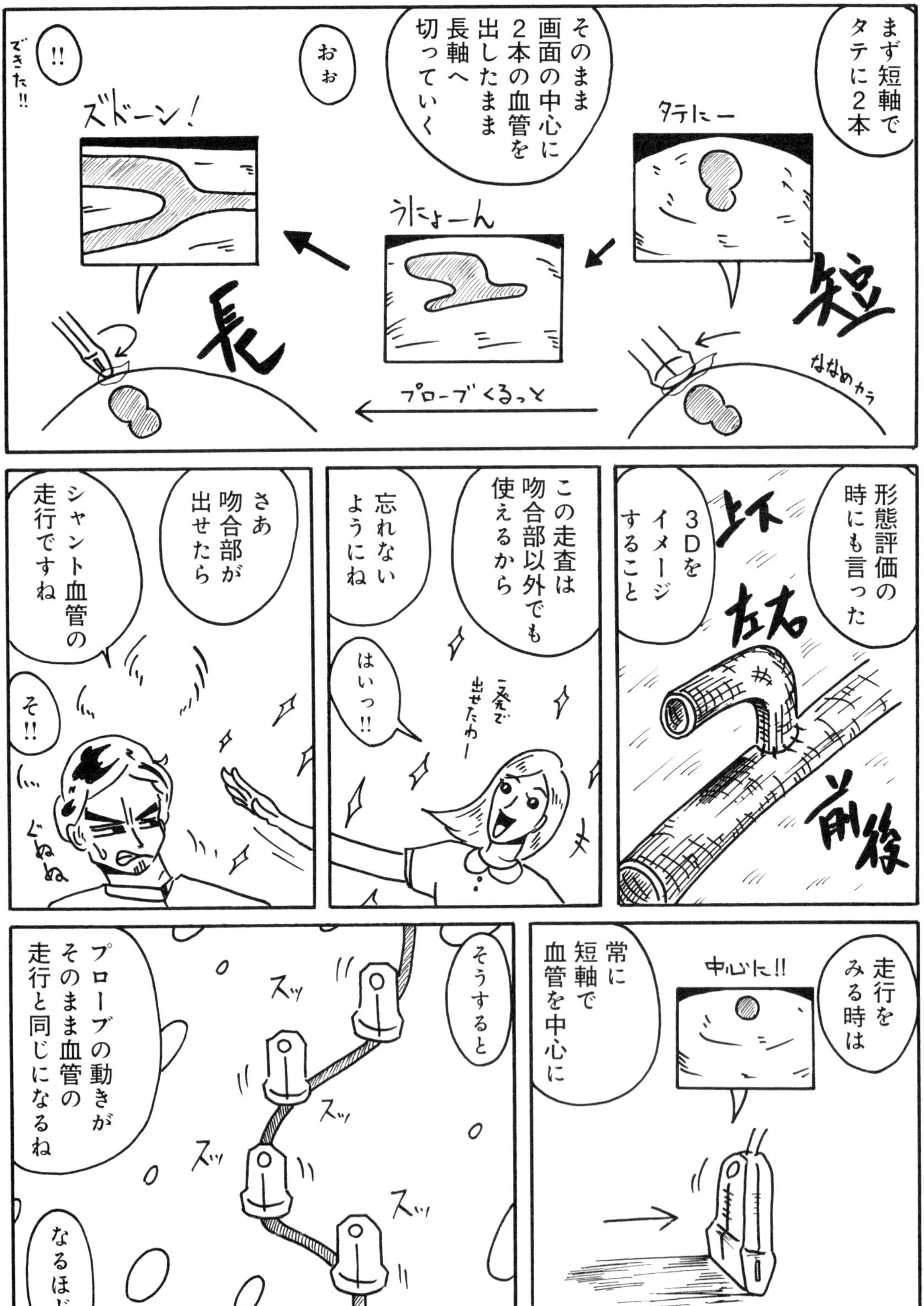
まず短軸でタテに2本
タテにー
短
ななめカラ
プローブくるっと
うにょーん
そのまま画面の中心に2本の血管を出したまま長軸へ切っていく
おぉ
ズドーン!
長
!!
できた!!
形態評価の時にも言った
3Dをイメージすること
上下
左右
前後
この走査は吻合部以外でも使えるから
忘れないようにね
はいっ!!
一発で出せたわー
さあ吻合部が出せたら
シャント血管の走行ですね
そ!!
ぐぬぬ
走行をみる時は
常に短軸で血管を中心に
中心に!!
サー
そうすると
スッ
スッ
スッ
スッ
プローブの動きがそのまま血管の走行と同じになるね
なるほど!!

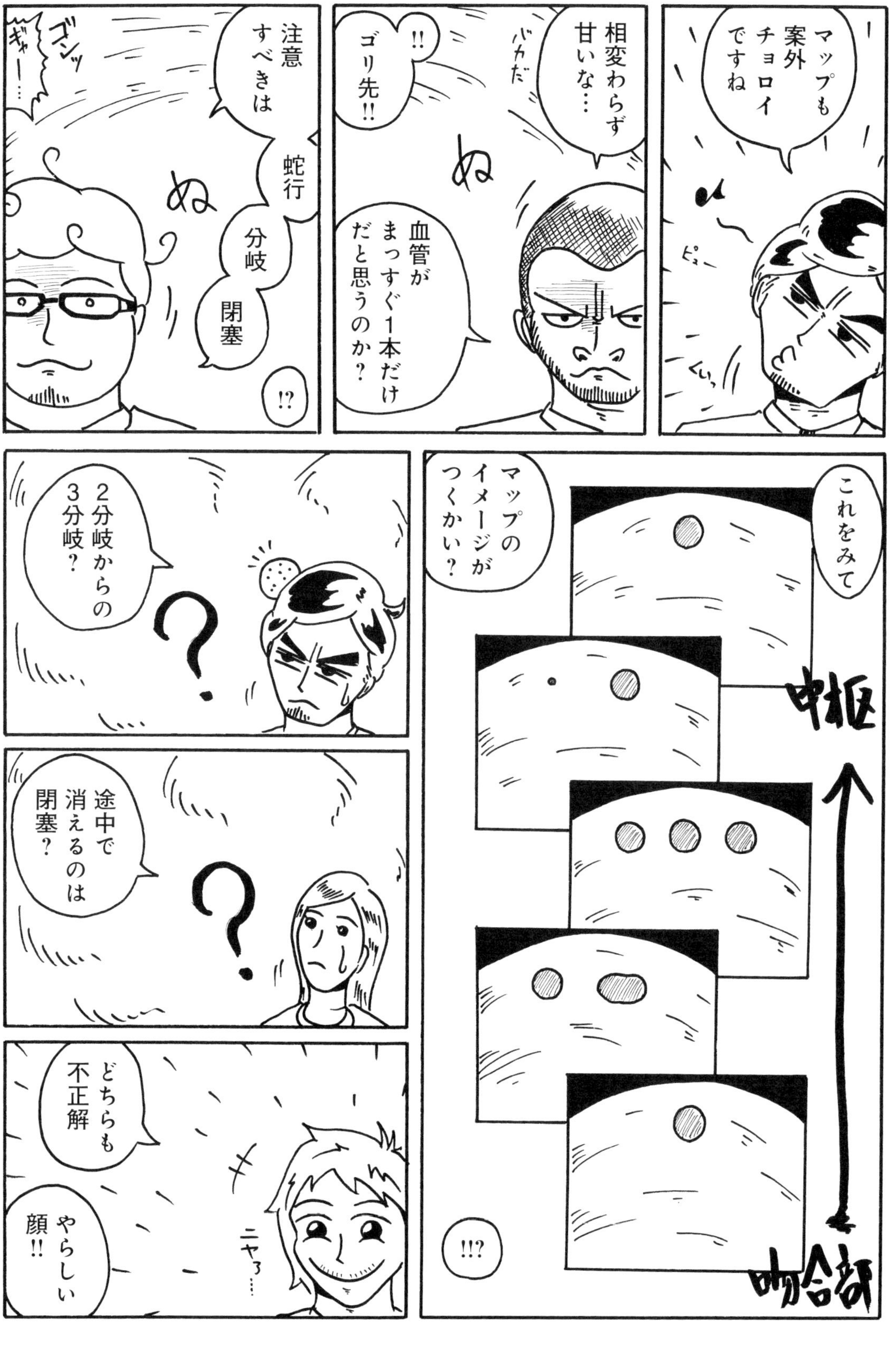
マップも案外チョロイですね
ピュ～
くいっ
相変わらず甘いな…
バカだ
ぬ
!!
ゴリ先!!
血管がまっすぐ1本だけだと思うのか?
注意すべきは
蛇行
分岐
閉塞
ぬ
ゴンッ
ギャー!…
!?
これをみて
マップのイメージがつくかい?
中枢
吻合部
!!?
2分岐からの3分岐?
途中で消えるのは閉塞?
どちらも不正解
やらしい顔!!
ニヤ～…

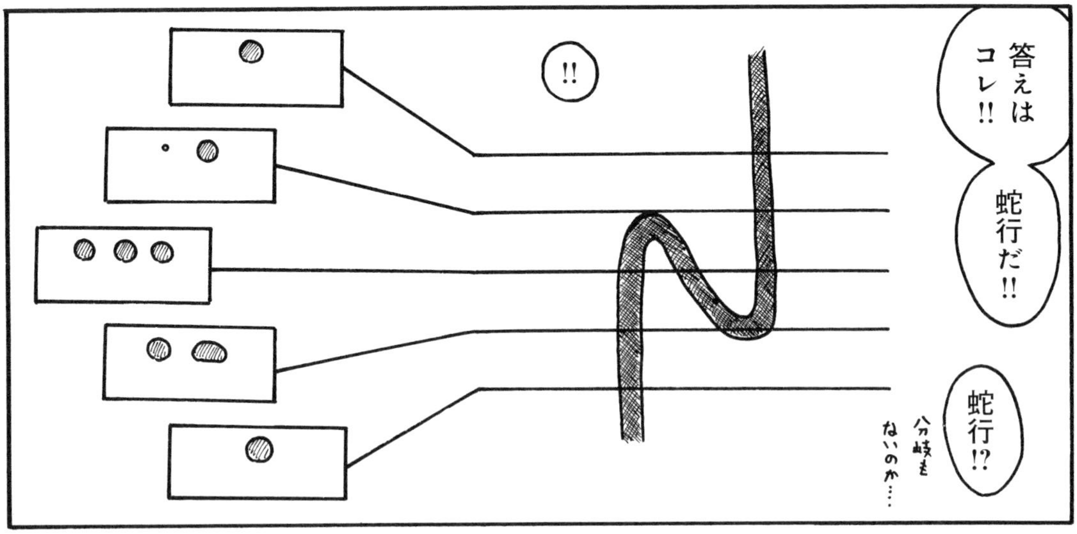
答えはコレ!!
蛇行だ!!
蛇行!?
分岐もないのか….
!!

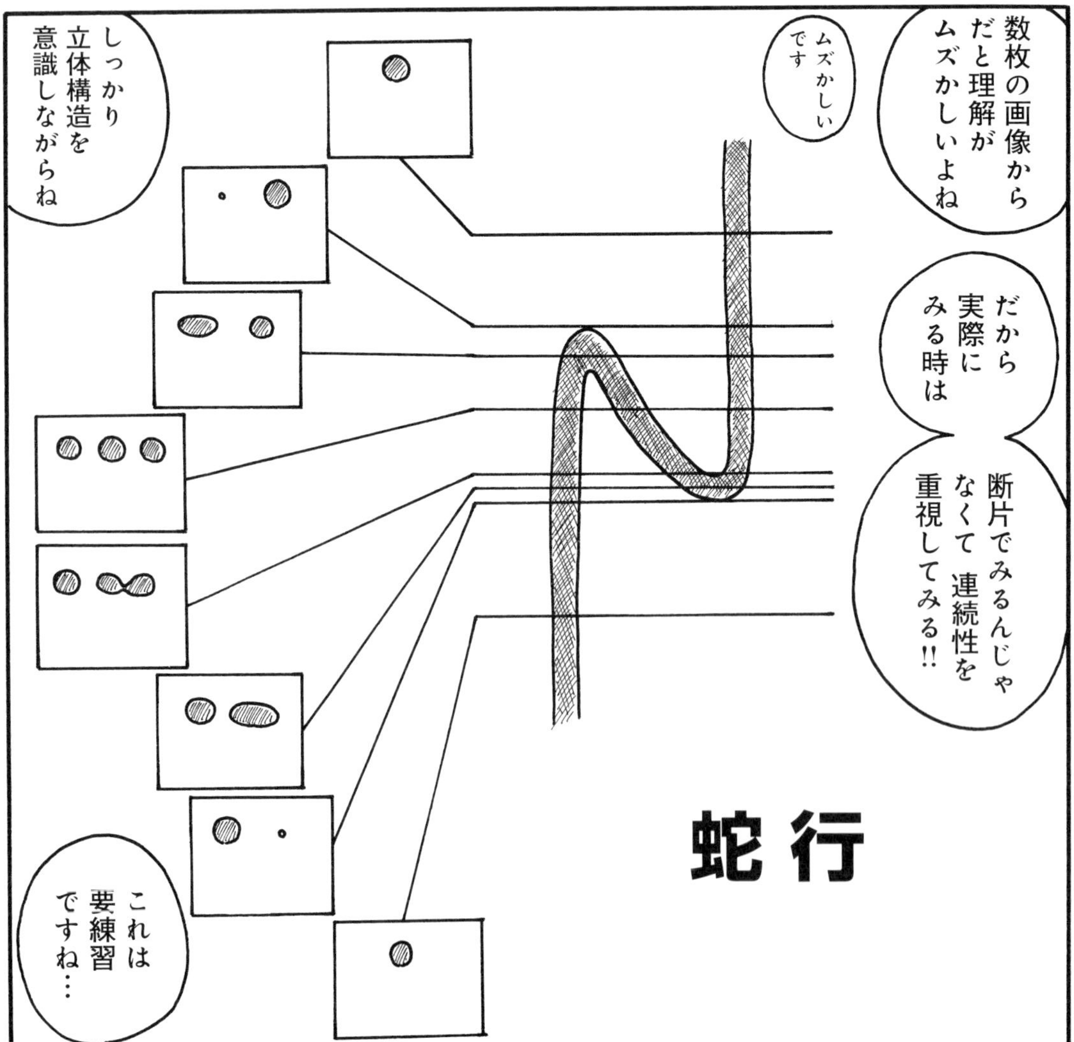
数枚の画像からだと理解がムズかしいよね
ムズかしいです
だから実際にみる時は
断片でみるんじゃなくて 連続性を重視してみる!!
しっかり立体構造を意識しながらね
蛇行
これは要練習ですね…

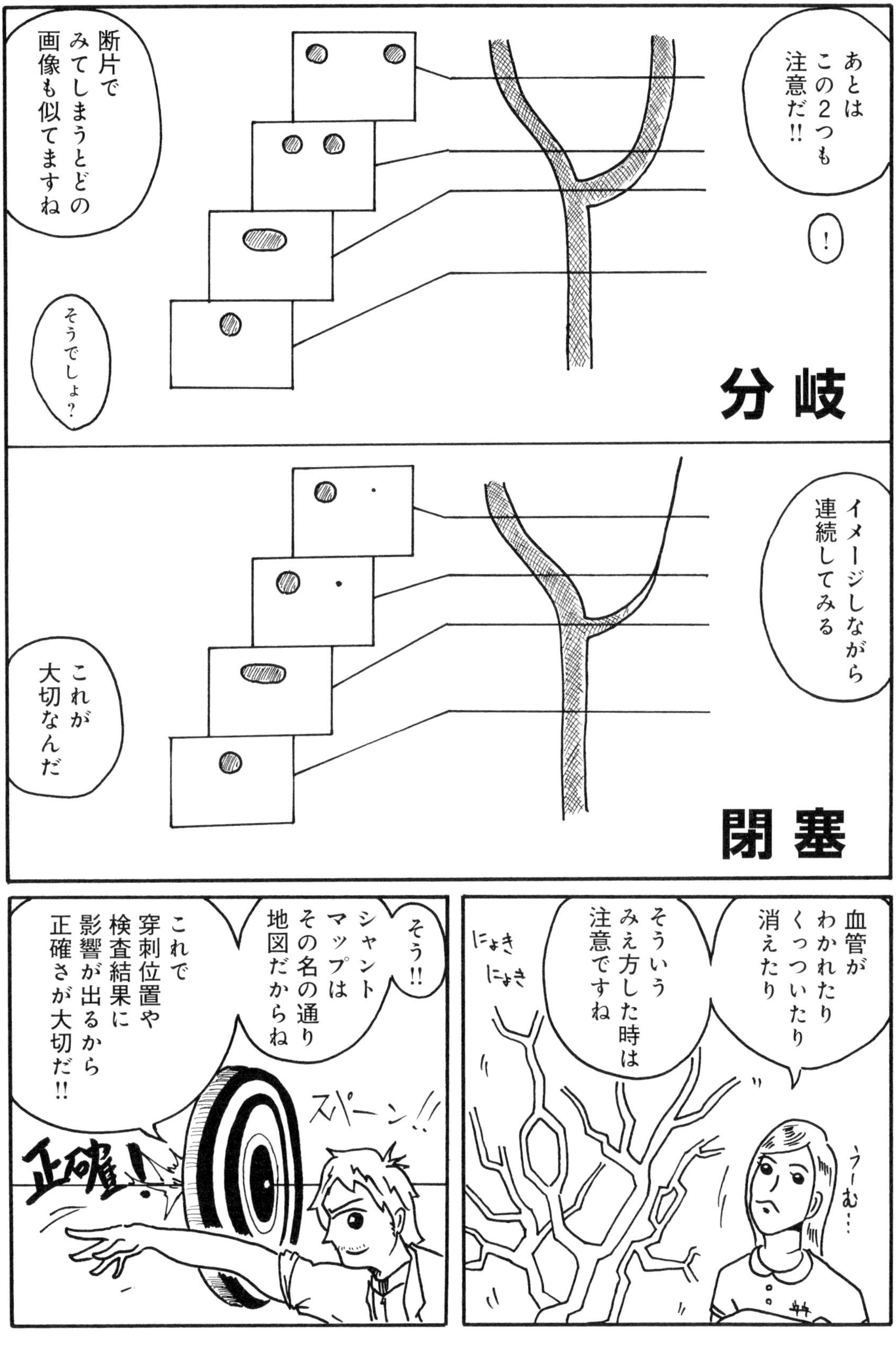

あとはこの2つも注意だ!!
!
断片でみてしまうとどの画像も似てますね
そうでしょ?
分岐
イメージしながら連続してみる
これが大切なんだ
閉塞
血管がわかれたりくっついたり消えたり
そういうみえ方した時は注意ですね
にょきにょき
うーむ…
そう!!
シャントマップはその名の通り地図だからね
これで穿刺位置や検査結果に影響が出るから正確さが大切だ!!
スパーン!!
正確!

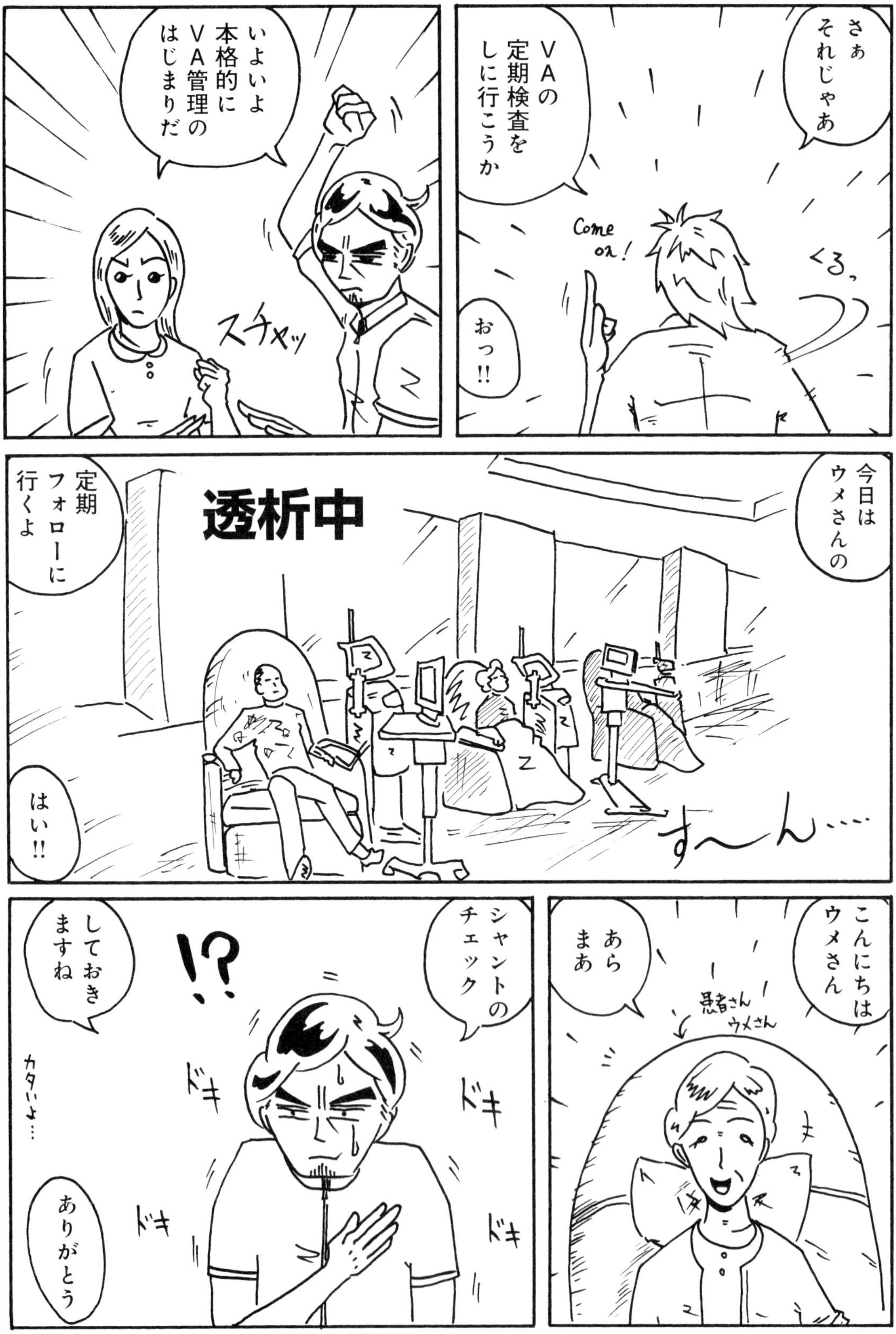
さぁ それじゃあ
VAの 定期検査を しに行こうか
くるっ
Come on!
おっ!!
いよいよ 本格的に VA管理の はじまりだ
スチャッ
今日は ウメさんの
透析中
定期 フォローに 行くよ
はい!!
す〜ん…
こんにちは ウメさん
あら まあ
患者さん ウメさん
シャントの チェック
!?
しておき ますね
ドキ
ドキ
ドキ
ドキ
カタいよ…
ありがとう

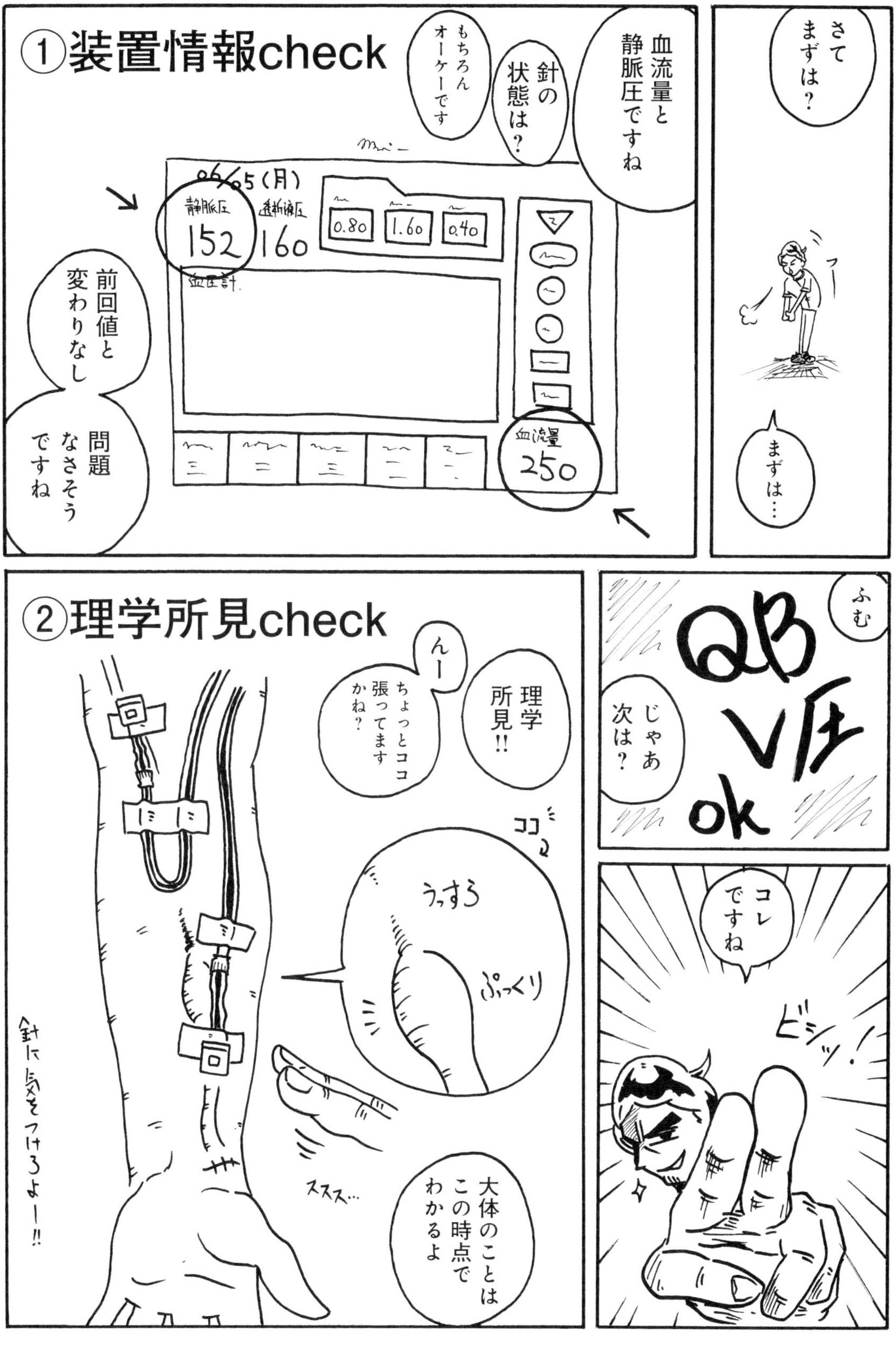
さてまずは？
フー
まずは…
①装置情報check
血流量と静脈圧ですね
針の状態は？
もちろんオーケーです
06/05(月)
静脈圧
152
透析液圧
160
0.80
1.60
0.40
血圧計
血流量
250
前回値と変わりなし
問題なさそうですね
ふむ
じゃあ次は？
QB
V圧
ok
コレですね
ビシッ！
②理学所見check
理学所見!!
んー
ちょっとココ張ってますかね？
ココ
うっすら
ぷっくり
スススッ…
大体のことはこの時点でわかるよ
針に気をつけろよー!!

③エコーによる血流機能check

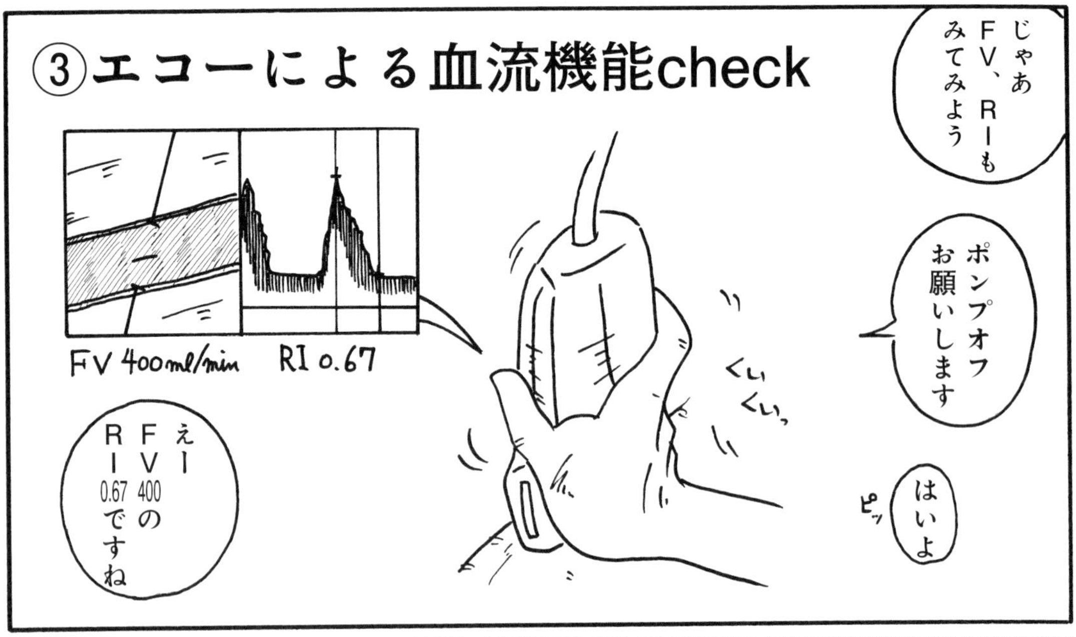

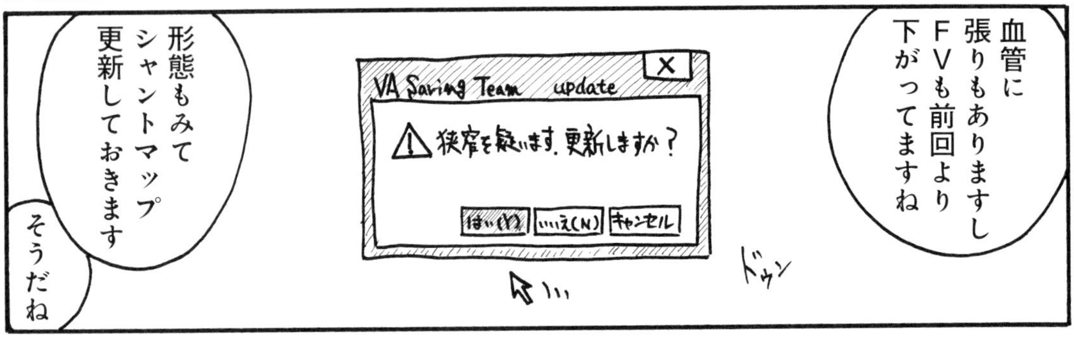

④エコーによる形態check

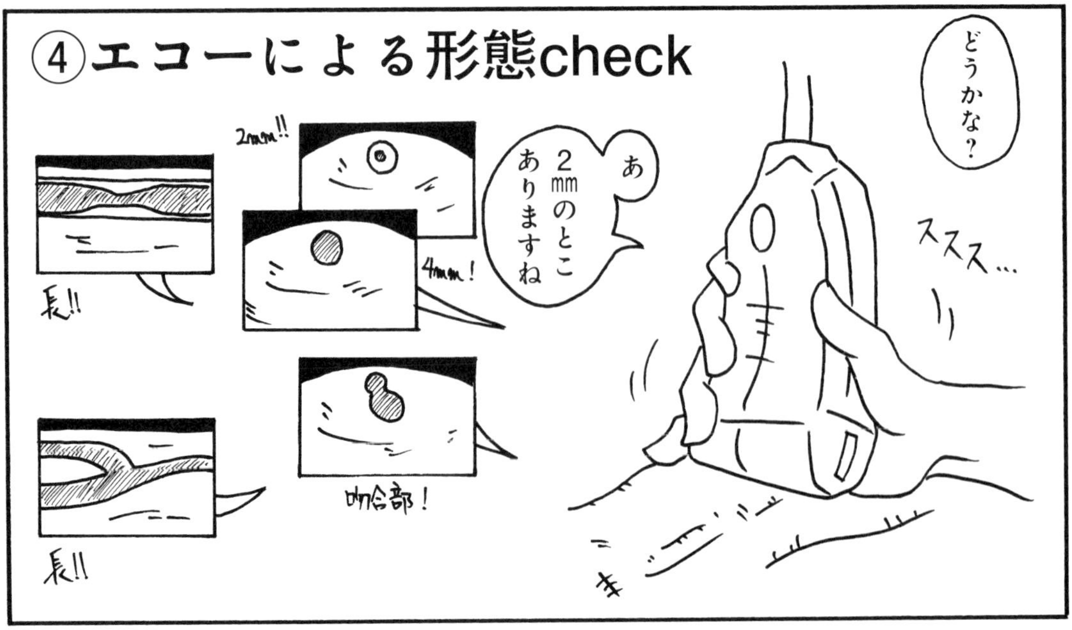

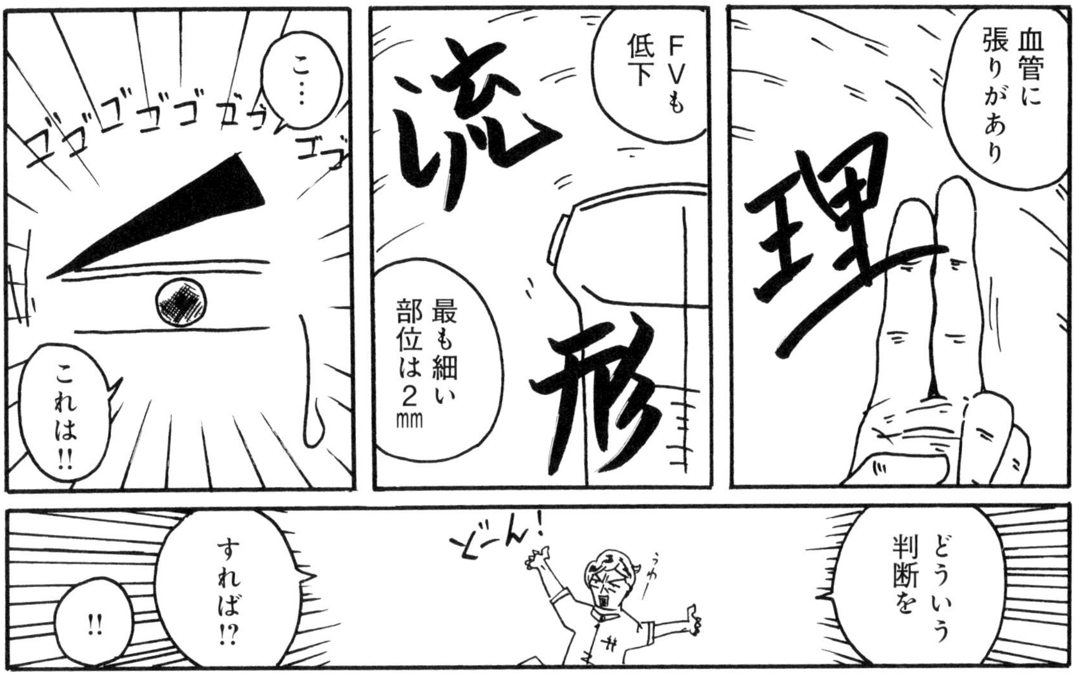
血管に張りがあり
理
FVも低下
最も細い部位は2㎜
流
形
こ…
これは!!
どういう判断を
すれば!?
!!
どーん!

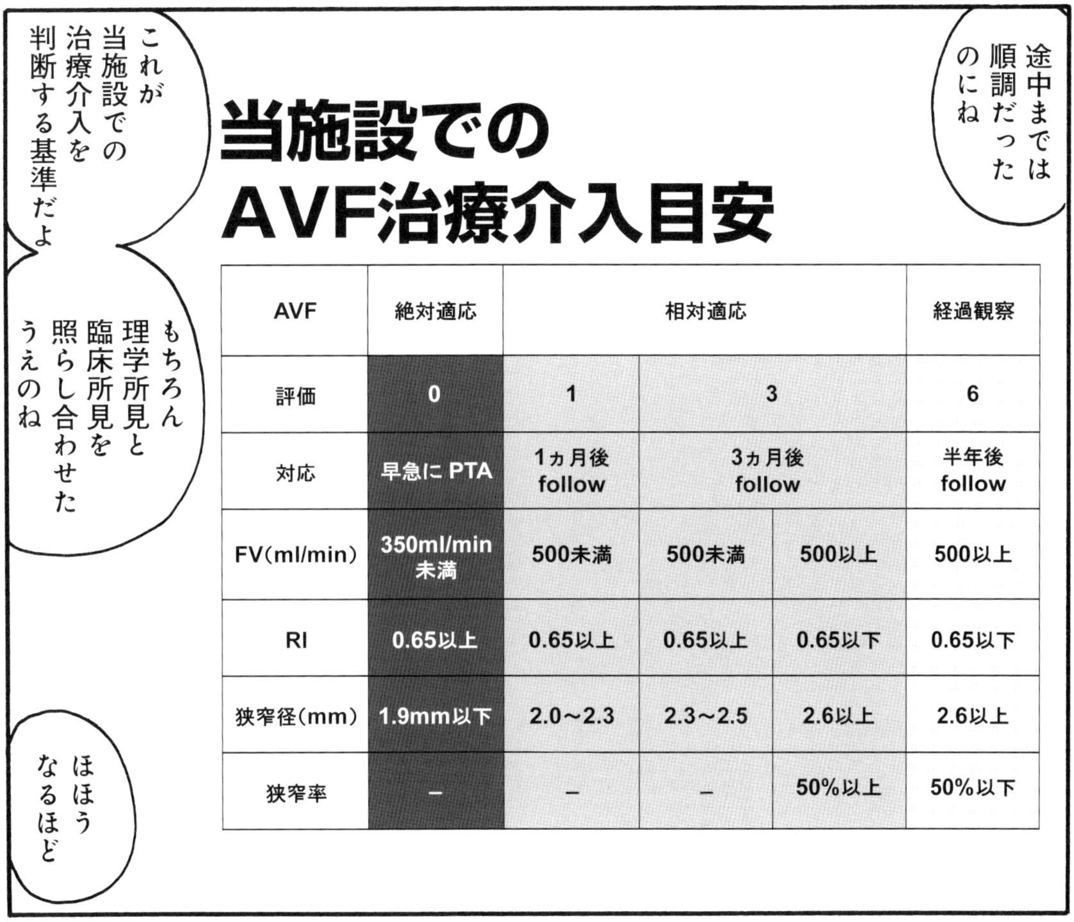
途中までは順調だったのにね
これが当施設での治療介入を判断する基準だよ
もちろん理学所見と臨床所見を照らし合わせたうえのね
ほほうなるほど

当施設での AVF治療介入目安

AVF	絶対適応	相対適応			経過観察
評価	0	1	3		6
対応	早急にPTA	1ヵ月後 follow	3ヵ月後 follow		半年後 follow
FV(ml/min)	350ml/min 未満	500未満	500未満	500以上	500以上
RI	0.65以上	0.65以上	0.65以上	0.65以下	0.65以下
狭窄径(mm)	1.9mm以下	2.0～2.3	2.3～2.5	2.6以上	2.6以上
狭窄率	–	–	–	50%以上	50%以下

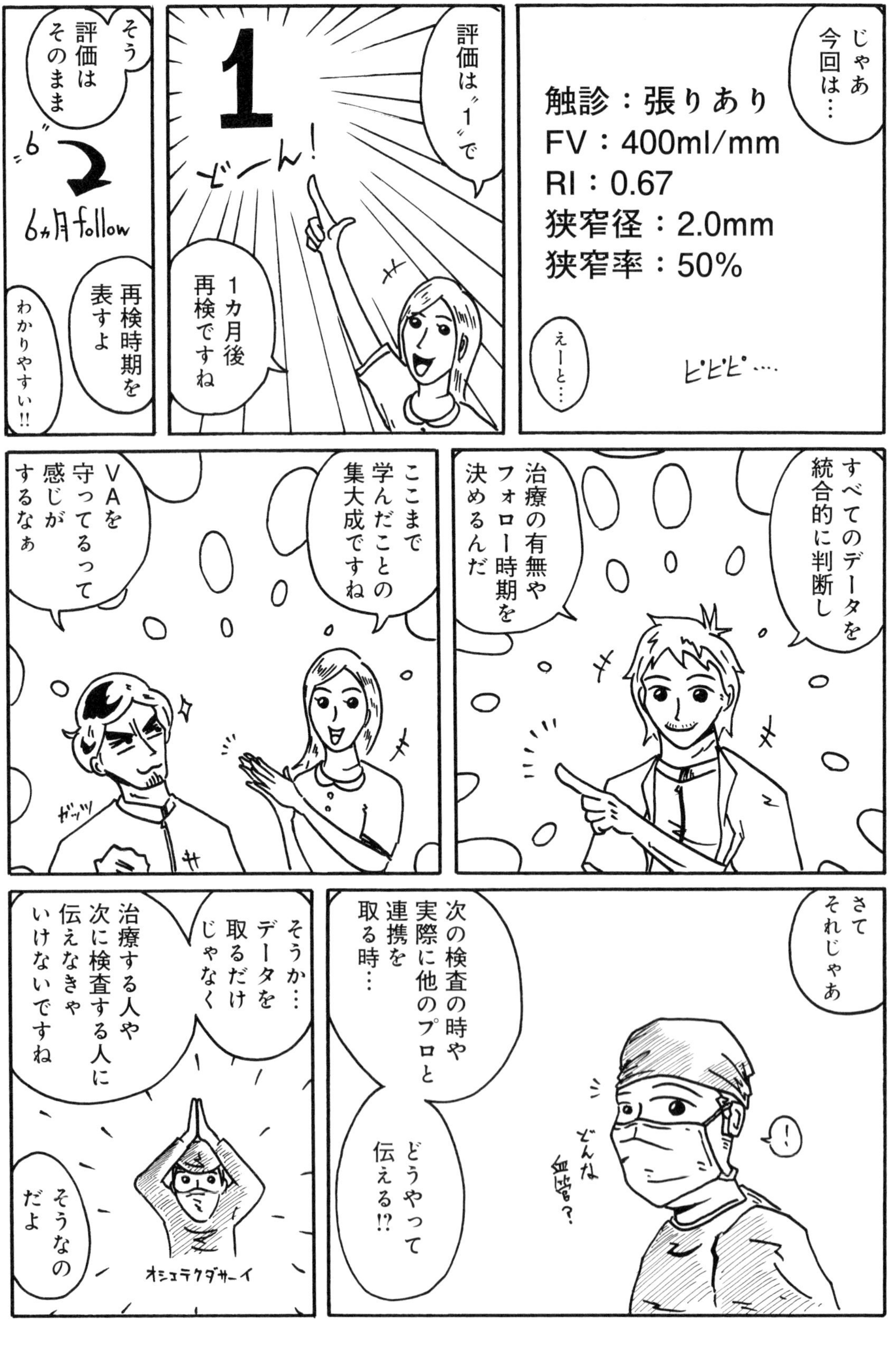

じゃあ今回は…
触診：張りあり
FV：400ml/mm
RI：0.67
狭窄径：2.0mm
狭窄率：50%
えーと…
ピピピ….
評価は〝1〟で
1
どーん!
1カ月後再検ですね
そう評価はそのまま
〝6〟
6カ月follow
再検時期を表すよ
わかりやすい!!
すべてのデータを統合的に判断し
治療の有無やフォロー時期を決めるんだ
ここまで学んだことの集大成ですね
VAを守ってるって感じがするなぁ
ガッツ
さてそれじゃあ
次の検査の時や実際に他のプロと連携を取る時…
どうやって伝える⁉
!
どんな血管？
そうか…データを取るだけじゃなく
治療する人や次に検査する人に伝えなきゃいけないですね
そうなのだよ
オシエテクダサーイ

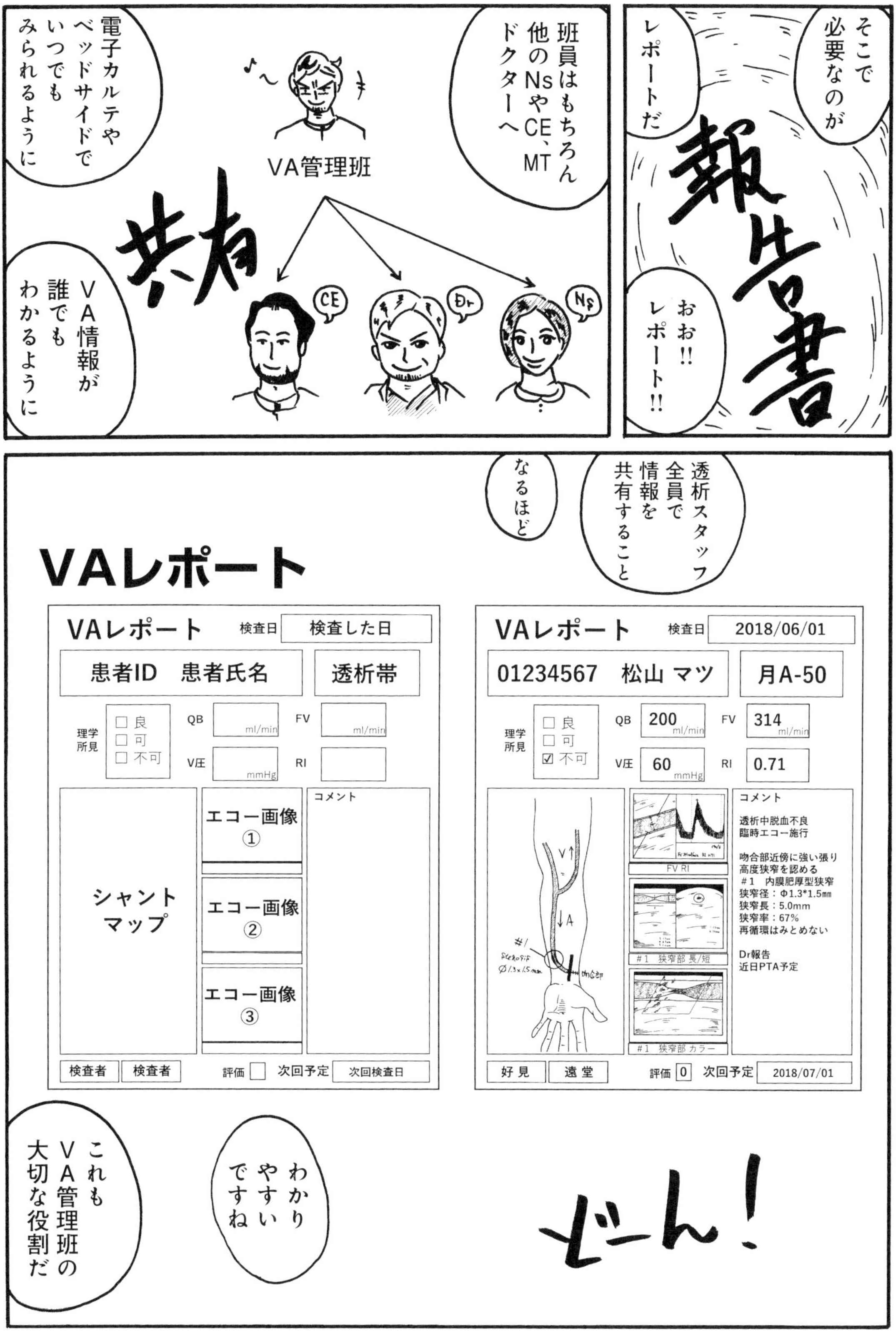
そこで必要なのがレポートだ
報告書
おお!! レポート!!
班員はもちろん他のNsやCE、MTドクターへ
VA管理班
電子カルテやベッドサイドでいつでもみられるように
共有
VA情報が誰でもわかるように
CE
Dr
Ns
透析スタッフ全員で情報を共有すること
なるほど
VAレポート
VAレポート 検査日 検査した日
患者ID 患者氏名
透析帯
理学所見 □良 □可 □不可
QB ml/min
FV ml/min
V圧 mmHg
RI
シャントマップ
エコー画像①
エコー画像②
エコー画像③
コメント
検査者 検査者
評価 次回予定 次回検査日
VAレポート 検査日 2018/06/01
01234567 松山 マツ
月A-50
理学所見 □良 □可 ☑不可
QB 200 ml/min
FV 314 ml/min
V圧 60 mmHg
RI 0.71
V↑
↓A
#1 stenosis Ø1.3×1.5mm
吻合部
FV RI
#1 狭窄部 長/短
#1 狭窄部 カラー
コメント
透析中脱血不良
臨時エコー施行
吻合部近傍に強い張り
高度狭窄を認める
#1 内膜肥厚型狭窄
狭窄径：Φ1.3*1.5㎜
狭窄長：5.0mm
狭窄率：67%
再循環はみとめない
Dr報告
近日PTA予定
好見 遠堂
評価 0 次回予定 2018/07/01
これもVA管理班の大切な役割だ
わかりやすいですね
どーん!

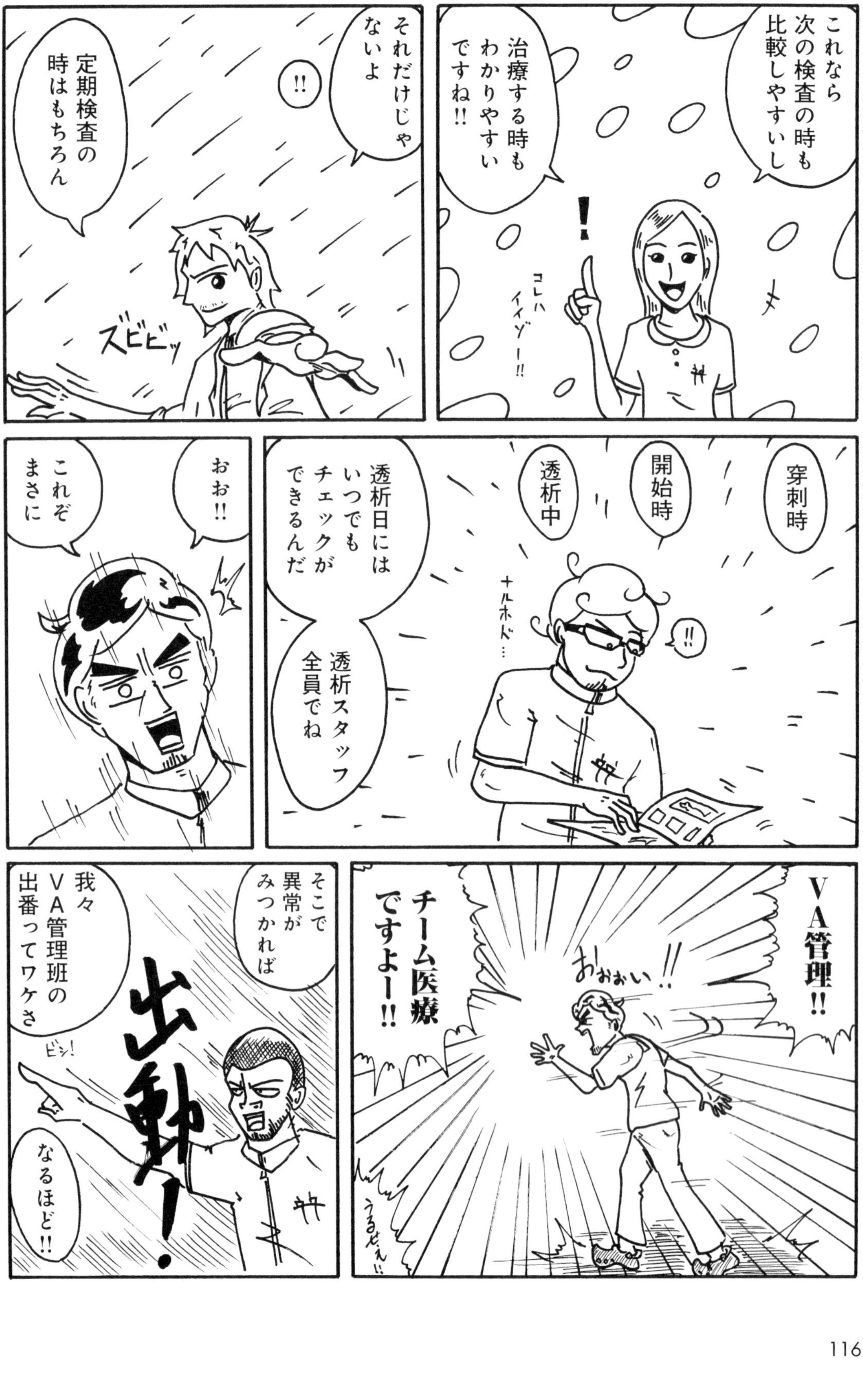
これなら次の検査の時も比較しやすいし
治療する時もわかりやすいですね!!
!
コレハイイゾー!!
それだけじゃないよ
!!
定期検査の時はもちろん
ズビビッ
穿刺時
開始時
透析中
透析日にはいつでもチェックができるんだ
透析スタッフ全員でね
!!
ナルホド…
おお!!
これぞまさに
VA管理!!
チーム医療ですよー!!
おおおい!!
うるせえ!!
そこで異常がみつかれば
我々VA管理班の出番ってワケさ
出動!
ビシ!
なるほど!!

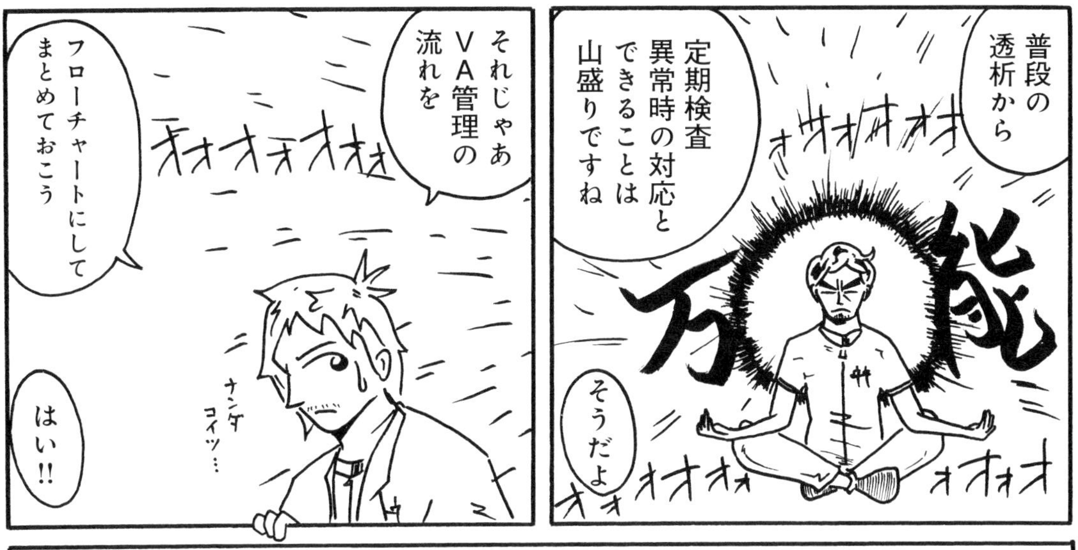
普段の透析から
定期検査 異常時の対応と できることは 山盛りですね
万能
そうだよ
それじゃあ VA管理の 流れを
フローチャートにして まとめておこう
はい!!
ナンダ コイツ…

VA管理フローチャート

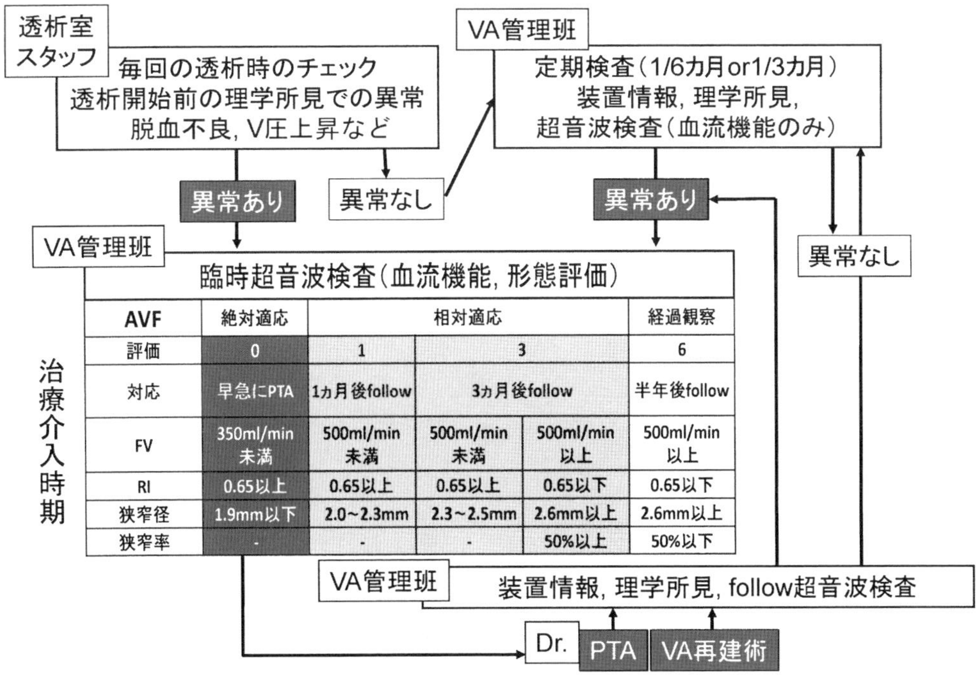

AVF	絶対適応	相対適応			経過観察
評価	0	1	3		6
対応	早急にPTA	1ヵ月後follow	3ヵ月後follow		半年後follow
FV	350ml/min未満	500ml/min未満	500ml/min未満	500ml/min以上	500ml/min以上
RI	0.65以上	0.65以上	0.65以上	0.65以下	0.65以下
狭窄径	1.9mm以下	2.0～2.3mm	2.3～2.5mm	2.6mm以上	2.6mm以上
狭窄率	-	-	-	50%以上	50%以下

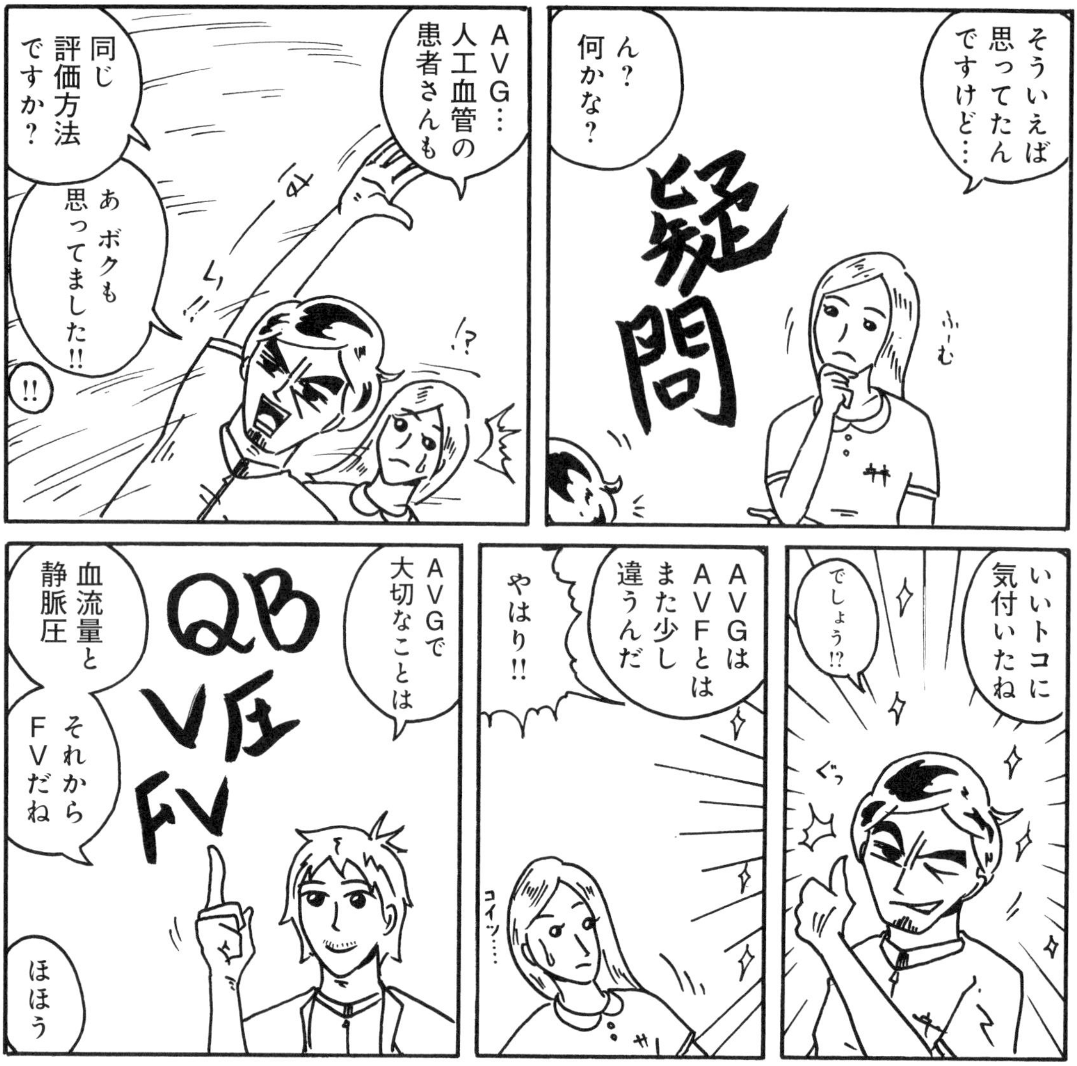
そういえば思ってたんですけど…
ん？何かな？
疑問
ふーむ
AVG…人工血管の患者さんも
同じ評価方法ですか？
あ ボクも思ってました!!
!?
!!
いいトコに気付いたね
でしょう!?
ぐっ
AVGはAVFとはまた少し違うんだ
やはり!!
コイツ……
AVGで大切なことは
QB
V圧
FV
血流量と静脈圧
それからFVだね
ほほう

当施設でのAVG治療介入目安

AVG	絶対適応	相対適応	経過観察
評価	0	1	6
対応	早急にPTA	1ヵ月後follow	半年後follow
FV	400ml/min以下	400～600ml/min	600ml/min以上
	状態の良い時と比べ30%以下	状態の良い時と比べ30～50%	状態の良い時と比べ50%以上
静脈圧（QB200換算）	180mmHg以上	160mmHg以上	160mmHg以下
	状態の良い時と比べ50%以上上昇	状態の良い時と比べ30～50%上昇	状態の良い時と比べ30%以下

確かに少し違いますね

形態はみないのかな？

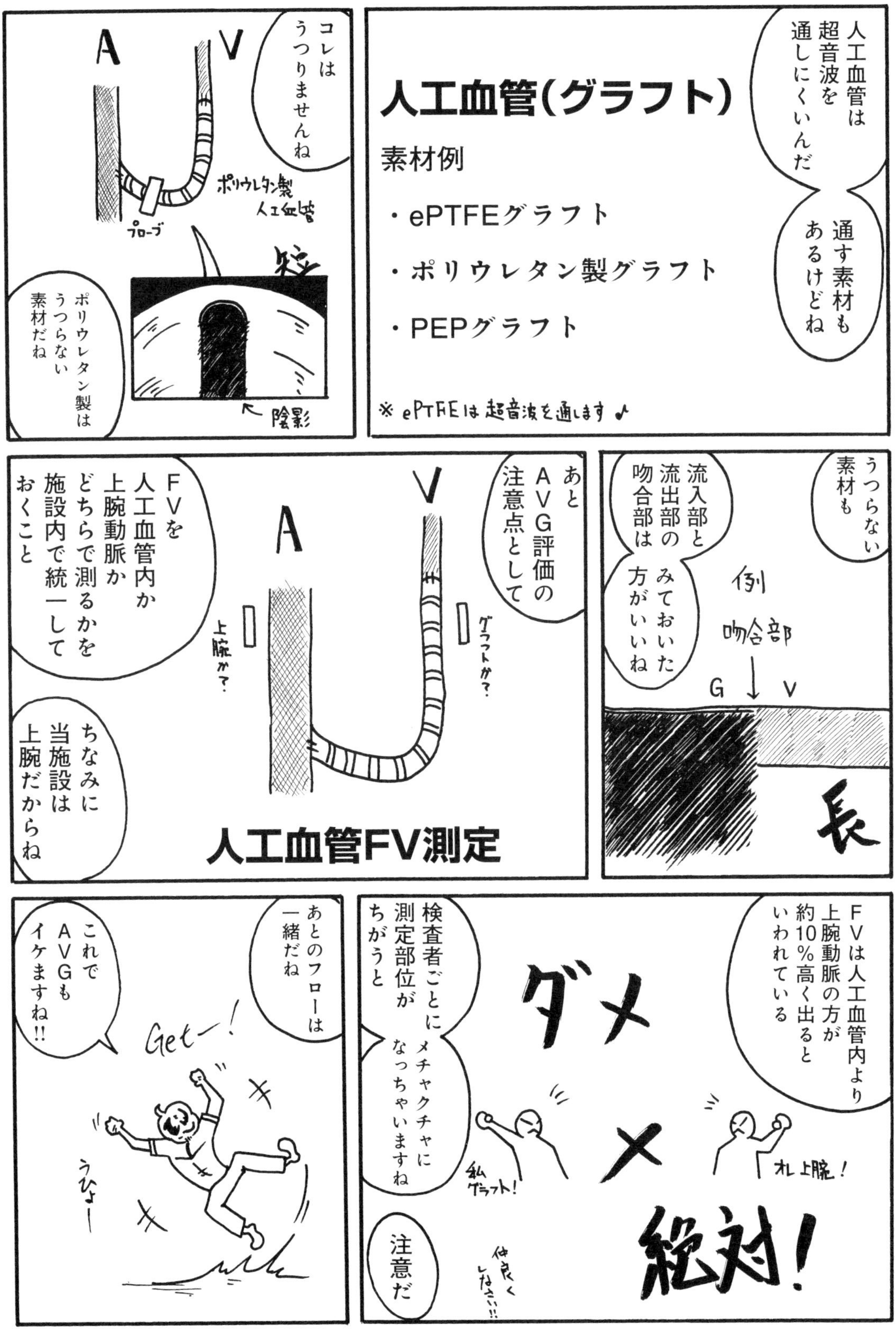

人工血管は超音波を通しにくいんだ
通す素材もあるけどね
人工血管(グラフト)
素材例
・ePTFEグラフト
・ポリウレタン製グラフト
・PEPグラフト
※ ePTFEは超音波を通します♪
コレはうつりませんね
A
V
ポリウレタン製人工血管
プローブ
縦
ポリウレタン製はうつらない素材だね
陰影
うつらない素材も
流入部と流出部の吻合部は
みておいた方がいいね
例
吻合部
G
V
長
あとAVG評価の注意点として
FVを人工血管内か上腕動脈かどちらで測るかを施設内で統一しておくこと
A
V
グラフトか?
上腕か?
ちなみに当施設は上腕だからね
人工血管FV測定
FVは人工血管内より上腕動脈の方が約10%高く出るといわれている
検査者ごとに測定部位がちがうと
メチャクチャになっちゃいますね
ダメ
オレ上腕!
×
私グラフト!
絶対!
仲良くしなさい!!
注意だ
あとのフローは一緒だね
これでAVGもイケますね!!
Get—!
うひょー

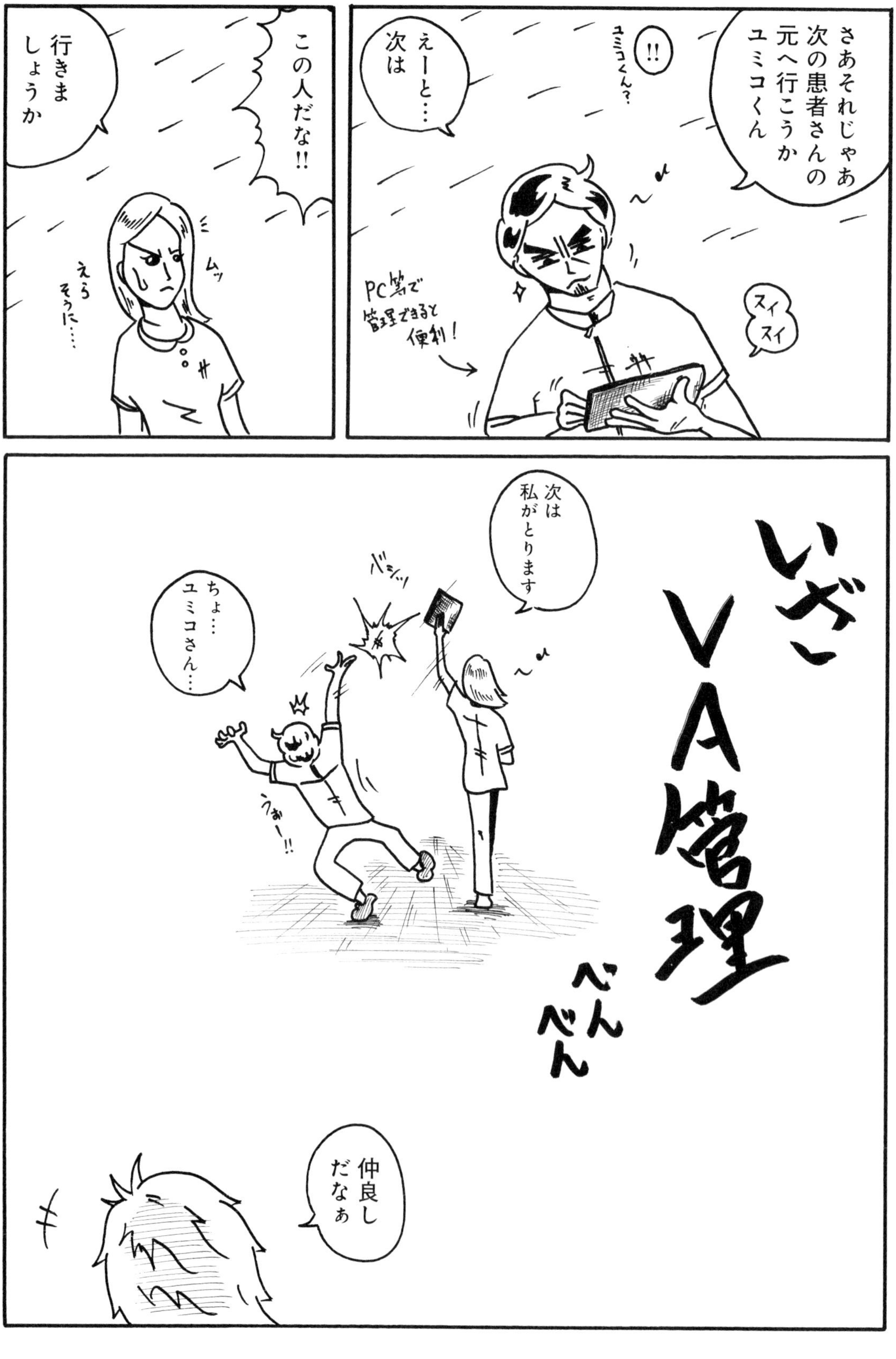
さあそれじゃあ次の患者さんの元へ行こうかユミコくん
!!
ユミコくん?
えーと…次は
スイスイ
PC等で管理できると便利!
この人だな!!
行きましょうか
ムッ
えらそうに……
いざVA管理
べんべん
次は私がとります
バシッ
ちょ…ユミコさん…
うぉー!!
仲良しだなぁ

殿のひと言

ここまでくると、透析現場で行うエコーを用いたVA管理の大筋の流れが、総論的にも各論的にも理解できたんじゃないかな。

エコーを用いることで、VAの長期開存や治療介入時期の決定といった、VA管理の本来の目的を効率的に達成することができるよね。

VA管理の治療適応基準や定期管理のフローチャートは、各施設で独自のものを作り上げていけば良いと思うけど、この章で示した方法をそのまま採用しても大丈夫だよ！

さあ、いよいよ大詰めだ！
最後の章で、もう一度、透析室で行うエコーを用いたVA管理について頭を整理しなおして、実践へ向けての歩みを進めよう。

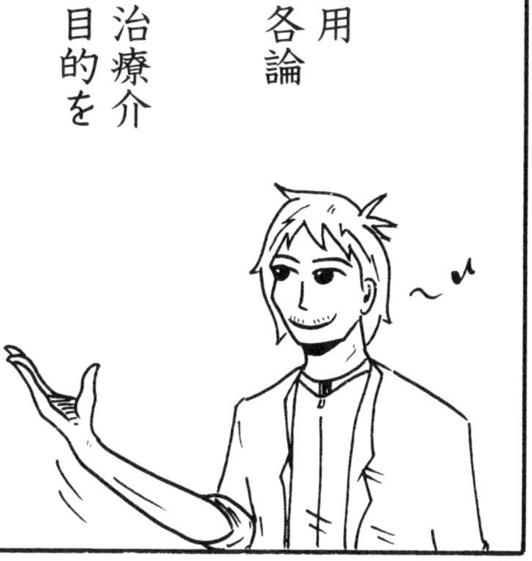

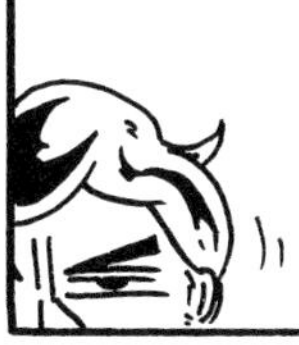

7章

VA管理 その先へ

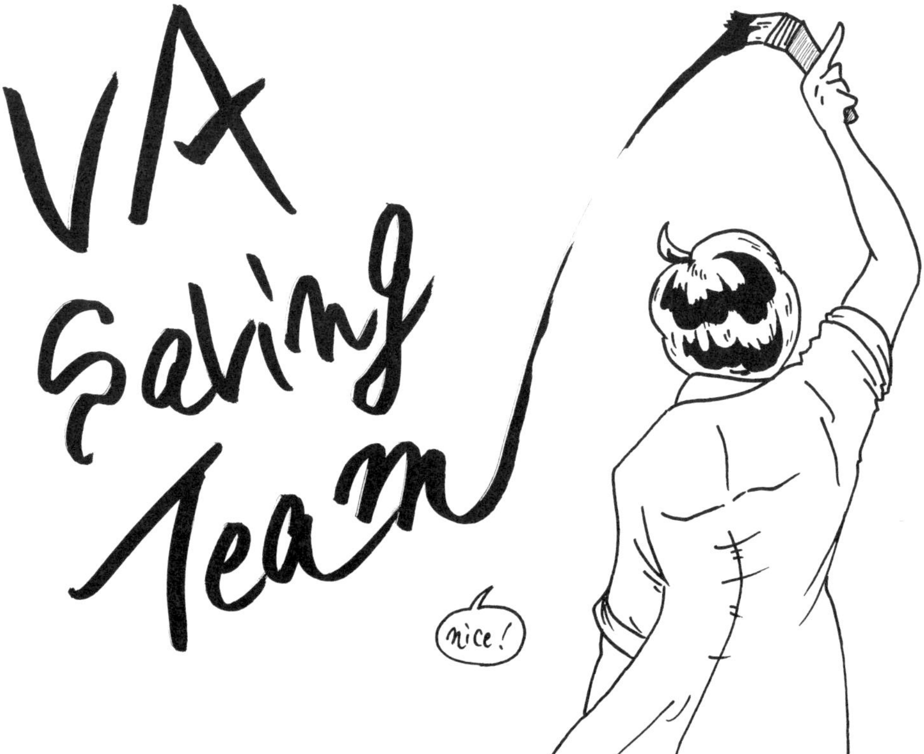

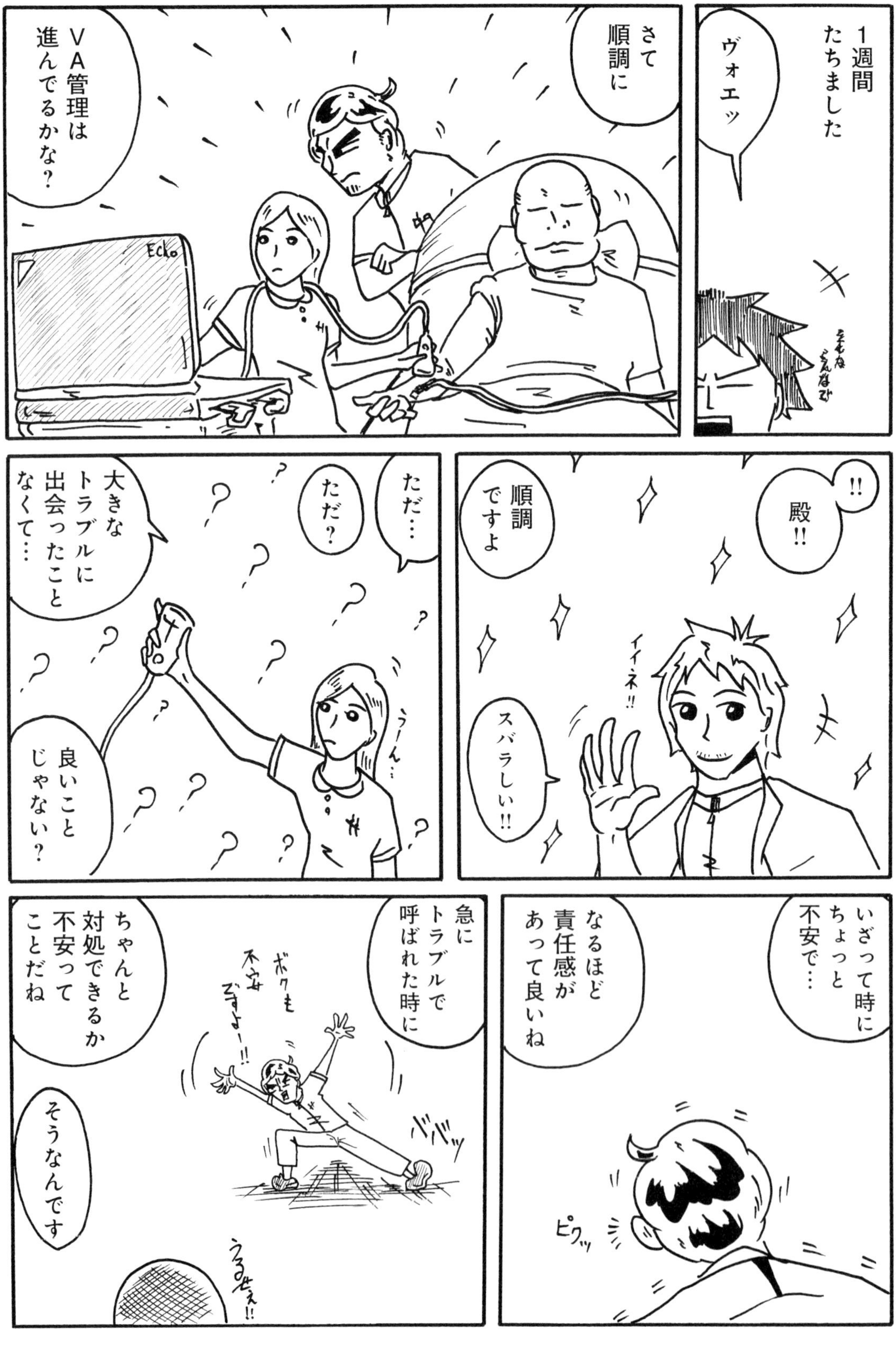
1週間たちました
ヴォエッ
さて順調に
VA管理は進んでるかな?
!!
殿!!
順調ですよ
イイネ!!
スバラしい!!
ただ…
ただ?
大きなトラブルに出会ったことなくて…
うーん…
良いことじゃない?
いざって時にちょっと不安で…
なるほど責任感があって良いね
ピクッ
急にトラブルで呼ばれた時に
ボクも不安ですよー!!
ババッ
ちゃんと対処できるか不安ってことだね
そうなんです
うるせぇ!!

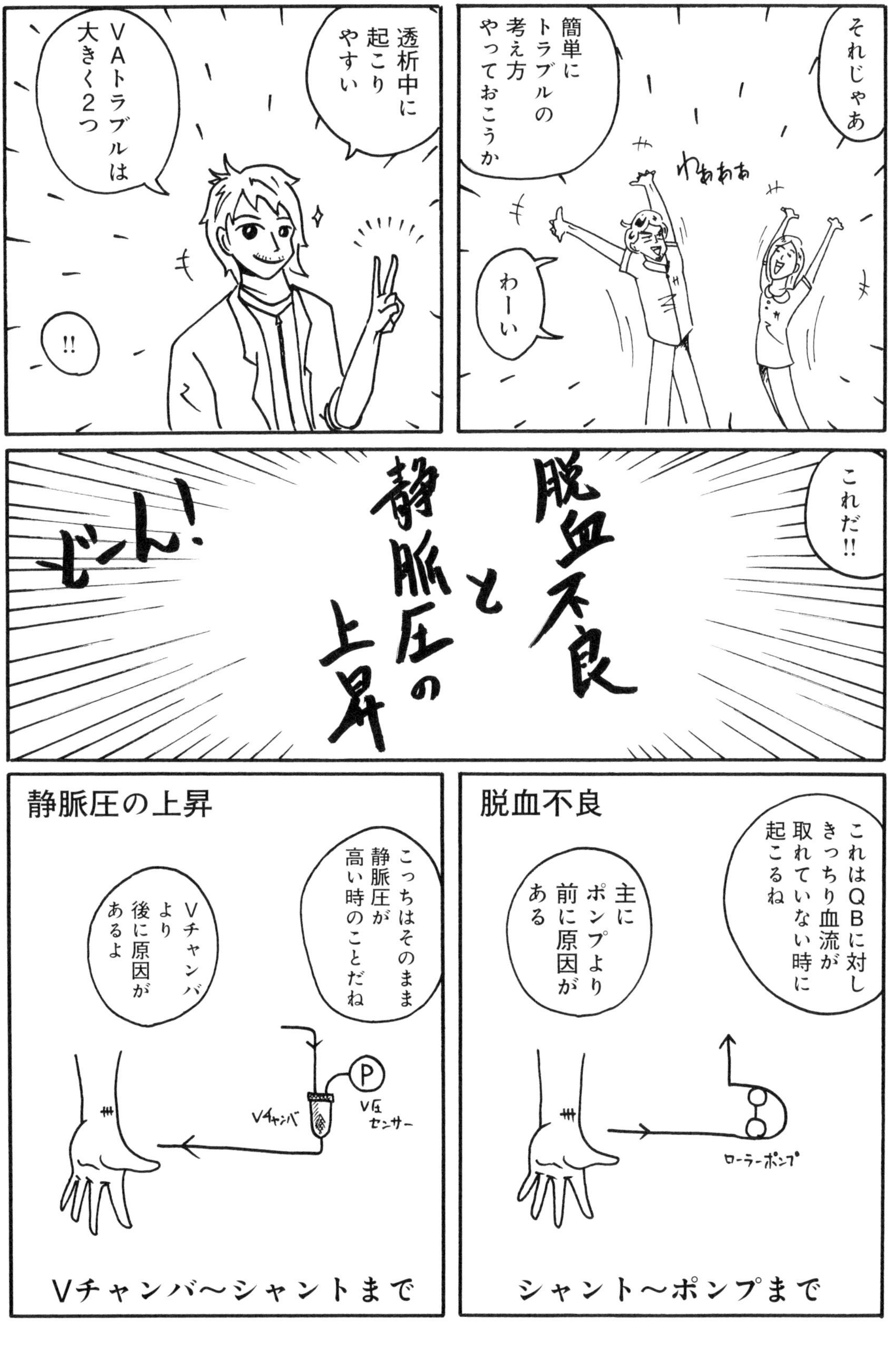

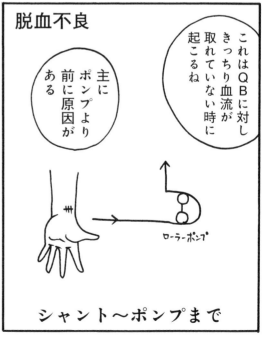

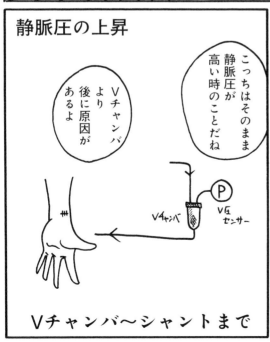

それじゃあ
簡単にトラブルの考え方やっておこうか
わぁぁぁ
わーい
透析中に起こりやすい
VAトラブルは大きく2つ
!!
これだ!!
脱血不良と静脈圧の上昇
どーん!
脱血不良
これはQBに対しきっちり血流が取れていない時に起こるね
主にポンプより前に原因がある
ローラーポンプ
シャント〜ポンプまで
静脈圧の上昇
こっちはそのまま静脈圧が高い時のことだね
Vチャンバより後に原因があるよ
P
Vチャンバ
V圧センサー
Vチャンバ〜シャントまで

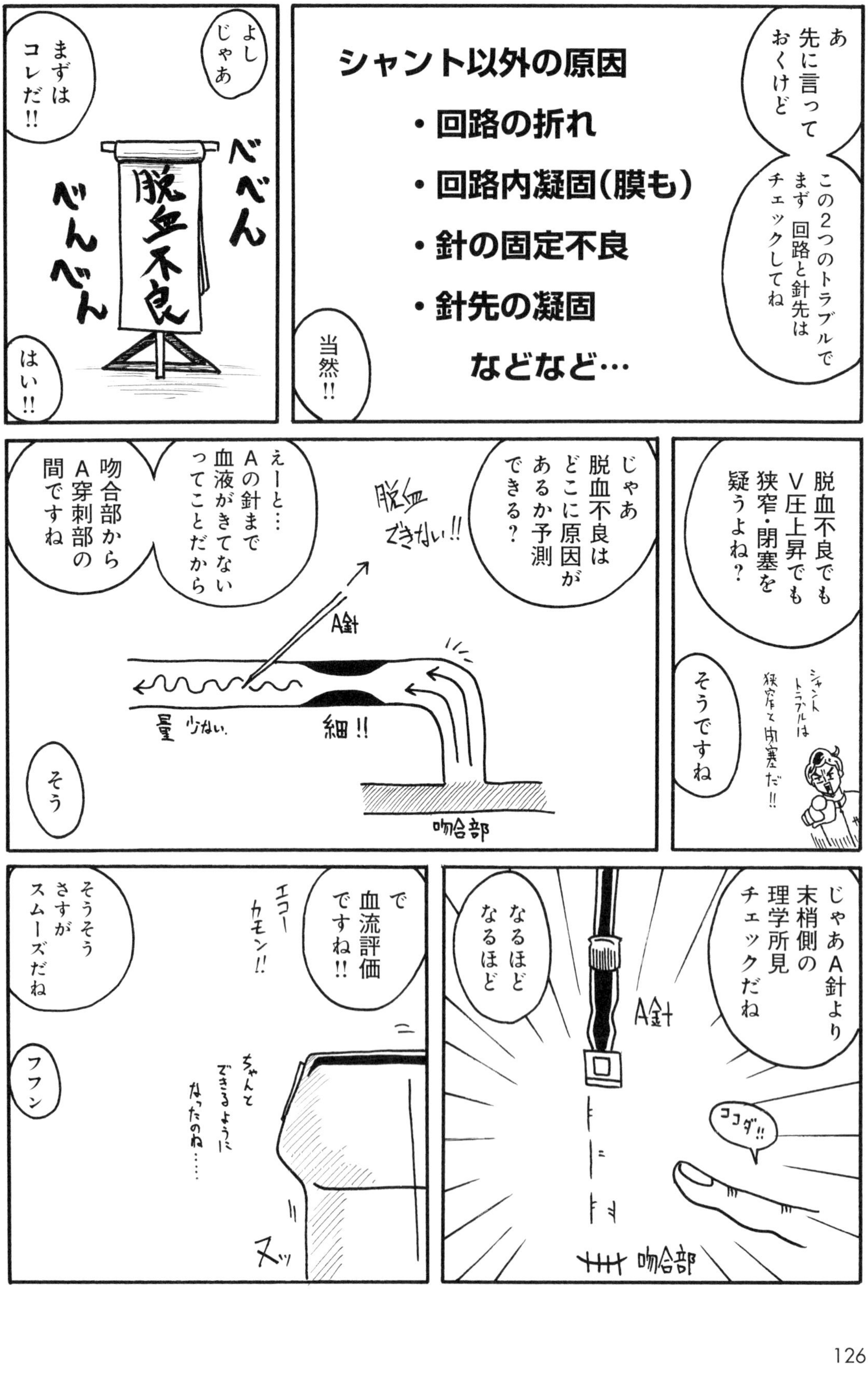

あ 先に言っておくけど
この2つのトラブルでまず 回路と針先はチェックしてね
シャント以外の原因
・回路の折れ
・回路内凝固（膜も）
・針の固定不良
・針先の凝固
などなど…
当然!!
よし じゃあ
まずはコレだ!!
べべん べんべん
脱血不良
はい!!
脱血不良でもV圧上昇でも狭窄・閉塞を疑うよね？
そうですね
シャントトラブルは狭窄と閉塞だ!!
じゃあ脱血不良はどこに原因があるか予測できる？
えーと…Aの針まで血液がきてないってことだから
吻合部からA穿刺部の間ですね
脱血できない!!
A針
量少ない
細!!
吻合部
そう
じゃあA針より末梢側の理学所見チェックだね
なるほどなるほど
A針
ココダ!!
吻合部
で血流評価ですね!!
エコーカモン!!
そうそうさすがスムーズだね
ちゃんとできるようになったのね……
フフン
ズッ

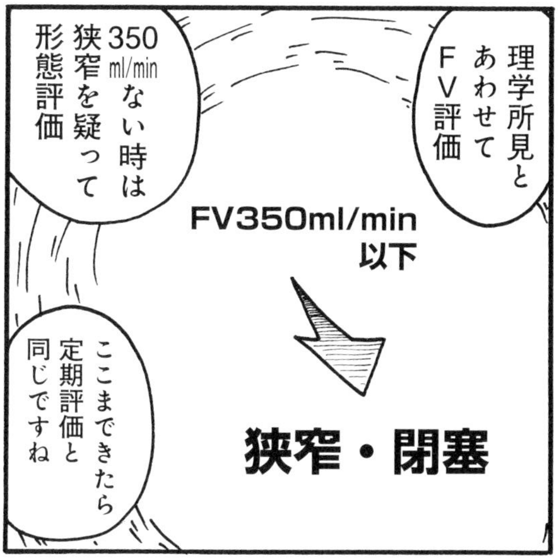

理学所見とあわせてFV評価
350ml/minない時は狭窄を疑って形態評価
FV350ml/min以下
狭窄・閉塞
ここまできたら定期評価と同じですね

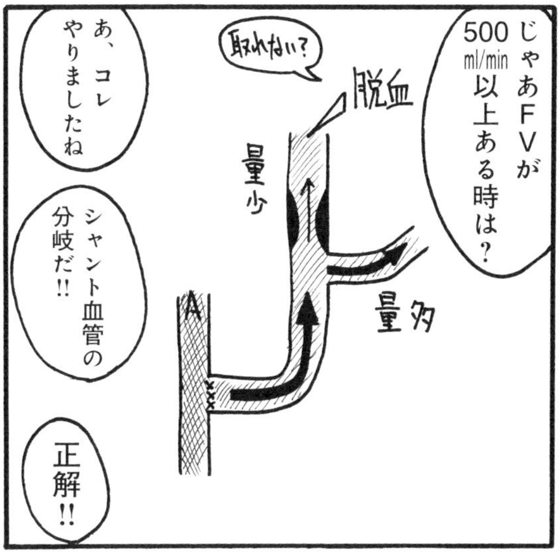

じゃあFVが500ml/min以上ある時は?
取れない?
脱血
量少
量多
A
あ、コレやりましたね
シャント血管の分岐だ!!
正解!!

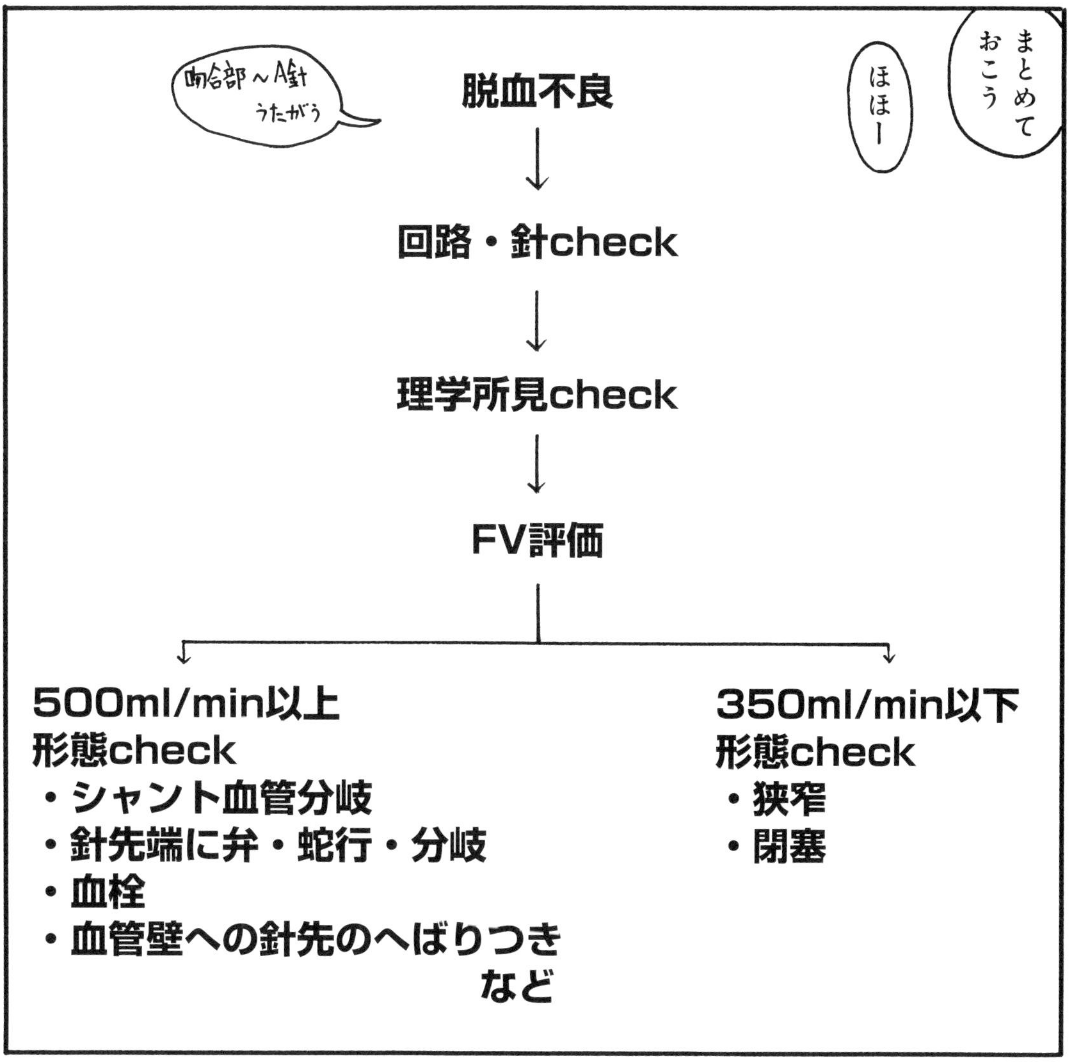

まとめておこう
ほほー
吻合部～A針うたがう
脱血不良
↓
回路・針check
↓
理学所見check
↓
FV評価
500ml/min以上
形態check
・シャント血管分岐
・針先端に弁・蛇行・分岐
・血栓
・血管壁への針先のへばりつき
など
350ml/min以下
形態check
・狭窄
・閉塞

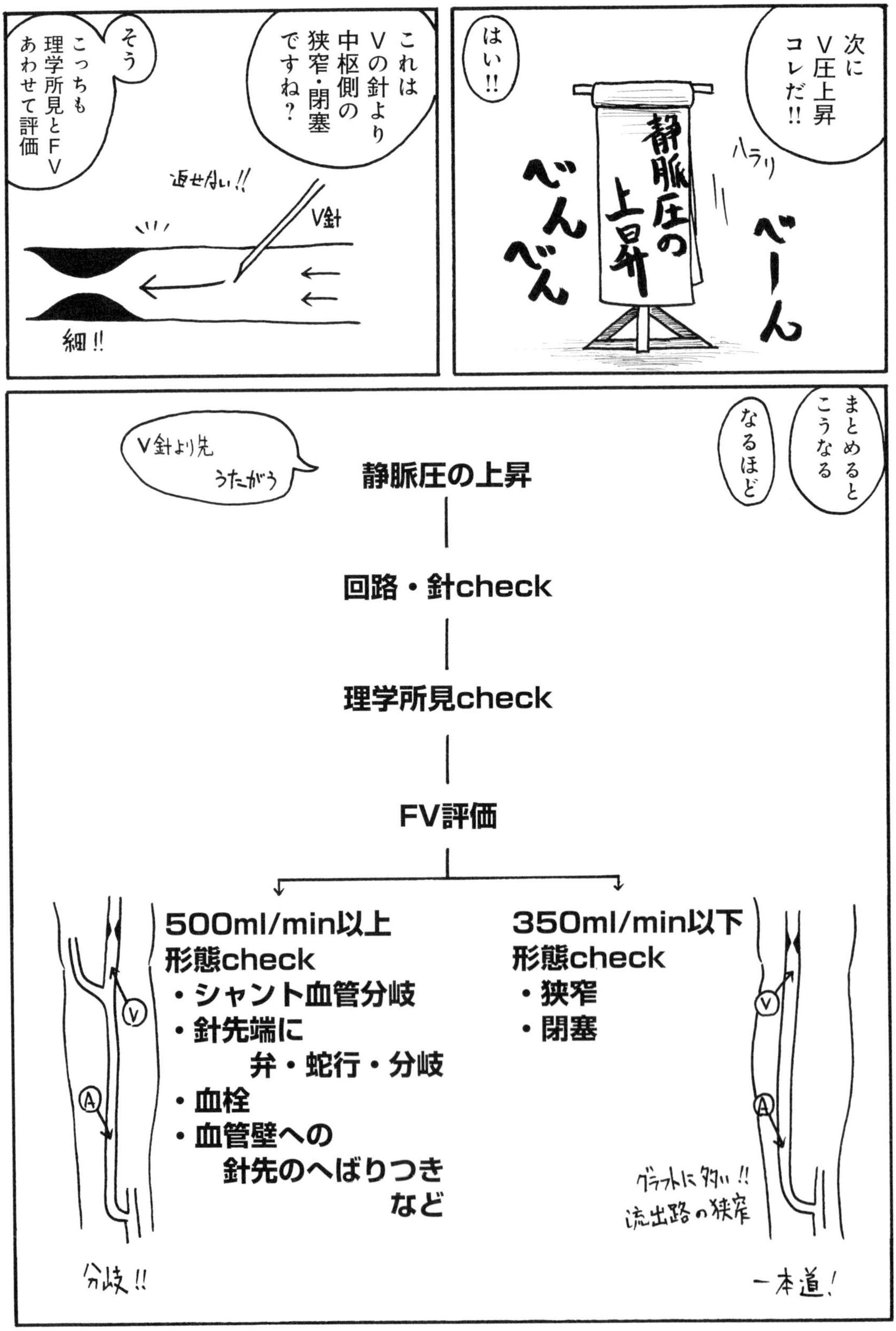

次に V圧上昇 コレだ!!
はい!!
静脈圧の上昇
ハラリ
べーん
べんべん
これは Vの針より 中枢側の 狭窄・閉塞 ですね?
そう こっちも 理学所見とFV あわせて評価
返せない!!
V針
細!!
まとめると こうなる
なるほど
V針より先 うたがう
静脈圧の上昇
回路・針check
理学所見check
FV評価
500ml/min以上
形態check
・シャント血管分岐
・針先端に 弁・蛇行・分岐
・血栓
・血管壁への 針先のへばりつき
など
分岐!!
350ml/min以下
形態check
・狭窄
・閉塞
グラフトに多い!!
流出路の狭窄
一本道!

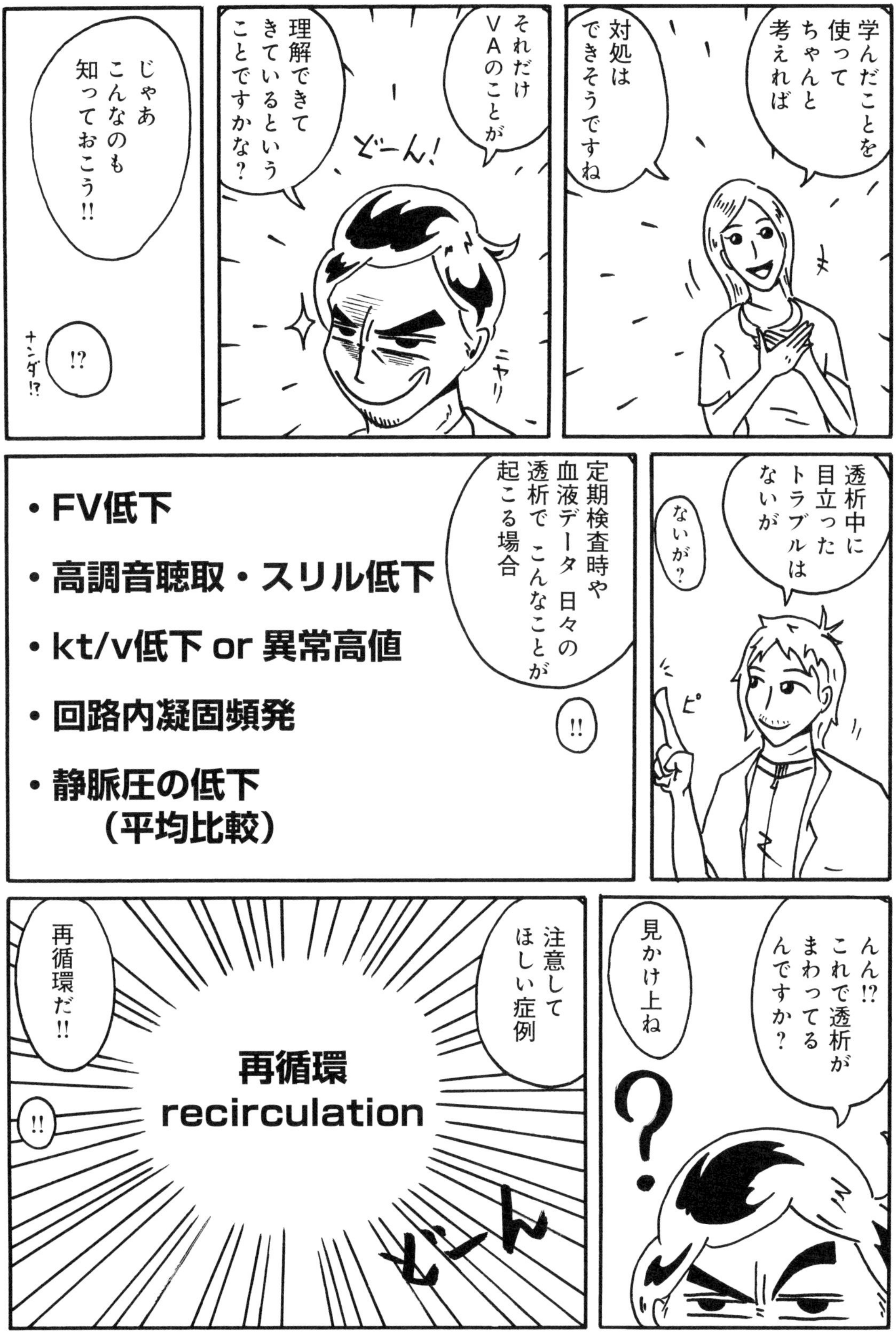

学んだことを使ってちゃんと考えれば
対処はできそうですね
それだけVAのことが理解できてきているということですかな?
どーん!
ニヤリ
じゃあこんなのも知っておこう!!
!?
透析中に目立ったトラブルはないが
ないが?
ピ
定期検査時や血液データ 日々の透析で こんなことが起こる場合
!!
・FV低下
・高調音聴取・スリル低下
・kt/v低下 or 異常高値
・回路内凝固頻発
・静脈圧の低下（平均比較）
んん!? これで透析がまわってるんですか?
見かけ上ね
?
注意してほしい症例
再循環だ!!
再循環
recirculation
!!
どーん

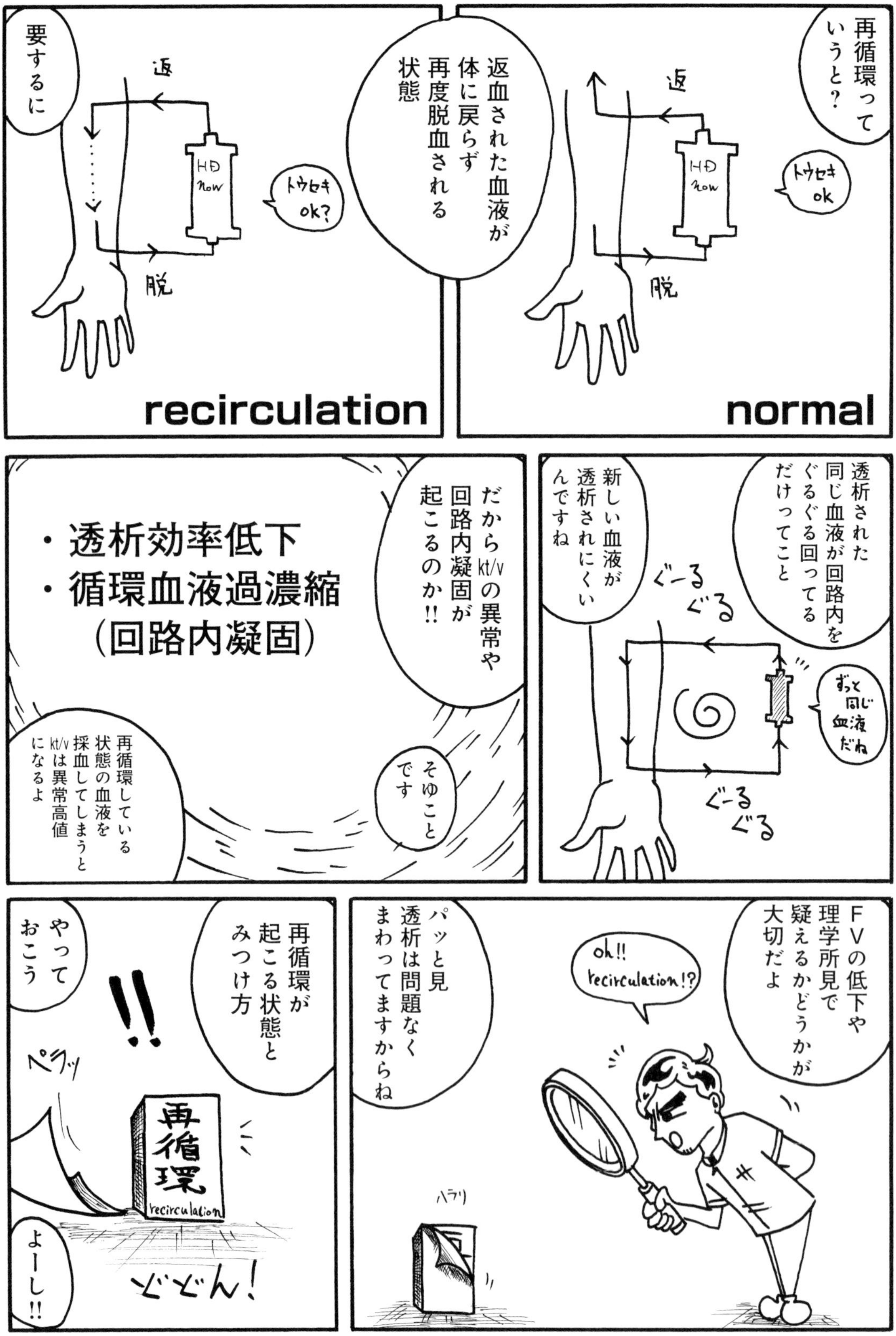
再循環っていうと？
返
HD now
トウセキ ok
脱
normal
返血された血液が体に戻らず再度脱血される状態
要するに
返
HD now
トウセキ ok?
脱
recirculation
透析された同じ血液が回路内をぐるぐる回ってるだけってこと
新しい血液が透析されにくいんですね
ぐーるぐる
ずっと同じ血液だね
ぐーるぐる
だからkt/vの異常や回路内凝固が起こるのか!!
・透析効率低下
・循環血液過濃縮
（回路内凝固）
そゆことです
再循環している状態の血液を採血してしまうとkt/vは異常高値になるよ
FVの低下や理学所見で疑えるかどうかが大切だよ
パッと見透析は問題なくまわってますからね
oh!! recirculation!?
ハラリ
再循環が起こる状態とみつけ方
やっておこう
!!
ペラッ
再循環
recirculation
よーし!!
どどん!

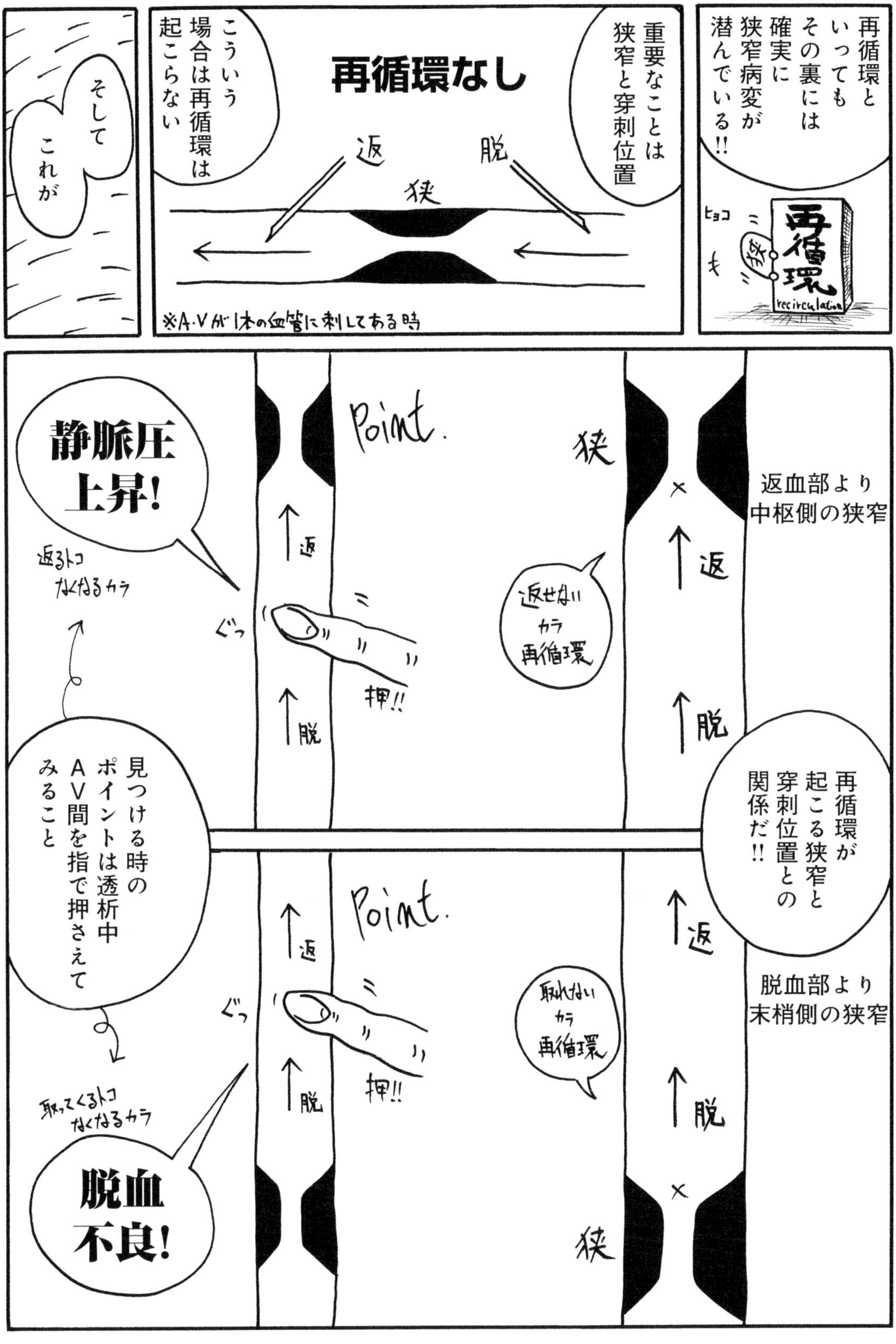

再循環といってもその裏には確実に狭窄病変が潜んでいる!!
ヒョコ
再循環
recirculation
狭
重要なことは狭窄と穿刺位置
再循環なし
こういう場合は再循環は起こらない
脱
返
狭
※A・Vが1本の血管に刺してある時
そしてこれが
返血部より中枢側の狭窄
狭
返
返せないカラ再循環
脱
Point.
返
押!!
ぐっ
脱
静脈圧上昇!
返るトコなくなるカラ
再循環が起こる狭窄と穿刺位置との関係だ!!
見つける時のポイントは透析中AV間を指で押さえてみること
脱血部より末梢側の狭窄
返
取れないカラ再循環
脱
狭
Point.
返
押!!
ぐっ
脱
取ってくるトコなくなるカラ
脱血不良!

あとはエコーで確認
ヌッ
どうするかわかる？
えーと…再循環てことは…
血流の向きが普段とちがうってことですよね？
V
血流
A
recirculation　normal
うーん…
AV間のね
血流の向きをエコーでみる時は？
カラードプラ!!
正解!!
フフーン
AVの穿刺間にプローブを中枢側へのぞくように当てる
中枢側へ傾けて
ぐい
プローブ
V
A
普通は？
はなれていくから青色ですね
カラードプラ
青
血流
再循環は逆向きに流れてるから赤くうつるんですね
ポイントはポンプのオンオフで流れ方が変わるってことだよ
Point!
青
赤
V
A
ポンプ off
ポンプ on
ポンプオフだと脱血されなくなるから
血流の向きが変わるんですね
そゆこと
ポンプoff＝脱血しない
A
本来の血流へ戻る!!

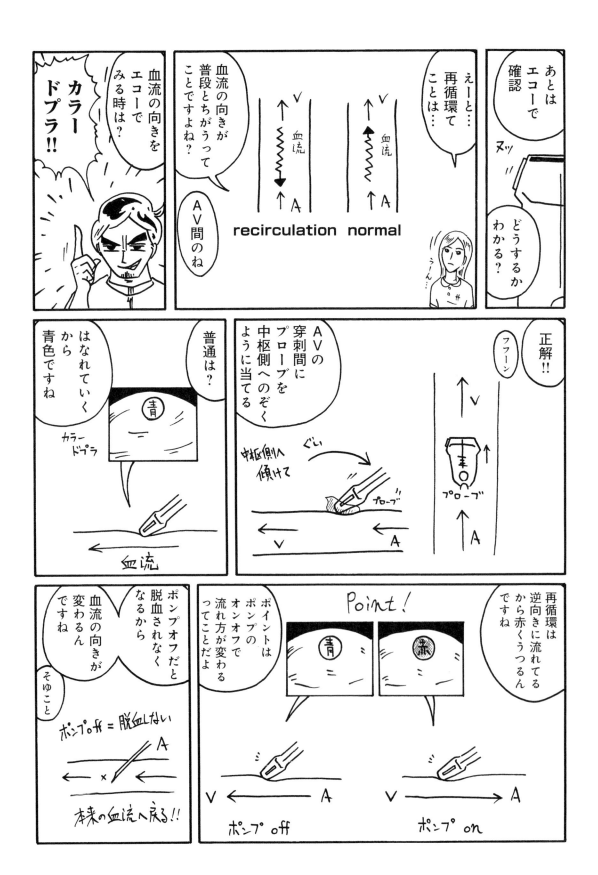

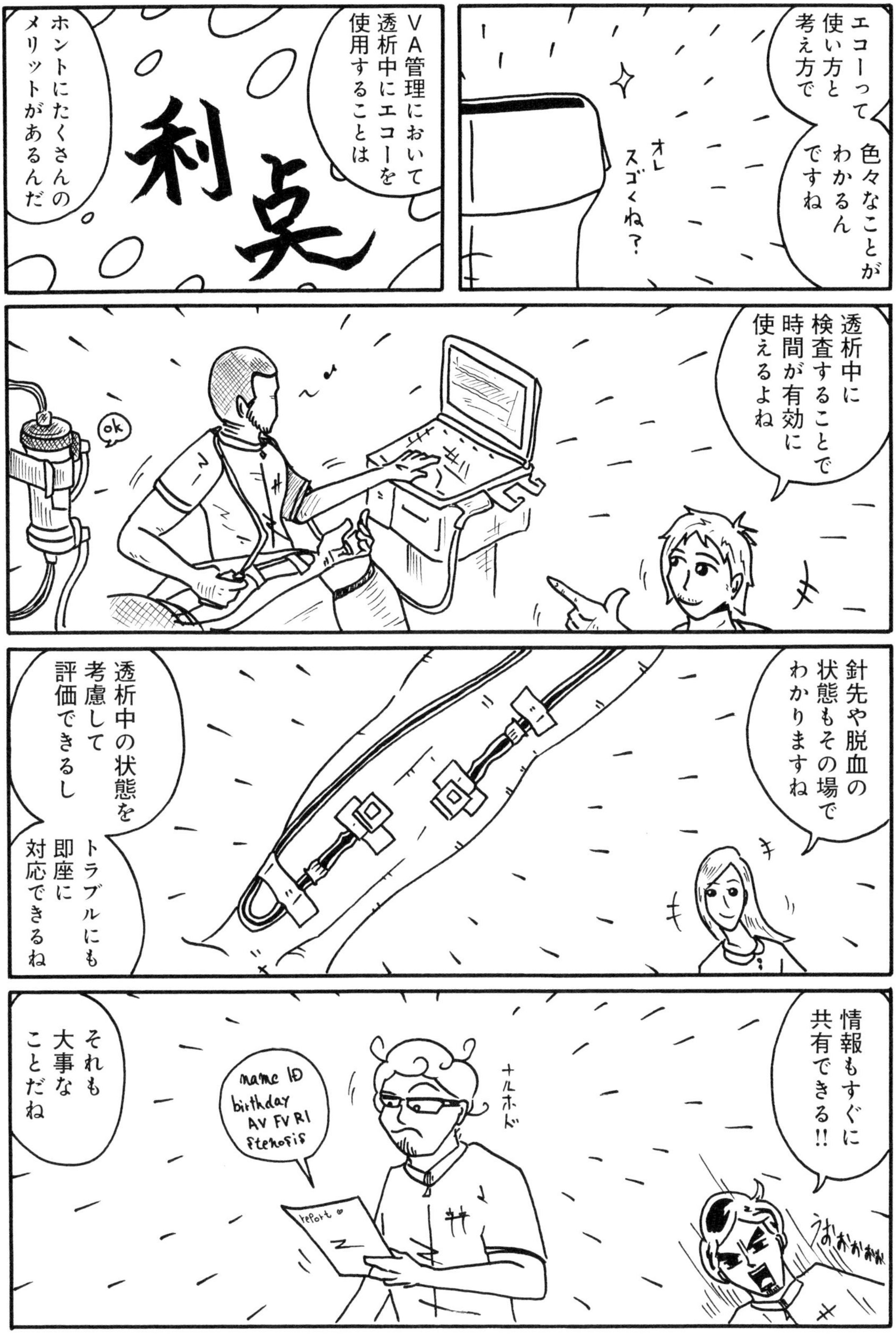
エコーって使い方と考え方で色々なことがわかるんですね
オレスゴくね？
VA管理において透析中にエコーを使用することは
利点
ホントにたくさんのメリットがあるんだ
透析中に検査することで時間が有効に使えるよね
ok
針先や脱血の状態もその場でわかりますね
透析中の状態を考慮して評価できるし
トラブルにも即座に対応できるね
情報もすぐに共有できる!!
うおおおおお
ナルホド
name ID birthday AV FV RI stenosis
report
それも大事なことだね

透析中に行うVAエコーの利点・欠点

利点

1. 時間の有効活用ができる
2. 実際の脱血状態や穿刺状態とあわせて評価できる
3. 穿刺針の位置を把握・修正できる
4. 透析室内で迅速な情報共有ができる
5. 即座にトラブルに対応できる

欠点

1. 形態評価での走査範囲が制限される
2. 感染への配慮が必要
3. 透析装置とエコー装置の両方を操作できないといけない
4. 抜針のリスクがある

注意すべき点ももちろんあるけど

それを上回るメリットがあると思うんだ!!

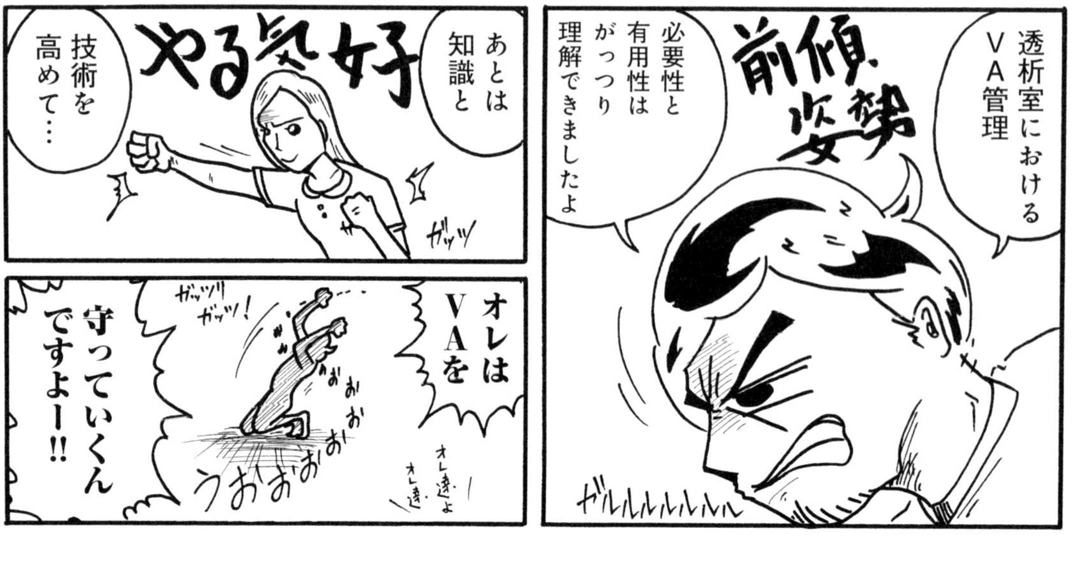

透析室におけるVA管理
前傾姿勢
必要性と有用性はがっつり理解できましたよ
ガルルルルルルル
あとは知識と
やる気好
技術を高めて…
ガッツ
オレはVAを
守っていくんですよー!!
ガッツ!! ガッツ!
うおおおおおおお
オレ達よ オレ達

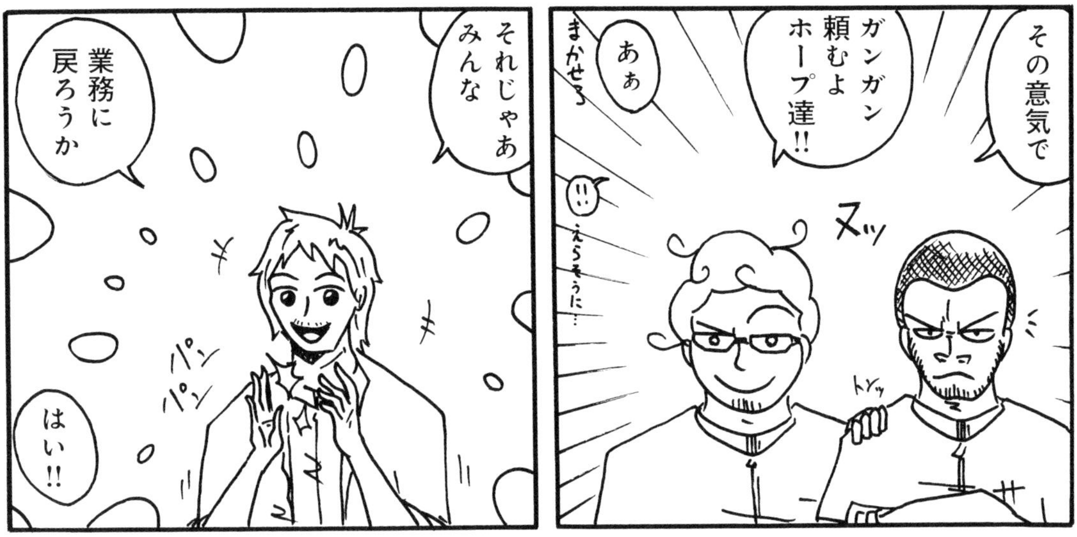
その意気で
ガンガン頼むよホープ達!!
あぁ
まかせろ
ヌッ
!!
えらそうに…
トンッ
それじゃあみんな
業務に戻ろうか
パンパン
はい!!

まとめ

- VA管理の目的は、適切な治療介入により目標の治療条件を満たしうる状態を長期的に維持することである

- エコーは、シャントの血流機能と形態的変化を直接定量化できる優れた手段であり、理学所見とあわせることで、その有用性を最大限に発揮することができる

- 院内での円滑な情報共有と、管理体制維持のために、VA連携チームを発足させ体系化するとよい

- 透析スタッフによるエコーを用いた透析中のVA管理は、VA管理の目的を達成するうえでの業務効率化と質向上に寄与する手段である

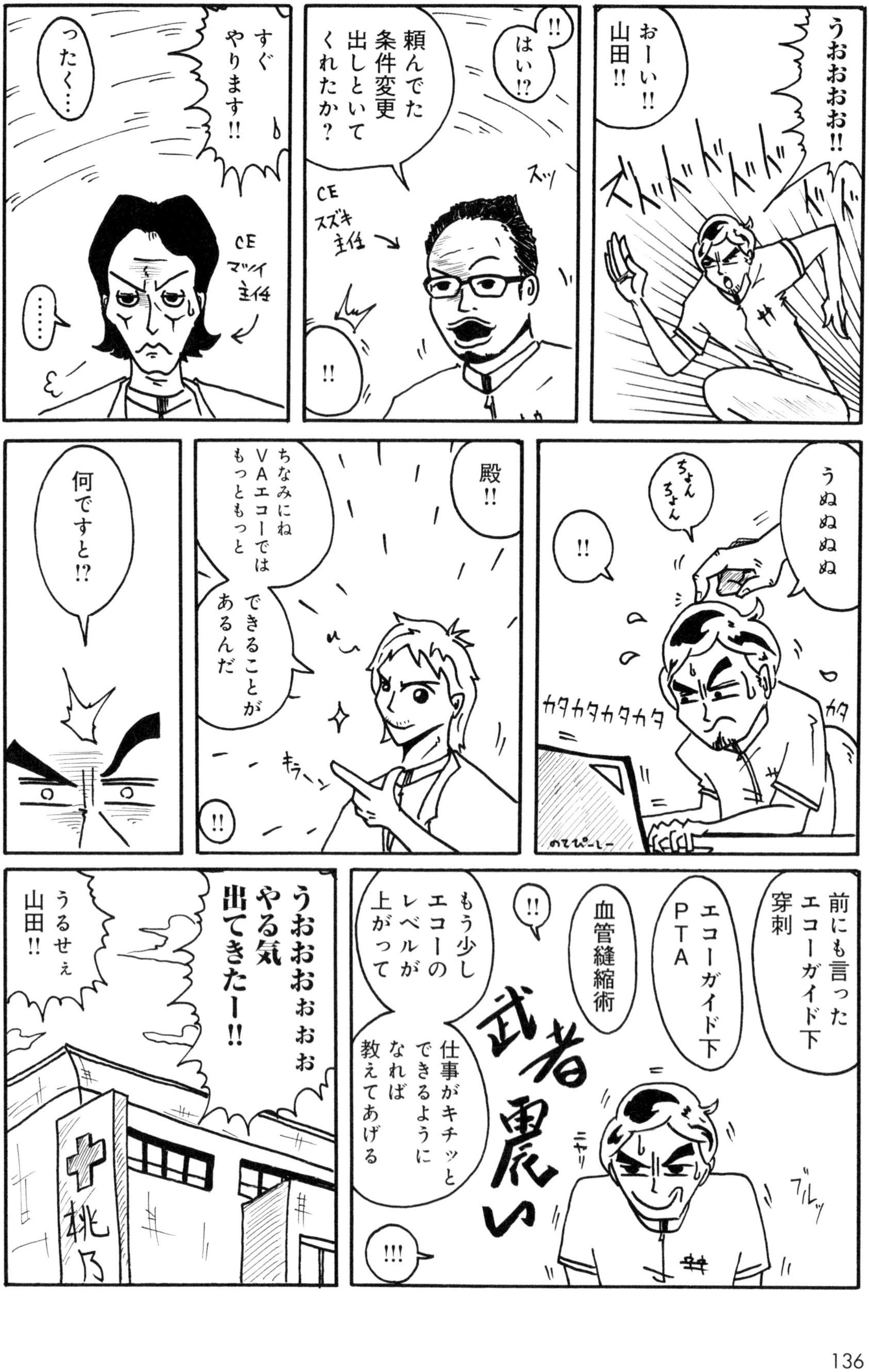

うおおおお!!
おーい!! 山田!!
ズドドドドドド
!! はい!?
頼んでた条件変更出しといてくれたか?
ズッ
CE スズキ主任
!!
すぐやります!!
ったく……
CE マツイ主任
……
うぬぬぬぬ
ちょんちょん
!!
カタカタカタカタ
カタ
殿!!
ちなみにね VAエコーではもっともっとできることがあるんだ
キラーン
!!
何ですと!?
前にも言った エコーガイド下穿刺
エコーガイド下PTA
血管縫縮術
!!
もう少しエコーのレベルが上がって仕事がキチッとできるようになれば教えてあげる
武者震い
ニヤリ
ブルッ
!!!
うおおおおぉぉぉ やる気出てきたー!!
うるせぇ 山田!!
桃乃

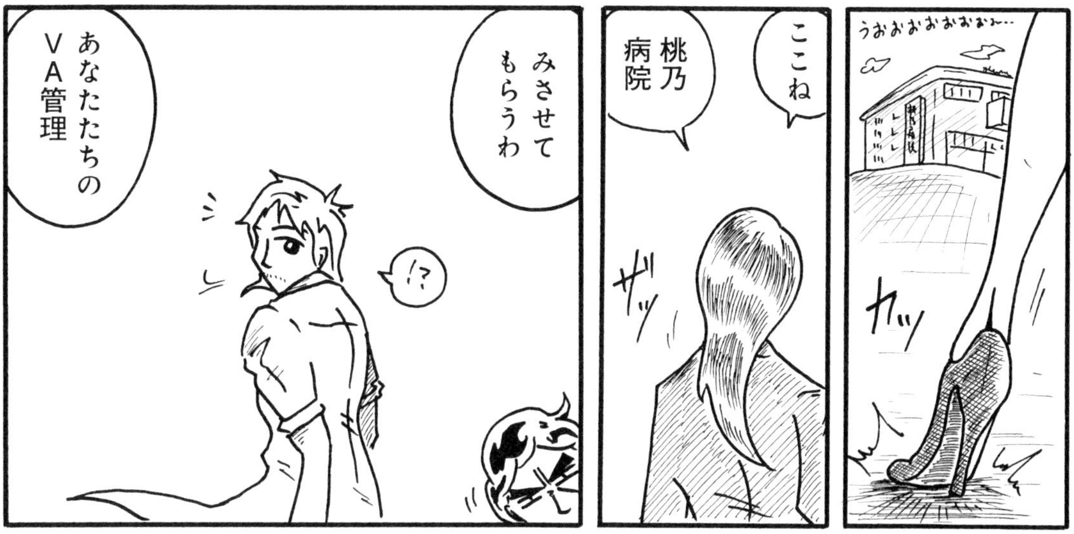
うおおおおおおぉ…
カッ
ここね
桃乃病院
ザッ
みさせてもらうわ
あなたたちのVA管理
!?

to be Continued

あとがき

本書を出版するにあたり、これまでご指導を賜った多くの先輩方、ならびにご支援いただいた先生方に深謝するとともに、躍動感溢れる絵と斬新な切り口で本書のストーリーを書き下ろしてくれた共著者の延命寺俊哉氏に謝意と敬意を表する。

さて、筆者は20年強の間、縁あって透析医療と超音波医学に深く携わらせていただいた。その間、時代の流れとともに医療の質と安全性は大きく進歩した。それはバスキュラーアクセス（ＶＡ）においても同様であり、特にその管理法や修復法の技術は、しっかりと時代の潮流に乗って進歩してきたことが実感できる。それはひとえに、自己血管内シャントという極めて優れた仕組みに基づいており、いかにそれを長く良好な状態で維持し続けるかという命題に沿った歩みといえる。とりわけこの10年の間に、多くの研究報告をもとにＶＡには治療介入のクライテリアができた。そして、多くのＶＡに関するテキストや指針が作成され、治療法やデバイスも大きく進化した。そして今、その中心に位置づけられようとしているのがＶＡ超音波である。ほんの10年ほど前まで、シャント血管のどの箇所で血流機能を測定するのか、その基準値はいくらなのか、どの程度の狭窄になると治療に移行するのかなど、ＶＡ超音波に具体的な管理指標は存在しなかった。そして、それらの指標も据置型の大型装置でしか測ることができなかった。それが今では、汎用型のポータブル機でも測定でき、明確な基準

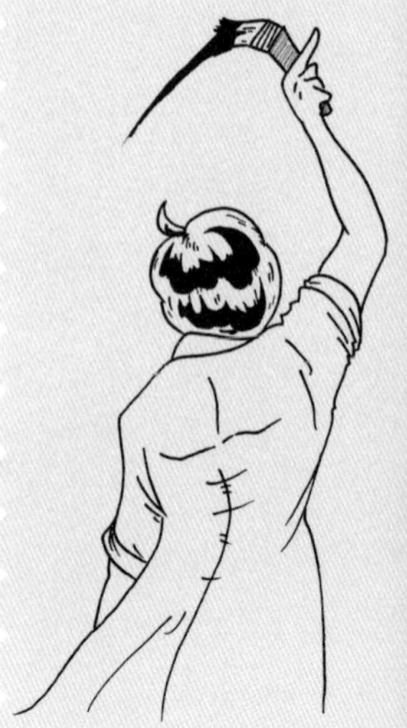

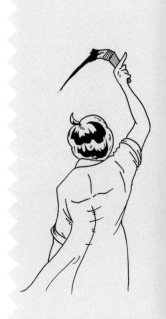

も提唱され、透析室の中で、透析スタッフの手で、ＶＡのトラブルから維持管理、穿刺の際など、驚くほど多方面で活用されるようになった。

しかし一方で、取り扱いに不慣れな透析スタッフが超音波走査を行うことに警鐘が鳴らされるようにもなった。超音波の手軽さが増し、取り扱いが簡便になり、誰でも簡単に扱えるという誤認が生まれたためである。超音波診断を行うには走査者の技量が大きくものをいう。装置を取り扱ううえで必ず身につけなければならないスキルがある。そのスキルが伴わない状態では、適正な評価を下し適正な管理を行うことはできない。ＶＡ超音波の話題と人気が先行し、急速に普及した昨今ではあるが、やはり肝心な走査技術がおざなりになってはいけない。

そのようななか、本書で定めた狙いは、「透析スタッフに超音波を用いたＶＡ管理の根幹を理解してもらうこと」である。現在、ＶＡと日々向き合っている透析スタッフの方々に、わかりやすくその利便性と有用性、そしてついつい目を逸らしがちな超音波走査の難しさを知っていただくとともに、ＶＡを管理するうえで必要な知識と技術を一貫したひとつのストーリーで理解できるように内容をまとめた。また、本書の流れに則して進めることで、一通りのＶＡ管理がどの施設でもうまく構築できるように筋書きを立てた。ＶＡ超音波は決して簡単なものではないが、一定の技術を習得すれば今までにない多くの恩恵を患者さんに与えることができる。ＶＡに最も身近な透析スタッフが、医療人として、患者のためにＶＡ超音波を活用することは、時代の流れに沿った、時代が生み出す必然ではないかと思う。拭いきれない多くの問題が内在することは否めないが、職種の垣根を超える役割として、これから透析を始める、これからＶＡ管理を始める、これからＶＡ超音波を始める、そういった透析スタッフの方々にとって、本書がその一助となれば幸いである。

人見　泰正

【編著者】

人見《ひとみ》　泰正《やすまさ》

　臨床工学技士，臨床検査技師

　博士（兵庫県立大学　応用情報科学専攻）

現

　桃仁会病院 臨床工学部 部長

　藍野大学 保健医療学部 臨床工学科 臨床准教授

学会・研究会

　日本医工学治療学会 理事

　日本臨床工学技士会　第 5 期代議員，バスキュラーアクセス研修会運営委員

　日本血液浄化技術学会 学術委員

　バスキュラーアクセス超音波研究会 世話人

　関西透析超音波研究会 役員（事務局長）

著書

　透析スタッフのためのバスキュラーアクセス超音波検査（医歯薬出版）共著

　エコーを使ったバスキュラーアクセス穿刺法ガイド（メジカルビュー社）共著

　看護師・臨床工学技士のための透析シャントエコー入門（メディカ出版）共著

　臨床工学技士のためのバスキュラーアクセス日常管理指針（日本臨床工学技士会）共著

【著者】

延命寺《えんめいじ》　俊哉《としや》

　臨床工学技士，臨床検査技師

現

　桃仁会病院 臨床工学部 VA 管理チームリーダー

　同 バスキュラーアクセスセンタースタッフ

バスキュラーアクセスは透析室で守る！
〜透析スタッフによるエコーを用いたVA管理〜
ISBN978-4-263-22285-0

2018年5月25日　第1版第1刷発行
2019年6月5日　第1版第2刷発行

著　延命寺 俊 哉
編 著　人 見 泰 正
発行者　白 石 泰 夫

発行所　**医歯薬出版株式会社**

〒113-8612 東京都文京区本駒込1-7-10
TEL. (03)5395-7620(編集)・7616(販売)
FAX. (03)5395-7603(編集)・8563(販売)
https://www.ishiyaku.co.jp/
郵便振替番号　00190-5-13816

乱丁，落丁の際はお取り替えいたします　　印刷・三報社印刷／製本・愛千製本所